高等职业学校"十四五"规划口腔医学、口腔医学技术专业
实用技能型特色教材

供口腔医学、口腔医学技术专业使用

口腔材料学

KOUQIANG CAILIAOXUE

主　编　王德堂　马严俊

副主编　章书森　毛　静

编　委（以姓氏笔画为序）

马严俊　青海卫生职业技术学院
王建超　唐山职业技术学院
王德堂　荆楚理工学院
毛　静　枣庄科技职业学院
刘　曼　深圳职业技术学院
苏光伟　安阳职业技术学院
李　静　安徽中医药高等专科学校
李凌枫　菏泽家政职业学院
郭建康　河南护理职业学院
章书森　湖南医药学院

U0370351

华中科技大学出版社
http://www.hustp.com
中国·武汉

内 容 简 介

本书为高等职业学校"十四五"规划口腔医学、口腔医学技术专业实用技能型特色教材。

本书共八章,主要内容包括绪论、材料的基本性能、口腔内科材料、口腔修复材料、口腔预防保健材料、口腔颌面外科材料、口腔正畸材料、口腔材料学实训等。

本书可供口腔医学、口腔医学技术专业使用。

图书在版编目(CIP)数据

口腔材料学/王德堂,马严俊主编. —武汉:华中科技大学出版社,2021.8
ISBN 978-7-5680-6865-9

Ⅰ.①口… Ⅱ.①王… ②马… Ⅲ.①口腔科材料 Ⅳ.①R783.1

中国版本图书馆 CIP 数据核字(2021)第 117775 号

口腔材料学
Kouqiang Cailiaoxue

王德堂 马严俊 主编

策划编辑:蔡秀芳
责任编辑:李 佩
封面设计:原色设计
责任校对:阮 敏
责任监印:周治超
出版发行:华中科技大学出版社(中国·武汉)　　电话:(027)81321913
　　　　　武汉市东湖新技术开发区华工科技园　　邮编:430223
录　　排:华中科技大学惠友文印中心
印　　刷:武汉科源印刷设计有限公司
开　　本:889mm×1194mm　1/16
印　　张:11.25
字　　数:317 千字
版　　次:2021 年 8 月第 1 版第 1 次印刷
定　　价:49.80 元

高等职业学校"十四五"规划口腔医学、口腔医学技术专业实用技能型特色教材

编委会

网络增值服务使用说明

欢迎使用华中科技大学出版社医学资源网yixue.hustp.com

1.教师使用流程

（1）登录网址：http://yixue.hustp.com（注册时请选择教师用户）

（2）审核通过后，您可以在网站使用以下功能：

管理学生

建立课程　　　　　　　　　布置作业

下载教学
资源　　　教师　　　查询学生学习
记录等

2.学员使用流程

建议学员在PC端完成注册、登录、完善个人信息的操作。

（1）PC端学员操作步骤

①登录网址：http://yixue.hustp.com（注册时请选择普通用户）

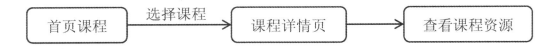

②查看课程资源

如有学习码，请在个人中心-学习码验证中先验证，再进行操作。

首页课程 → 选择课程 → 课程详情页 → 查看课程资源

（2）手机端扫码操作步骤

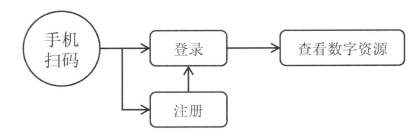

总 序

长期以来,口腔医学、口腔医学技术专业职业教育基本是本科教育的压缩版,以学科系统化课程模式为主,强调知识的完整性和系统性,各门课程虽各有关联但又都自成体系。在职业教育学制短的情况下,很难达到培养目标的要求,学生往往需要毕业后再教育才能胜任岗位要求。

在国家大力发展职业教育的新形势下,高职教育的指导思想不断成熟,培养目标逐渐明确。

为了在"十四五"期间进一步贯彻落实《国务院关于加快发展现代职业教育的决定》和《教育部关于深化职业教育教学改革 全面提高人才培养质量的若干意见》等系列配套文件精神,服务"健康中国"对高素质口腔人才培养的需求,进一步强化高职口腔医学、口腔医学技术专业学生的职业技能培养,我们有必要进行教材建设,使专业教学符合当前高职教育发展的需要,以实现"以服务为宗旨,以就业为导向,以能力为本位"的课程改革目标。

在教育部高职高专相关医学类专业教学指导委员会专家和部分高职高专示范院校领导的指导下,华中科技大学出版社组织了全国近 40 所高职高专医药院校的近 200 位老师编写了这套高等职业学校"十四五"规划口腔医学、口腔医学技术专业实用技能型特色教材。

本套教材积极贯彻教育部《教育信息化"十三五"规划》要求,推进"互联网十"行动,全面实施教育信息化 2.0 行动计划,打造具有时代特色的"立体化教材"。此外,本套教材充分反映了各院校的教学改革成果和研究成果,教材编写体系和内容均有所创新,在编写过程中重点突出以下特点:

(1) 紧跟医学教育改革的发展趋势和"十四五"教材建设工作,具有鲜明的高等卫生职业教育特色。

(2) 以基础知识点作为主体内容,适度增加新进展、新方向,并与劳动部门颁发的职业资格证书或技能鉴定标准和国家口腔执业医师资格考试有效衔接,使知识点、创新点、执业点三点结合。

(3) 突出体现"校企合作""医教协同"的人才培养体系,以及教育教学改革的最新成果。

(4) 增设技能教材,实验实训内容及相关栏目,适当增加实践教学学时数,增加学生综合运用所学知识的能力和动手能力。

（5）以纸质教材为载体和服务入口，综合利用数字化技术，打造纸质教材与数字服务相融合的新型立体化教材。

本套教材得到了专家和领导的大力支持与高度关注，我们衷心希望这套教材能在相关课程的教学中发挥积极作用，并得到读者的青睐。我们也相信这套教材在使用过程中，通过教学实践的检验和实际问题的解决，能不断得到改进、完善和提高。

高等职业学校"十四五"规划口腔医学、口腔医学技术专业
实用技能型特色教材编写委员会

口腔材料的发展水平与口腔健康水平一样,它体现了一个社会的现代化程度。而口腔材料学的水平取决于整个材料科学的发展水平。如在临床医学中,治疗疾病需要依靠药物;而在口腔医学中,口腔材料是不能缺少的东西,临床修复与治疗主要依靠材料,材料的质量在很大程度上决定了口腔修复的质量。口腔医疗活动历来与口腔材料的应用几乎是同时产生和同时发展的,纵观口腔医学发展史,口腔材料的每一次更新,都会促进口腔临床医学产生一次巨大的进步。口腔材料学是随着材料科学的进步而发展的,而口腔医学又随口腔材料的更新而发生巨大的变革,在材料科学与技术高速发展的今天,每年都有新的口腔修复及治疗材料推出,为了便于医学院校口腔医学、口腔医学技术专业学生和医院医生及时了解口腔材料的发展动向,来自全国 10 所院校的口腔医学专家编写了本版“十四五”规划实用技能型特色教材。

口腔材料的种类繁多,可以有不同的分类方法,为方便初学者学习,突出口腔材料在临床应用的重要性和实用性,本书按材料主要应用临床科室进行分类,即口腔修复材料、口腔颌面外科材料、口腔内科材料、口腔正畸材料、口腔预防保健材料。本书共八章,在绪论部分我们列举了我国现行有效的口腔材料质量标准,这是在以往其他教材里没有的。为了便于读者学习理解,我们在各章节对材料的应用进行了详细描述,同时插入了大量的图片帮助理解。本书第八章为实训内容,强化材料的临床应用。

本书在编写过程中,得到了各位编委所在单位的大力支持,在此一并表示感谢。由于编者水平有限,不足之处在所难免,希望读者及同行提出宝贵的意见和建议,以便今后修正。

编者

目 录

MULU

第一章 绪 论

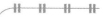

学习目标

本章主要介绍口腔材料学在口腔医学中的作用、发展史及口腔材料的质量标准和管理,通过本章学习,掌握口腔材料学概念,熟悉口腔材料的分类,了解口腔材料的发展历史及口腔材料的管理和质量标准。

本章PPT

一、概述

口腔材料是指用于牙体牙列缺损修补、牙列缺失替代和颌面部组织器官缺损或畸形修补,使其恢复解剖形态、功能和美观以及用于口腔预防保健的材料。口腔材料学(science of dental materials)是将材料学与口腔医学结合在一起的一门交叉学科,是口腔医学专业基础课程,主要研究与口腔医学有关的各种材料组成、性能和应用,它是用现代的科学理论、方法和工程技术来研究口腔组织结构、生理功能与材料之间的相互关系,从而利用人工材料和制品,替代因各种病因所造成的口腔软硬组织的缺损和畸形,以达到恢复丧失的生理形态和生理功能的目的。因此它既具有一般的医学理论基础,又与材料学、生物力学、生物学、生物医学工程学、物理学、化学、矿物学、冶金学、高分子化学、基础医学、临床医学、信息科学等相关学科有着密切的关系。口腔材料学是口腔医学的重要组成部分。口腔材料学在口腔医学中占有重要的地位,特别是口腔修复医学的发展,在很大程度上依赖于口腔材料的发展。新材料在口腔医学的应用往往带动了口腔修复技术的发展,口腔修复技术的改进反过来又会对材料提出新的要求,进而促进口腔材料的发展。

二、口腔材料学发展简史

口腔材料的应用历史悠久,早在古代牙齿健康就已经受到了人们很大的重视,目前发现人类使用人工材料修复颌面部各种缺损可追溯到公元前2500年前,在古埃及王朝墓葬中发现了用蜡、黏土和木制的假鼻、眼眶、耳和牙齿。黄金是一种有着悠久应用历史的口腔材料,公元前700年至公元前500年已有用黄金制作的牙冠及桥体。公元1世纪罗马的Celsus在拔除龋齿之前,曾用棉绒、铅和其他物质充填大的龋洞,以防在拔牙过程中牙破碎,这可能是最早的龋洞充填材料。在我国,口腔材料应用有着悠久的科学探索历程,《诗经》中有"齿如夸瓜犀"的名句。我国古代人们在口腔医学领域的探索历史非常悠久,由我国古代口腔医学"四大发明"可以看出:第一,汉代张仲景(公元2世纪)所著《金匮要略》中记载的用砷剂失活治龋齿,这一技术比欧洲同类技术早1700年;第二,唐苏敬等编撰的《新修本草》(公元659年)中记载用银膏补牙技术,欧洲人直到19世纪才开始使用这项技术,比我国晚了1000多年;第三,葬于公元959年的辽驸马卫国公的殉葬品中已有制作工艺与当今相似的骨质植毛牙刷,宋代已有多篇文章讨论牙刷与口腔卫生,足以为此前已有牙刷提供佐证,比美国人威廉·阿迪斯于1856年

Note

1

"发明"牙刷早 800 多年;第四,宋代由王怀隐等编著的《太平圣惠方》与《圣济总录》中详细记载了牙齿再植的方法,当时称"复安",而在欧洲直到 19 世纪才出现这种技术。

有文字记载以来,在中国唐代有采用银膏补牙记载,宋代楼钥所著《玫瑰集》一书中有采用骨、象牙、宝石材料制作牙缺损修复的描述。1050 年开始采用乳香、明矾与蜂蜜混合进行龋洞充填。1480 年,意大利用金箔补牙。1530 年开始利用金银制品,并在其表面用纸浆粘接棉麻和皮革做义面修复。1565 年采用金属片做腭裂修补,是最早的颌面缺损修复记载。口腔材料的应用虽然起步非常早,但在公元 1500 年前,口腔材料以及口腔医学一直处于缓慢的发展中。现代所采用的许多修复材料及其辅助材料,在过去都曾经被使用过,但相关的科学原理至今才得以建立。在过去,它们的使用完全是一种手工技艺,而患者的口腔是唯一的"实验室"。随着17 世纪初化学、物理学不断取得重大进展,带动材料科学的发展步伐加快,大批口腔材料相继问世,从而为 18 世纪口腔医学的发展奠定了基础。1756 年,Pfaff 描述了用蜡分段制取口腔印模的方法,并用熟石膏灌注模型;1770 年,Jean Darcet 开始将低熔点合金用于牙科;1788年,法国牙医 Nicholas Dubois de Chamant 发明了瓷牙制作方法,并于 1792 年获得专利,这一技术促进了 19 世纪初叶瓷嵌体的问世。进入 19 世纪后,口腔材料发展速度迅猛,牙胶、氧化锌丁香酚水门汀和磷酸锌水门汀等材料陆续出现,这些材料现在仍被广泛用于口腔医学领域。

19 世纪中叶,硫化橡胶被用于制作义齿基托,一直沿用了近 90 年,直至被甲基丙烯酸酯基托所取代。牙胶于 1842 年被发现,1847 年开始被用于根管充填。现在用于临床根管充填的牙胶尖,具有良好的可塑性,加热到 40 ℃可以变软,冷却后即可变硬,充填紧密,组织亲和性好,能方便地从根管中取出。

进入 20 世纪以来,口腔材料发展的特点是对各种已经被采用的材料进行精制和改进,建立了规范的材料性能标准,同时还研制出了许多新材料。1937 年出现的丙烯树脂基托材料取代了硫化橡胶基托材料,是合成高分子材料在口腔医学领域应用最早的实例。50 年代后期,温室硫化硅橡胶用作印模材料,五六十年代烤瓷熔附金属修复技术用于临床。1960 年聚羧酸水门汀问世,1971 年美国学者 Wilson 综合了磷酸锌水门汀和聚羟酸水门汀的优点研发出玻璃离子水门汀。1963 年美国学者 R. L Bowen 合成了 Bis-GMA 树脂,取得牙科复合树脂的专利。20 世纪 70 年代光固化复合树脂问世,奠定了符合树脂的广泛应用基础。在复合树脂的应用范围逐渐扩大的同时,树脂粘接剂及粘接技术也迅速开发,目前树脂粘接剂从第一代发展到第八代。1960 年多孔氧化铝陶瓷及其组织学研究报道发表,1978 年羟基磷灰石等生物陶瓷作为植入材料应用于口腔临床,这些促进了对生物相容性和生物活性较好的陶瓷类植入材料的研究。

陶瓷材料在我国宋代时期已达到非常高的水平,如当时制作的瓷器"白如玉、明如镜、薄如纸、声如磬"等。但直至 1774 年陶瓷才第一次作为牙齿的修复材料应用于口腔医学领域,法国巴黎药剂师 Alexis Duchateau 与牙医 Nicholas Dubois DeChemant 合作在 Guer-hard 瓷器工厂制作出世界第一副瓷义齿,标志着陶瓷成为牙齿修复的一种重要材料。陶瓷材料在早期应用于牙科领域时主要用于制作义齿的人工牙,直至 1886 年,Land 首次采用铂箔基底作为底层烧制出瓷嵌体和瓷全冠,这些长石瓷制作的瓷嵌体和瓷全冠虽然具有天然牙的美观,但机械强度差,难以满足口腔功能要求,故并不能很好地应用于临床。1956 年人们将白榴石加入长石类烤瓷粉中以提高其热膨胀系数,使其能与金属的热膨胀系数相匹配,出现了烤瓷熔附金属冠。随着人们对牙齿美学要求的不断提高,烤瓷熔附金属冠存在金属制作的内冠,难以模拟天然牙良好的半透明性,需要寻找与天然牙更加近似的牙齿修复材料,从而出现了具有良好的半透明性、可以更好地再现天然牙美观的全瓷材料。因此,人们通过对全瓷材料的研发,各种美观性好又具有较高强度的全瓷材料已经在口腔医学领域广泛应用,具有代表性的如氧化铝、氧化锆全瓷牙。

20世纪60年代后期开始,瑞典学者骨科医生布伦·马克(Branemark)带来了人类口腔史上伟大的发明,也就是被誉为"人类的第3副牙齿"的种植牙,1967年,他通过将金属种植在颌骨上的方式完成了世界上第一例种植牙,直到2008年患者去世种植体还完好地存在于上颌骨,而后他对纯钛与骨组织的结合进行了长期的观察研究,发现纯钛与骨组织能够牢固结合,提出了骨整合的概念,这为之后纯钛人工牙种植体的广泛应用奠定了基础。2010年、2011年布伦分两次将自己从事种植牙研究的器械、材料、专著以及标志性个人用品共980件永久性地捐赠给第四军医大学口腔医学博物馆。

虽然口腔材料的应用有着悠久的历史,但是口腔材料学作为一门独立的学科,是从20世纪开始形成的。1900年以前只有为数极少的人专门从事口腔材料的研究工作。而目前世界上有相当数量的具备口腔医学、物理学、化学、工程学等专业知识,训练有素的专门人才从事这一领域的研究和教学工作,目前许多医科院校的口腔医学院,设立了专门的口腔材料学教研室、研究室或中心,开设了口腔材料学课程。还授予这门学科的硕士和博士学位,有计划地培养专门人才,使口腔材料学不断发展。目前口腔材料学已发展成为一门独立的、具有自身学术价值和理论水平的基础学科。

纵观人类历史,从猿到人类极为漫长的进化过程,人类在生产劳动和与大自然的斗争中,在与疾病斗争中逐渐认识到了医疗保健工作,并积累了丰富的医疗防治经验,这其中包括对口腔疾病的认识。而口腔材料的应用,充分体现了人类在进化和发展过程中,通过自己的聪明才智和不懈努力,来改变人类自身生活现状、提高生活质量。

三、口腔材料的管理及质量标准

口腔医学的发展离不开口腔材料的发展和技术的进步,口腔疾病的治疗大多需要借助口腔材料的应用来完成,口腔材料直接或间接应用于人体,属于医疗器械范围,为了控制医疗器械的安全性和有效性,保障人体生命安全和健康,需要对口腔材料的质量进行检测,我国对医疗器械实施注册管理制度。有关医疗器械的法律法规,例如《医疗器械监督管理条例》和《医疗器械注册管理办法》等均适用于口腔材料,即口腔材料需要在政府有关部门注册并经批准后才能进入市场。

在我国境内销售、使用的医疗器械均应当按照《医疗器械注册管理办法》的规定申请注册,未获准注册的医疗器械不得销售、使用。医疗机构不得使用未经注册、无合格证明、过期、失效或者淘汰的医疗器械。医疗器械经营企业和医疗机构应当从取得医疗器械生产企业许可证的生产企业或者取得医疗器械经营企业许可证的经营企业购进合格的医疗器械,并验明产品合格证明。医疗器械产品注册证书有效期4年。

我国对医疗器械实行分类注册管理,口腔材料在被允许上市销售前均需到相关的部门进行注册申报和审查。

从风险管理的角度,医疗器械分为三类。第一类是指通过常规管理足以保证其安全性、有效性的医疗器械,属于低风险产品,境内一类产品由市级人民政府药品监督管理部门审查批准。第二类是指对其安全性、有效性应当加以控制的医疗器械,属于中等风险产品,通常由省、自治区、直辖市人民政府药品监督管理部门审查批准。第三类医疗器械是指植入人体,用于维持生命,对人体具有潜在危险,对其安全性、有效性必须严格控制的医疗器械,属于高风险产品,由国家市场监督管理总局审查批准。根据口腔材料与组织的接触方式及时间长短,口腔材料也分为上述三类。

口腔材料的质量控制主要体现在口腔材料的标准上。口腔材料的标准是指口腔材料的质量规范或者口腔材料性能测试方法的规范,是评价口腔材料性能的技术性文件。当口腔材料的质量标准发布并实施后,材料的出厂质量必须达到标准的要求方可出厂,政府管理部门也是参照标准对口腔材料进行质量监管。口腔材料性能测试方法的标准也为研究口腔材料性能提供了标准的研究方法,使不同的研究者的研究结果可以互相比较。

医疗器械的标准,包括口腔材料的标准,通常分为五个层次:国际标准化组织(International Standard Organization, ISO)颁布的标准、国家颁布的标准(GB)、医药行业颁布的标准(YY)、地方颁布的标准和企业颁布的标准。ISO下属的第106"牙科学"技术委员会(ISO/TC 106)负责口腔领域国际标准的制定和修订。我国口腔材料和器械设备标准化技术委员会(SAC/TC 99)负责我国口腔材料国家标准和行业标准的制定和修订工作。我国现行有效的口腔材料质量标准见表1-1。

表1-1 我国现行有效的口腔材料质量标准

序号	标 准 号	标 准 名 称
1	GB/T 9937—2020	牙科学 名称术语
2	GB/T 9938—2013	牙科学 牙位和口腔区域的标示法
3	GB 17168—2013	牙科学 固定和活动修复用金属材料
4	GB 30367—2013	牙科学 陶瓷材料
5	YY 0270.1—2011	牙科学 水基水门汀 第1部分:义齿基托聚合物
6	YY 0271.1—2016	牙科学 水基水门汀 第1部分:粉/液酸碱水门汀
7	YY 0271.2—2016	牙科学 水基水门汀 第2部分:光固化水门汀
8	YY 0272—2009	牙科学 氧化锌/丁香酚水门汀和不含丁香酚的氧化锌水门汀
9	YY 0300—2009	牙科学 修复用人工牙
10	YY 0303—1998	医用羟基磷灰石粉料
11	YY 0304—2009	等离子喷涂羟基磷灰石涂层钛基牙种植体
12	YY 0315—2016	钛及钛合金牙种植体
13	YY 0462—2018	牙科学 石膏产品
14	YY 1027—2018	牙科学 水胶体印模材料
15	YY/T 0496—2016	牙科学和基托蜡
16	YY 0620—2008	牙科学 铸造合金
17	YY 0621.1—2016	牙科学 匹配性试验 第1部分:金属-陶瓷体系
18	YY 0621.2—2020	牙科学 匹配性试验 第2部分:陶瓷-陶瓷体系
19	YY 0622—2008	牙科树脂基窝沟封闭剂
20	YY 0623—2008	牙科材料可溶出氟的测定方法
21	YY/T 0624—2016	牙科学 正畸弹性体附件
22	YY/T 0625—2016	牙科学 正畸丝
23	YY 0626—2008	贵金属含量25%～75%的牙科铸造合金
24	YY 0710—2009	牙科学 聚合物基冠桥材料
25	YY 0711—2009	牙科吸潮纸尖

续表

序号	标 准 号	标 准 名 称
26	YY 0714.1—2009	牙科学　活动义齿软衬材料　第1部分:短期使用材料
27	YY 0714.2—2016	牙科学　活动义齿软衬材料　第2部分:长期使用材料
28	YY 0715—2009	牙科学　银汞合金胶囊
29	YY 0716—2009	牙科陶瓷
30	YY 0717—2009	牙科根管封闭材料
31	YY 0769—2009	牙科用磷酸酸蚀剂
32	YY/T 1026—2019	牙科学　牙科银汞合金
33	YY 1042—2011	牙科学　聚合物基修复材料
34	YY/T 0112—1993	模拟口腔环境冷热疲劳实验方法
35	YY/T 0113—2015	牙科学　复合树脂耐磨耗性能测试方法
36	YY/T 0127.10—2009	口腔医疗器械生物学评价第2单元:试验方法　鼠伤寒沙门氏杆菌回复突变试验(Ames试验)
37	YY/T 0127.11—2014	口腔医疗器械生物学评价　第11部分:盖髓试验
38	YY/T 0127.1—1993	口腔材料生物试验方法　溶血试验
39	YY/T 0127.12—2008	牙科学　口腔医疗器械生物学评价第2单元:试验方法　微核试验
40	YY/T 0127.13—2018	口腔医疗器械生物学评价　第13部分:口腔黏膜刺激试验
41	YY/T 0127.14—2009	口腔医疗器械生物学评价第2单元:试验方法　急性经口全身毒性试验
42	YY/T 0127.15—2018	口腔医疗器械生物学评价　第15部分:亚急性和亚慢性全身毒性试验:经口途径
43	YY/T 0127.16—2009	口腔医疗器械生物学评价第2单元:试验方法　哺乳动物细胞体外染色体畸变试验
44	YY/T 0127.3—2014	口腔医疗器械生物学评价　第3部分:根管内应用试验
45	YY/T 0127.4—2009	口腔医疗器械生物学评价第2单元:试验方法　骨埋植试验
46	YY/T 0127.5—2014	口腔医疗器械生物学评价　第5部分:吸入毒性试验
47	YY/T 0127.6—1999	口腔材料生物学评价第2单元:口腔材料生物试验方法:显性致死试验
48	YY/T 0127.7—2017	口腔医疗器械生物学评价　第7部分:牙髓牙本质应用试验
49	YY/T 0127.8—2001	口腔材料生物学评价第2单元:口腔材料生物试验方法:皮下植入试验
50	YY/T 0127.9—2009	口腔医疗器械生物学评价第2单元:试验方法　细胞毒性试验:琼脂扩散法及滤膜扩散法
51	YY/T 0268—2008	牙科学　口腔医疗器械生物学评价　第1单元:评价与试验
52	YY/T 0269—2009	牙科正畸托槽粘接材料
53	YY/T 0270.2—2011	牙科学　基托聚合物　第2部分:正畸基托聚合物
54	YY/T 0463—2011	牙科学　铸造包埋材料和耐火代型材料

Note

序号	标 准 号	标 准 名 称
55	YY/T 0495—2009	牙根管充填尖
56	YY/T 0515—2009	牙科学　银汞合金的腐蚀试验
57	YY/T 0516—2009	牙科 EDTA 根管润滑/清洗剂
58	YY/T 0517—2009	牙科预成根管桩
59	YY/T 0518—2009	牙科修复体用聚合物粘接剂
60	YY/T 0519—2009	牙科材料　与牙齿结构粘接的测试
61	YY/T 0520—2009	钛及钛合金材质牙种植体附件
62	YY/T 0521—2018	牙科学　种植体　骨内牙种植体动态疲劳试验
63	YY/T 0522—2009	牙科学　牙种植体系统临床前评价　动物试验方法
64	YY/T 0523—2009	牙科学　牙种植体开发指南
65	YY/T 0524—2009	牙科学　牙种植体系统技术文件内容
66	YY/T 0525—2009	牙科学　口腔颌面外科用骨充填及骨增加植入性材料　技术文件内容
67	YY/T 0526—2009	牙科学　口腔颌面外科用组织再生引导膜材料技术文件内容
68	YY/T 0527—2009	牙科学　复制材料
69	YY/T 0528—2018	牙科学　金属材料腐蚀试验方法
70	YY/T 0631—2008	牙科材料　色稳定性的测定
71	YY/T 0632—2008	牙齿漂白材料　过氧化物含量的测定方法
72	YY/T 0823—2020	牙科学　氟化物防龋材料
73	YY/T 0824—2011	牙科氢氧化钙盖髓、垫底材料
74	YY/T 0825—2011	牙科学　牙齿外漂白产品
75	YY/T 0826—2011	牙科临时聚合物基冠桥材料

四、口腔材料的分类

（一）按材料主要应用临床科室分类

（1）口腔修复材料。

（2）口腔颌面外科材料。

（3）口腔内科材料。

（4）口腔正畸材料。

（5）口腔预防保健材料。

（二）按材料用途分类

①印模材料；②模型材料；③牙体修复材料；④基托材料；⑤衬垫材料；⑥粘接材料；⑦种植材料；⑧颌面义齿修复材料；⑨包埋材料；⑩打磨抛光材料等。

（三）按材料属性分类

（1）金属材料。

（2）有机高分子材料。

（3）无机非金属材料。

（4）复合材料。

复合材料按其组成分为金属与金属复合材料、非金属与金属复合材料、非金属与非金属复合材料。

（四）按材料与口腔组织接触方式分类

（1）直接、暂时与口腔组织接触材料，如印模材料等。

（2）直接、长期与口腔组织接触材料，如牙体修复材料、种植体等。

（3）间接与口腔组织接触材料，如模型及包埋材料等。

（五）按材料应用的部位分类

（1）植入人体组织的材料。

（2）非植入人体组织的材料。

以上材料的分类各有优缺点，本教材为突出高等职业教育的特点，体现适用性原则，考虑到口腔材料临床应用的习惯和逻辑关系，主要按材料应用临床科室分类法进行讲述。

（王德堂）

知识拓展 1-1

Note

第二章 材料的基本性能

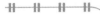
学习目标

本章主要介绍口腔材料的机械性能、物理性能、化学性能及生物学性能,通过本章的学习,掌握口腔材料的机械性能和物理性能所包含的内容及含义,并熟悉其临床意义,了解化学性能和生物学性能及临床意义。

第一节 机 械 性 能

材料的机械性能也称力学性能,是指材料在不同环境(温度、介质、湿度)下,承受各种外加载荷(如拉伸、压缩、弯曲、扭转、冲击、交变应力等)时所表现出来的力学特征。口腔材料应用于口腔科疾病的治疗或修复时,对其各种性能都有要求,其中力学性能尤为重要,因此有必要讨论和研究口腔材料的基本力学性能。

一、材料的应力-应变行为

衡量材料力学性能时常使用应力和应变两个物理概念,当材料受到外力作用时,从材料内部诱发一种与之抗衡、大小相等、方向相反的内力(反作用力),以抵抗这种外因作用。单位面积所受的内力(反作用力)即为应力(stress)。其计算公式如下:

$$\sigma = F/S$$

式中,σ 为应力(MPa),F 为外力(N),S 为受力面积(mm^2)

当外力为拉力时,产生的是拉应力(tensile stress);当外力为压力时,产生的是压应力(compressive stress);当外力为剪切力时,产生的是剪切应力(shear stress)(图 2-1)。

外力以拉力、压力和剪切力或这些力的合力的形式作用于材料。拉应力起到抵抗外力将物体拉断的作用(图 2-1(a));而压应力起到抵抗外力将物体挤压在一起的作用(图 2-1(b));剪切应力通过一个或更多平面上分子层相互滑移来抵抗外力而产生变形或分离(图 2-1(c))。应力会在与外力方向成 45°角的平面产生最大剪应力(图 2-1(d)),所以作用在单轴上的拉力或压力也能产生剪应力。

应变(strain)是材料在外力作用下,发生形状和尺寸的变化。其计算公式如下:

应变(ε) = (变形后的长度 − 变形前的长度)/ 变形前的长度 × 100%

即

$$\varepsilon = (L - L_0)/L_0 \times 100\%$$

式中,ε 为尺寸变化;L_0 为原长;L 为变化后的长度。

同样,可以用延伸率即变形后的长度与变形前的长度之比来表示应变。压应力、拉应力和

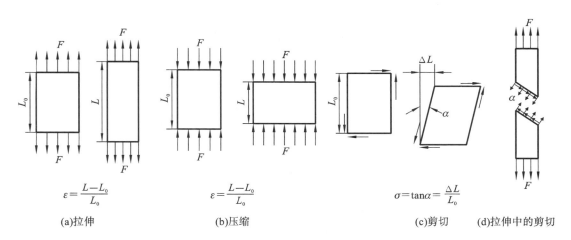

$$\varepsilon=\frac{L-L_0}{L_0}$$

(a)拉伸

$$\varepsilon=\frac{L-L_0}{L_0}$$

(b)压缩

$$\sigma=\tan\alpha=\frac{\Delta L}{L_0}$$

(c)剪切　　(d)拉伸中的剪切

图2-1　三种不同变形模型,拉伸(a)、压缩(b)、剪切(c)及剪切应力(d)

剪切应力产生的变形分别称为压应变、拉应变和剪切应变,如图2-2所示。

二、弹性变形和塑性变形

物体受外力作用时产生变形,外力去除后变形的物体可完全恢复其原始形状,这种变形称为弹性变形(elastic deformation);如果外力去除后变形的物体发生永久性变形,不能完全恢复其原始形状,则称为塑性变形(plastic deformation)。

若作用于可摘局部义齿(RPD)卡环的外力使卡环变形超过弹性极限进入塑性变形范围,去除外力后,仅有弹性变形(弹性应变)是可恢复的。在通过弯曲调整正畸丝、金属冠边缘或义齿卡环时,塑性变形是永久的,但可发生一定量的弹性变形。弹性印模材料凝固后从口腔内取出时,希望材料的变形能完全恢复(弹性变形),而永久性变形(塑性变形)应尽量小,这样取制的印模才更精确。

三、应力-应变曲线

对材料力学性能的研究常用的方法是测定应力-应变曲线(stress-strain curve),即以应力和应变为坐标所画的曲线。对材料施加不同的力(拉力、压力、剪切力等)均可得到应力-应变曲线,图2-2所示为以韧性较好的低碳钢为试样进行拉伸实验得到的应力-应变曲线。

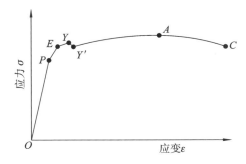

图2-2　应力-应变曲线

C.断裂强度;A.极限强度;Y'.下屈服点;Y.上屈服点;E.弹性极限;P.比例极限

应力-应变曲线各点含义如下。

（一）比例极限(proportional limit)

比例极限是指材料在外力作用下应变和应力成正比的最大值(符合胡克定律时的最大

值),超过这个最大值后,应变和应力不再成正比例关系,此时为弹性变形。如图 2-2 所示,当应力不超过 σ_P 时,拉伸曲线 OP 是直线,说明在 OP 阶段,应力 σ 与应变 ε 成正比例关系,即遵从胡克定律,此时应力与应变呈线性变化,应力/应变的值为常数。当应力超过 P 点后,应力与应变不再成正比例关系,曲线也不呈直线。图中 P 点所对应的应力值称为比例极限,以 σ_P 表示,它是材料应力与应变成正比的最大应力。应力超过 σ_P 时,其应变不再随应力成比例变化。

(二)弹性极限(elastic limit)

当材料(如金属)受外力(拉力)到某一限度时,若除去外力,其变形(伸长)即消失而恢复原状,弹性极限即指材料抵抗这一限度的外力的能力,如果继续使拉力增大,就会使这个物体产生塑性变形,直至断裂。如图 2-2 所示,应力超过 σ_P 时,应力与应变间不再是直线关系。PE 阶段尽管应力与应变呈非线性变化,但去除载荷后变形仍可完全恢复,在 PE 阶段试样仍处于弹性变形阶段。图中 E 点所对应的应力值称为弹性极限,它是材料不发生永久变形所能承受的最大应力值,也即材料产生完全弹性变形时所能承受的最大应力值。

(三)弹性模量(modulus of elasticity)

材料在弹性变形阶段,其应力和应变成正比例关系,其比例系数称为弹性模量,是量度材料刚性的一个物理量,是一个统称,表示方法可以是"杨氏模量""体积模量"等。由下式表示:

$$弹性模量(E) = \sigma_E / \varepsilon_E$$

式中,σ_E 为弹性极限应力(MPa);ε_E 为弹性极限时的应变。

在应力-应变曲线上,弹性模量就是弹性变形阶段应力-应变曲线的斜率,它表示材料抵抗弹性变形的能力,也称为刚度。

弹性模量越大,材料的刚性也越大,材料越不容易变形。弹性模量与材料的组成有关,不受材料所受弹性或塑性应力的影响,也与材料的延展性无关。在选择充填和修复材料时,要考虑材料的使用部位和用途,用于牙体修复或充填受力大的部位,应选择与牙釉质弹性模量相近的材料制作修复体或充填材料,可防止咀嚼产生的应力使修复体或充填体出现过大的变形。甲基丙烯酸树脂有一定的柔性,用来制作义齿基托,能与口腔组织有较好的力学相容性。牙体组织及部分口腔常用材料的弹性模量见表 2-1。

表 2-1　牙体组织及部分口腔常用材料的弹性模量

名　称	弹性模量/GPa
牙釉质	76～130
牙本质	15～230
义齿基托树脂	15～230
复合树脂	1.86～2.94
银汞合金	27.6～60.1
玻璃离子水门汀(充填)	2.9～10.8
长石质陶瓷	60～70
磷酸锌水门汀	13.7～22.4
镍-铬合金	145～203
钴-铬合金	125～220
硅橡胶印模材料	$0.088 \times 10^{-3} \sim 0.35 \times 10^{-3}$

续表

名　　称	弹性模量/GPa
聚硫硅橡胶印模材料	$0.013\times10^{-3}\sim2.80\times10^{-3}$
氧化锌丁香酚水门汀	$13.7\sim22.4$

（四）屈服强度（yield strength）

在材料拉伸或压缩过程中，当应力达到一定值时，应力有微小的增加，而应变却急剧增长的现象，称为屈服。屈服强度是材料发生屈服现象时的屈服极限，即抵抗微量塑性变形的应力。如图 2-2 所示，当应力超过 E 点后，材料开始发生塑性变形。在应力-应变曲线的 YY' 阶段，虽然应力基本保持不变，但应变仍在不断增加，曲线上出现水平或上下轻微抖动的阶段，表明材料暂时失去抵抗变形的能力，该现象称为材料的屈服，此阶段又称为屈服阶段。Y 点称为上屈服点，对应值为上屈服极限；Y' 称为下屈服点，对应值称为下屈服极限，一般把下屈服极限作为材料的屈服强度，其对应的应力值记为 σ_Y，称为屈服极限或者屈服强度。牙体组织及部分口腔材料的屈服强度见表 2-2。

表 2-2　牙体组织及部分口腔材料的屈服强度

名　　称	屈服强度/MPa
牙釉质	344
牙本质	165
复合树脂	$138\sim172$
无填料丙烯酸树脂	$43\sim65$
贵金属合金	$260\sim620$

（五）极限强度（ultimate strength）

极限强度是指物体在外力作用下发生破坏时出现的最大应力，记为 σ_A。当应力到达极限强度 σ_A 时，材料会由于局部变形导致断裂，σ_A 既可出现在断裂时也可出现在断裂前。极限强度可分为拉伸强度、压缩强度、剪切强度、弯曲强度等。材料在拉伸过程中的极限强度称为拉伸强度，或抗拉强度；压缩过程中的极限强度称为压缩强度，或抗压强度；剪切过程中的极限强度称为剪切强度；弯曲过程中的极限强度称为弯曲强度，或抗弯强度。表 2-3 显示同一材料的拉伸强度、压缩强度、弯曲强度差别很大。

表 2-3　牙体组织及部分常用口腔材料的三种极限强度

名　　称	拉伸强度/MPa	压缩强度/MPa	弯曲强度/MPa
牙釉质	$10\sim40.3$	$261\sim400$	$80\sim110$
牙本质	$43\sim100$	$232\sim305$	—
氧化锆陶瓷	$24.8\sim37.4$	$700\sim1400$	$900\sim1100$
复合树脂	$39\sim69$	$270\sim448$	$70\sim160$
银汞合金	$20.7\sim69$	$300\sim520$	$120\sim140$
玻璃离子水门汀	$5.3\sim14.2$	$130\sim183$	$9\sim20$
长石质陶瓷	24.8	$149\sim175$	$65\sim120$
磷酸锌水门汀	$4.3\sim7.5$	$62.1\sim171$	$5\sim6$
贵金属合金	$414\sim828$	—	—
高强度人造石	$5.7\sim7.7$	$50\sim110$	16

（六）断裂强度（fracture strength）

材料在应力-应变曲线终点即 C 点断裂，材料发生断裂时的应力称为断裂应力或断裂强度。

四、韧性和回弹性

韧性（toughness）是表示材料在塑性变形和断裂过程中吸收能量的能力，即材料抗断裂的能力。一般材料韧性越好，则发生脆性断裂的可能性越小，可用应力-应变曲线弹性区及塑性区的总面积表示（图 2-3（a））。回弹性（resilience）是材料抵抗塑性变形的能力，它表征了在弹性极限内使材料变形所需的能量，因此可以通过测定应力-应变曲线中弹性部分下的面积来计算回弹性（图 2-3（b））。

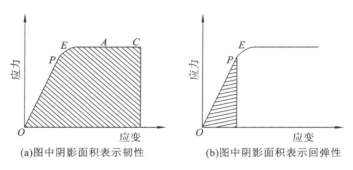

(a)图中阴影面积表示韧性　　(b)图中阴影面积表示回弹性

图 2-3　应力-应变曲线示意图

五、疲劳与疲劳强度

疲劳是指材料在交变应力作用下发生失效或断裂的现象，此时的断裂称为疲劳断裂。疲劳过程中材料所受的交变应力常远小于其极限强度，甚至小于其弹性极限。疲劳强度（fatigue strength）是指材料在无限次交变载荷作用下而不会产生破坏的最大应力，称为疲劳强度或疲劳极限，它表示材料抵抗疲劳破坏的能力。通常用材料的疲劳寿命来表示材料的疲劳性能。材料不发生断裂的最大循环应力称为疲劳极限。有些材料在经受 10^7 次循环后仍未断裂，则将材料达到 10^7 次循环后对应的应力即为材料的疲劳极限。

疲劳断裂常发生在材料应力高度集中的部位或强度较低的部位。如有裂纹等缺陷处承受冲击载荷的材料可发生冲击疲劳，循环热应力可引起热疲劳，互相接触的材料可发生接触疲劳。口腔修复体或充填体的疲劳断裂与温度、应力及裂纹扩展有关。如复合树脂充填后，在口腔温度升高或降低时可产生膨胀或收缩，复合树脂的线胀系数是牙体硬组织的三倍，当温度升高时，窝洞阻止充填体膨胀，充填体内产生压应力；当温度降低时，窝洞又限制了充填体的收缩，在充填体内产生拉应力。口腔温度不断变化，充填体就不断经受这种交变应力的作用，这种由于温度变化产生的应力称为热应力。热应力长期作用的结果，使充填体出现疲劳损伤，甚至出现裂纹。裂纹又导致应力集中，这样在低应力作用下也会使裂纹进一步扩展直至断裂。

六、延性和展性

延性（ductility）是指材料在拉力作用下不折断而经受恒久变形的能力。可通过测量材料断裂后的延伸率以及拉伸试样面积的减小来测定材料的延性。金、铜、铝等皆属于有较高延性的材料，能被拉伸成长的细丝。材料在压应力作用下承受一定的塑性变形而不断裂的性质称为展性（malleability），即在外力作用下材料能被碾压成薄片而不破裂的性质。口腔材料中，金是延性和展性最好的纯金属，银次之，铂的延性排第三，铜的展性排第三。延伸率低于 5% 的

Note

材料称为脆性材料,如陶瓷;延伸率高于5%的材料称为塑性材料或延展性材料。贵金属合金延伸率可达19%,是延展性材料。脆性(brittleness)是指在外力作用(如拉伸、冲击等)下仅产生很小的变形的性质。脆性材料在或接近比例极限时即发生断裂。银汞合金、无机水门汀、陶瓷、石膏等材料在口腔温度下为脆性材料。

延伸率(δ)是指表示材料塑性变形的能力,为材料延伸断裂后标距段的总变形 ΔL 与原标距长度 L 之比的百分数。

$$\delta = \Delta L / L \times 100\%$$

式中,ΔL 为断裂后试样的绝对伸长值(mm);L 为试样的原始长度(mm)。

七、硬度

硬度(hardness)是指材料局部抵抗硬物压入其表面的能力,是比较各种材料软硬程度的指标。硬度分为三类,即划痕印度、压入硬度和回跳硬度。口腔材料通常使用表面压法测定材料的压入硬度。方法是用一定的载荷将规定的压头压入被测材料,以材料表面局部塑性变形的大小来比较被测材料的软硬程度。由于压头、载荷以及载荷持续时间的不同,压入硬度有多种,主要有布氏硬度、洛氏硬度、维氏硬度等。

硬度是衡量金属材料软硬程度的一项重要的性能指标,它既可理解为材料抵抗弹性变形、塑性变形或破坏的能力,也可表述为材料抵抗残余变形和反破坏的能力。硬度不是一个简单的物理概念,而是材料弹性、塑性、强度和韧性等力学性能的综合指标。

理想的口腔充填或修复治疗所用材料的硬度与人牙齿硬度一致或接近。从表2-4可看出,牙釉质和陶瓷的硬度高,未加填料的丙烯酸树脂硬度低。

表 2-4　牙体组织及部分口腔材料的压入硬度

名　　称	努氏硬度/MPa	布氏硬度/MPa	维氏硬度/MPa
牙釉质	3430～4310	—	2940～4800
牙本质	680	—	570～600
牙骨质	400～430	—	—
复合树脂	250～7100	—	390～1740
银汞合金	882～1764	—	950～1830
玻璃离子水门汀(充填)	180～310	—	510～900
长石质陶瓷	4600～5910	2650	6630～7030
磷酸锌水门汀	380	—	—
镍-铬合金	140～176	—	150～220
钴-铬合金	1530～3280	—	2700～3950
陶瓷	4600～5610	—	4490～7750

八、蠕变

蠕变(creep),也称潜变,是指在应力影响下固体材料缓慢永久性地移动或者变形的趋势。它的发生是低于材料屈服强度的应力长时间作用的结果。蠕变常随着温度升高而加剧。当材料长时间处于加热中或者在熔点附近时,蠕变会更加剧烈。这种变形的速率与材料性质、加载时间、加载温度和加载结构应力有关。

牙科银汞合金存在蠕变现象,蠕变较大,更容易产生应变累积和断裂以及修复体边缘破碎,可导致继发龋。

Note

第二节 物 理 性 能

一、尺寸变化

由于各种因素的影响,口腔修复及充填治疗的材料及其辅助材料在固化成形过程中或者使用过程中发生的外形、尺寸变化的现象称为尺寸变化(dimensional change)。在口腔修复方面,尺寸变化超出一定范围可能导致修复体就位困难或不能正常行使功能,如印模材料和模型材料尺寸的膨胀或收缩变化大,可影响修复体的精度,最终造成修复体无法就位或者修复体不密合。如牙齿缺损充填材料在固化过程中发生体积收缩,可造成充填体与窝洞之间的不密合,导致微渗漏产生继发龋。几种口腔常用材料固化期间尺寸变化的允许值范围见表2-5。

尺寸变化通常用长度(或体积)变化的百分数来表示,其表达式如下:

$$\varepsilon = (L - L_0)/L_0 \times 100\%$$

式中,ε 为尺寸变化;L_0 为原始长度(mm),L 为变化后的长度(mm)。

表 2-5　几种口腔常用材料固化期间尺寸变化允许值范围

材 料 名 称	尺寸变化/(%)
氧化锌丁香油水门汀	−0.31～0.85
磷酸锌水门汀	−0.05～−0.07
熟石膏	0～0.30
超硬石膏	0～0.20
银汞合金	−0.15～0.20

二、热学性能

在使用过程中,各种口腔材料对不同的温度表现出不同的热物理性能,这些热物理性能称为材料的热学性能。与口腔材料关系密切的热学性能主要有热膨胀、热导率及比热容。表2-6所示为牙体组织和一些口腔材料的线胀系数、热导率和比热容。

表 2-6　人牙体组织及一些常用口腔材料的线胀系数、热导率及比热容

名　　称	线胀系数($\times 10^{-6} \cdot K^{-1}$)	热导率/($W \cdot m^{-1} \cdot K^{-1}$)	比热容/($J \cdot g^{-1} \cdot K^{-1}$)
牙釉质	11.4	0.87～0.928	0.75
牙本质	8.3	0.57～0.63	1.17
复合树脂	25～50	1.1	—
窝沟封闭剂	70.9～99.1	—	—
银汞合金	22～28	23	—
氧化锌丁香油水门汀	35	0.46	—
玻璃离子水门汀	10.2～11.4	—	—
嵌体蜡	260～320	—	—
硅橡胶印模材料	109～210	—	—
金合金	12～15.5	297.3	—

续表

名　　称	线胀系数(×10⁻⁶·K⁻¹)	热导率/(W·m⁻¹·K⁻¹)	比热容/(J·g⁻¹·K⁻¹)
钛合金	12.4	15.24	—
镍-铬合金	14.1~15.7	12.171	—
钴-铬合金	14.1~14.7	—	—
汞	60.6	68	0.138
铂	8.9	70	0.134
金	14.4	297	0.13
银	19.2	421	0.2345
铜	16.8	384	0.385
钛	11.9	0.219	0.52
瓷	4.1	1	1.09

（一）热膨胀

材料由于温度改变而有胀缩现象。热膨胀系数（coefficient of thermal expansion）可用来评价材料在温度升高时所发生的长度、面积或体积的相对变化量。热膨胀系数可分为线［膨］胀系数（linear expansion coefficient）和体［膨］胀系数（cubic expansion coefficient）和面膨胀系数（surface expansion coefficient）。

1. 线胀系数　线胀系数指固体物质的温度每改变 1 ℃时，其长度的变化与它在 0 ℃时的长度之比。它是表征物体长度随温度变化的物理量，单位为每开［尔文］，符号为 K⁻¹。

图 2-4 所示为新鲜牙齿冠根的线胀系数，曲线上各点的微商除以试样长度所得的商即为相应温度下的线胀系数。由曲线分析可知同种材料在不同温度下的线胀系数不同。因此，测定某一温度范围的平均线胀系数才更有意义。下面为温度从 T_1 变化到 T_2 范围内试样的平均线胀系数（α_L）的计算公式：

$$\alpha_L = \frac{L_2 - L_1}{L_1(T_2 - T_1)}$$

式中，L_1 为温度为 T_1 时试样的长度；L_2 为温度为 T_2 时试样的长度。

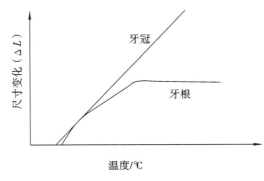

图 2-4　牙根、牙冠的线胀系数随温度的变化

2. 体胀系数　表示物体体积随温度变化的物理量，它可由体积的相对变化 dV/V 除以温度的变化 dT 得出，符号为 α_V。

$$\alpha_V = dV/(V \cdot dT)$$

式中，V 为温度为 T_0 时试样的体积；dV 为物体体积的改变；dT 为温度的变化。

如果物体是各向同性的，则其 $\alpha_V = 3\alpha_L$。

3. 面膨胀系数 表征物体受热时面积增大程度的物理量,计算公式如下:

$$\beta = \Delta S/(S \cdot \Delta T)$$

式中,ΔS 为所给温度变化 ΔT 下物体面积的改变;S 为初始面积。

口腔材料的热膨胀系数对材料的临床应用有很大影响。如烤瓷熔附金属全冠(PFM)修复体中的金属材料与瓷材料的线胀系数必须相匹配才能保证口腔的温度变化过程中陶瓷和金属不发生剥离。银汞、树脂等充填体与牙体组织线胀系数的差别,可导致长期使用后充填体本身产生微裂或在充填体与窝洞之间产生缝隙,唾液、食物残渣、致龋菌会时而进入微裂或缝隙,易引起继发龋。

(二)热导率

热导率(thermal conductivity)又称为导热系数(coefficient of thermal conductivity),反映物质的热传导能力,其定义为当温度垂直梯度为 1 ℃/m 时,单位时间内通过单位水平截面积所传递的热量,单位是瓦[特]每米开[尔文],符号为 $W \cdot m^{-1} \cdot K^{-1}$。热导率是热传导中最常用的一个量。

热导率大的物体是优良的热导体;而热导率小的物体是热的不良导体或热绝缘体。因此,在牙体修复时,为避免活髓牙充填治疗后出现冷热刺激反应,口腔充填材料应具备较小的热导率,特别是接近牙髓的部位必须选用热导率低的材料,以隔绝温度变化对牙髓的刺激。复合树脂和不加填料的丙烯酸树脂,从导热性能来讲也可以直接充填较深窝洞。银汞合金的热导率远远大于牙齿硬组织的热导率,必须用热导率低的材料垫底后才可充填。

(三)比热容

每单位质量物质温度改变 1 ℃ 所需要的能量称为比热容。比热容是热力学中常用的一个物理量,表示物体的吸热或散热能力。比热容越大,物体的吸热或散热能力越强。当口腔温差变化大时,充填治疗活髓牙材料的比热容越大,其对牙髓的冷热刺激越敏感。1 cal 就是将 1 g 水的温度升高 1 ℃ 时所需的热量,目前热量的标准单位是 J,因此,比热容的单位是 $J \cdot g^{-1} \cdot K^{-1}$(1 cal 等于 4.187 J)。

三、表面性能

在许多与材料有关的问题中,表面性能十分重要,因为表面是不同界面间的不连续界限,材料表面性能与材料的特性直接相关。例如,当冰融化时,在三个相中产生了两个表面,即固液界面和气液界面。材料重要的表面性能有表面张力、表面能和润湿性。

(一)表面张力(surface tension)与表面能(surface energy)

表面张力是液体表面层由于分子引力不均衡而产生的沿表面作用于任一界线上的张力,表现为液体表面收缩。通常,由于环境不同,处于界面的分子与处于相本体内的分子所受的力是不同的。在液体内部的一个水分子受到周围液体分子的作用力的合力为零,但在表面的一个液体分子却不如此。如因上层空间气相分子对它的吸引力小于内部液相分子对它的吸引力,所以该分子所受合力不等于零,其合力方向垂直指向液体内部,结果导致液体表面具有自动缩小的趋势,这种收缩力即为表面张力。

由于物质表面层原子或分子朝向外面的键能没有得到补偿,表面原子或分子比物质内部的原子或分子具有额外的势能,这种势能称为表面能,单位为 J/m^2。单位面积的表面能的数值和表面张力相同,但两者物理意义不同。

一般所说的液体表面张力是指空气与液体界面的表面张力,记为 γ_{LV};固体的表面张力是指空气与固体界面的表面张力,记为 γ_{SV};固体与液体所形成的界面的表面张力则为 γ_{SL}。

（二）润湿性

液体在固体表面扩散的趋势称为液体对固体的润湿性（wettability），润湿性与表面张力密切相关，可由液体在固体表面的接触角（θ）的大小来表示。接触角是指液滴接触固体表面并达到平衡状态时，通过液滴边缘三相点（气、液、固点）作液滴曲面的切线，切线在液滴接触面一侧与固体表面的夹角（θ）。三种表面张力与接触角的关系如下：

$$\gamma_{SV} = \gamma_{SL} + \gamma_{LV} \cdot \cos\theta$$

式中，γ_{SV} 为固-气的表面张力，γ_{SL} 为固-液的表面张力，γ_{LV} 为液-气的表面张力。

当 $\gamma_{SV} - \gamma_{SL} = \gamma_{LV}$ 时，$\cos\theta = 1$，$\theta = 0°$，称为完全润湿或理想润湿；当 $\gamma_{SV} > \gamma_{SL}$，$1 > \cos\theta > 0$，$0° < \theta \leq 90°$，称为润湿（图 2-5（a）），表明液体的润湿性好；当 $\gamma_{SV} < \gamma_{SL}$，$\cos\theta < 0$，$\theta > 90°$，称为不润湿，表明液体的润湿性差（图 2-5（b））；当 $\gamma_{SV} = \gamma_{SL}$，$\cos\theta = 0$，$0 = 180°$，称为完全不润湿。因此，接触角越小，润湿性越好。

良好的润湿性是粘接的必要条件，金属烤瓷粉熔附于金属表面时也应有良好的润湿性。

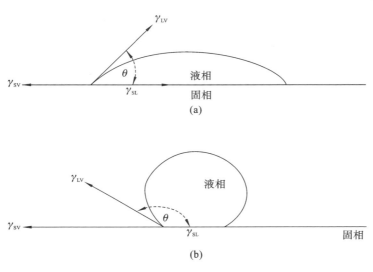

图 2-5 接触角与润湿性

四、流电性

电解质溶液中存在异种金属时，不同金属之间的电位不同，接触时将会出现电位差，导致微电流，这种性质称为流电性（galvanism），该现象称为流电现象。在口腔环境中，当有异种金属修复体相接触时，由于不同金属之间的电位不同，出现电位差，导致流电现象产生，如果有较大的电流产生，患者会有电击样感觉，极不舒服，长期这样会导致金属修复体不断被溶解、锈蚀（电化学腐蚀）。因此在临床工作中，应尽量避免不同金属在口腔内接触。当然，同一金属修复体由于组成、结构上的不均匀也会导致流电现象发生。

五、色彩性

随着人们生活品质的不断提高，口腔疾病的治疗及修复目的不仅要求恢复软、硬组织的形态和功能，而且对美观的要求更高。在口腔疾病治疗过程中，牙体修复后的色彩自然、协调是医生和患者共同关注的重要内容之一。因此，作为口腔医生，必须懂得与色彩有关的要素及颜色测定。

（一）色彩三要素

1. 色相（hue，简写 H） 又称色调、色别，是区分色彩的名称，也就是色彩的"名字"。人类在运用色彩时，就把不同的色彩取了不同的名称来辨别，如红、橙、黄、绿、蓝等。

2. 彩度（chroma，简写 C） 又称饱和度或纯度，通常是以某色彩内含的同色相纯色所占的比例来分辨彩度高低。纯色比例高则彩度高，而纯色比例低则彩度低，在色彩非常鲜艳时，我们通常可以很容易感觉出高彩度，但大多数情况下不容易做出正确的判断，这是因为在分辨彩度时容易受到明度变化的干扰。

3. 明度（value，简写 V） 又称亮度，指色彩的明暗程度，反映物体对光的反射性，光线强时，感觉比较明亮，光线弱时则感觉较暗。

（二）颜色的测定

一般采用分光测色仪、色差计和比色板等测定。常用三种方法对颜色进行描述：①颜色名词（如朱红、橙黄）；②色卡、色片、比色板；③国际照明协会（CIE）标准色度系统。对口腔材料颜色的定量描述常用 CIE 标准色度系统及孟塞尔色度系统。

口腔修复体制作过程中常用比色板对照患者牙齿色泽来选择材料的色泽，如 Vita 烤瓷粉有许多种颜色，有其单独的比色板系统，口腔医生应根据患者的性别、年龄、职业、习惯以及皮肤、黏膜、牙齿的颜色、光泽、透明性等要求，在不同光源、光线和位置的环境中，采用相适应的材料进行修复，才能获得人体的自然美。

六、X 射线吸收性

利用 X 射线摄影技术辅助诊断疾病是临床常用的方法，由于治疗的需要，一些口腔疾病在治疗修复时需要把生物材料植入人体组织，长期存在，为了判断植入体是否到达治疗设计的位置，是否有偏差等情况，需要通过拍 X 射线片帮助判断，因此，就要求植入人体组织的材料必须具有 X 射线吸收性，X 射线照射能显影才可应用。根管治疗过程中，判断充填到根管内的牙胶尖是否充填满根管，牙胶尖是否超出根尖孔（图 2-6），种植牙植入颌骨的种植体（图2-7）是否达到设计的位置等需要拍 X 射线片帮助判断，这都要求牙胶尖和种植体材料具有 X 射线吸收性才可实现。

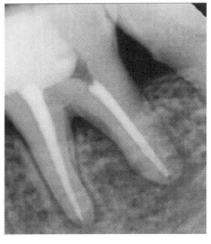

图 2-6　牙胶尖 X 射线影像

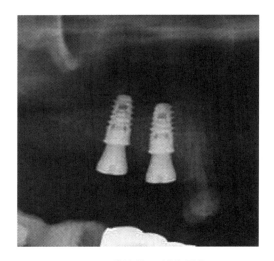

图 2-7　种植体 X 射线影像

第三节　化 学 性 能

由于人的口腔环境复杂,用于口腔疾病修复治疗的生物材料必须具有稳定的化学性能才能保证其在口腔中长期使用。理想的口腔材料应该在口腔环境中不溶解、不腐蚀,主要成分保持化学性质稳定。

一、腐蚀

腐蚀(corrosion)是指材料与环境间发生的化学或电化学作用而导致材料功能受到损伤的现象。腐蚀对材料的影响主要表现为色泽和结构性能的改变,腐蚀现象多见于金属及合金材料,腐蚀类型主要为化学腐蚀和电化学腐蚀。口腔材料的腐蚀可以导致修复体的力学性能下降而丧失功能,有些腐蚀产物可以影响人体的健康和安全。

金属的腐蚀类型有化学腐蚀(干腐蚀)和电化学腐蚀(湿腐蚀)两种。湿腐蚀是指金属在有水存在下的腐蚀,如在潮湿的环境中,金属和电解质溶液接触,产生类似原电池作用,造成金属腐蚀,金属修复体在口腔环境中的腐蚀主要是湿腐蚀。

腐蚀的形态可分为均匀腐蚀和局部腐蚀两种。腐蚀发生在材料表面的全部时,称均匀腐蚀,也称全面腐蚀。多数情况下,如果全面腐蚀发生在金属表面会生成保护性的腐蚀产物膜,使腐蚀变慢。通常用平均腐蚀率(即材料厚度每年损失若干毫米)来衡量均匀腐蚀的程度。当腐蚀只发生在金属表面的局部,但腐蚀可向材料深部发展时,危害性更大,如果局部腐蚀发生在金属全冠,可造成全冠局部穿孔。

非金属材料也存在腐蚀现象,如用氢氟酸处理陶瓷表面,溶解某些成分,使表面产生微小空隙,属于化学腐蚀。这种处理可以增加树脂类粘接材料与陶瓷的粘接强度。

腐蚀发生的初期,主要表现为变色,此时材料表面变色或失去光泽,不仅影响美观,而且将破坏修复体,缩短其寿命。

二、老化

材料在加工、储存和使用过程中由于各种内外因素使其理化性质和机械性能逐渐变差的现象,称为老化(aging)。老化可使高分子材料出现斑点、裂缝、粉化、失泽和变色等外观改变(图2-8)。老化可造成材料力学性能(如强度)的改变。老化可导致材料溶解、溶胀、变软、变硬、变脆、变色等。

高分子材料的老化分为化学老化与物理老化。化学老化是指材料表面化学介质(如水、酸、碱等)与其他因素(力、光、热等)共同作用使高分子化学键断裂,导致材料老化变质。物理老化仅由物理作用引起,不涉及分子结构的改变,但对材料的力学性能有较大影响,如高分子材料在低温下变硬、变脆等。

在口腔中唾液、食物残渣及分解物、氧气、酶、微生物等各种化学、生物因素和热、光及咀嚼应力等物理因素的共同作用下,口腔中的高分子材料易出现降解或基团的改变而降低或失去原有的性能。因此,想要减缓材料的老化速度,延长修复体的使用寿命,必须从材料的组成和结构方面进行改性。

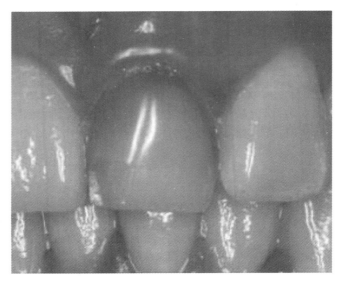

图 2-8　光固化复合树脂老化的临床表现

三、扩散、溶解和吸附

物体中原子和分子向周围移动的现象,称为扩散。材料均一、稳定地分散在溶剂中的过程,称为溶解。物体扩散的速度和数量除与其本身分子量和结构有关外,还与温度和周围介质的性质及浓度有关。固体或液体表面的离子、原子或分子与接触相中的离子、原子或分子之间,借助静电引力或分子间范德华力所产生的附着现象,称为吸附。材料在口腔环境中的溶解和吸附有利有弊,例如含氟玻璃离子水门汀以及含氟窝沟封闭剂释放出的氟离子可提高牙齿的抗龋能力;氢氧化钙水门汀溶解析出的 Ca^{2+},促进牙本质钙化和继发性牙本质的形成。而磷酸锌水门汀凝固时释放出的游离酸可刺激牙髓,同时在唾液中溶解使其机械性能下降。某些口腔材料在口腔中会吸附唾液或其他生理性液体,同时还会有部分材料被溶解,过量地吸水和溶解都会使其性能降低直至功能丧失,如软衬材料在唾液的作用下变硬。

第四节　生物学性能

口腔材料直接或间接用于人体,其大部分属于生物材料,具有良好的生物学性能才能保证临床应用安全有效。口腔材料的生物学性能包括生物相容性、生物安全性和生物功能性三个方面。

一、生物相容性

生物相容性是指接触人体的材料与机体之间的相互适应性。接触人体的材料不管结构、性质如何,机体一般都会出现排斥反应,其严重程度取决于材料的生物相容性。生物相容性又可分为组织相容性、血液相容性和力学相容性三种。

1. 组织相容性　材料与机体组织,如骨骼、牙齿、内部器官、肌肉、肌腱、皮肤等的相互适应性。接触人体的(植入)材料不能对周围组织产生毒副作用,特别是不能诱发组织致畸和基因病变;反过来,人体周围组织也不能对植入材料产生强烈的腐蚀作用。

2. 血液相容性 材料与血液接触不引起凝血、溶血,不能破坏血液组织成分,不能有凝血作用和形成血栓。

3. 力学相容性 要求植入材料具有的力学性能与人体组织相适应或相匹配。强度过低导致材料发生断裂失稳,硬度过低使材料磨损,磨损产生的颗粒进入淋巴系统后诱发炎症。强度和硬度过高对周围组织可能产生破坏,使植入部位长期难以愈合,甚至引发其他病变,如不锈钢人工关节植入后,关节头可能破坏关节腔软骨组织,同样强度的关节柄则可能由于疲劳失稳断裂在骨髓腔中。

二、生物安全性

生物安全性(biological safety)是指应用于人体替换或修复、合成或再生人体组织和器官的材料是否具有安全使用的性质,即材料制品对人体的毒性,人体应用后是否会因材料的有害成分对人体造成短期或长期的损害。评价口腔材料是否安全,一般采用体外细胞毒性试验、动物试验和临床应用前试验三类试验来完成。

三、生物功能性

生物功能性(biofunctionability)是指材料的物理、机械及化学性能使其在应用部位行使功能的性质。保证材料具有良好的生物功能性,材料与机体的力学性能相匹配是关键,即材料的力学性能与应用部位的机体组织的力学性能应相一致或相似,这样才能保证材料在行使功能时不改变组织的应力传导、热传导等特点,同时保证材料不会对组织产生损伤和破坏,实现修复后的组织或器官能承受各种静力和动力的作用,以达到执行功能的需要。如人工牙种植体应能承担正常的咀嚼功能,牙充填材料的热膨胀系数、弹性模量、压缩强度等应尽量接近天然牙齿,才能发挥正常的功能。

除此之外,一些特殊材料还应具备良好的稳定性,在人体组织内稳定,基本不发生物理、化学变化,生物退变性低,以保证材料的使用寿命和避免对人体造成伤害。

目 标 检 测

1. 材料的弹性模量主要取决于什么因素?
2. 口腔电流现象产生的原因是什么?有哪些影响?
3. 口腔金属修复体防腐蚀问题可以从哪几个方面考虑?
4. 什么是温度应力?长期温度应力对牙齿充填体会产生什么后果?

(王德堂)

知识拓展 2-1

目标检测答案

Note

第三章　口腔内科材料

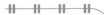
学习目标

　　本章主要介绍口腔内科临床常用的水门汀、根管充填材料、银汞合金、复合树脂、粘接材料的成分、特性、临床应用及注意事项。通过本章学习,掌握各类材料的临床应用,熟悉其性能特点,了解材料应具备的性能。

第一节　水　门　汀

　　水门汀(cement)通常指金属盐或其氧化物作为粉剂与专用液体调和凝固而成的无机非金属材料,又称粘固剂。水门汀作用如下:①用于修复体的粘接,将修复体或者矫治器粘接于牙齿内或牙齿表面;②用作口腔内科的洞衬剂,用于衬层、盖髓、保髓;③同时可兼作牙体修复材料,用于乳牙或恒前牙的充填,暂封,根管充填等。正确的调拌比例和方法是材料性能保证的前提。

　　按组成不同水门汀可分为磷酸锌水门汀、氧化锌丁香酚水门汀、氢氧化钙水门汀、聚羧酸锌水门汀、玻璃离子水门汀等。它们的主要用途见表3-1。

表3-1　口腔常用水门汀的种类和用途

常用水门汀	主要用途
磷酸锌水门汀	修复体粘固、衬层、充填
氧化锌丁香酚水门汀	修复体粘固、衬层、暂封
氢氧化钙水门汀	盖髓、保髓、充填
聚羧酸锌水门汀	修复体粘固、衬层
玻璃离子水门汀	修复体粘固、衬层

一、磷酸锌水门汀

(一) 组成

　　磷酸锌水门汀(zinc phosphate cement)由粉剂和液剂组成,粉剂主要成分是氧化锌、氧化镁,含少量二氧化硅和氧化铋,在大于 1000 ℃(1000～3000 ℃)条件下烧结4～8小时。液剂主要为 45%～63% 的磷酸,30%～35% 的水,液剂中同时含有 2%～2.5% 的氧化铝和 0～9% 的氧化锌,具体组成及作用见表 3-2。

表 3-2　磷酸锌水门汀的组成

成　分		作　用	质量分数/(%)
粉剂	氧化锌	基质材料,与酸反应	75～90
	氧化镁	增加机械强度,降低溶解性	<10
	二氧化硅	增加机械强度	<2
	氧化铋	延缓凝固,增加延展性	<1
液剂	磷酸	基质材料,与氧化物反应	45～63
	氧化铝	延缓和调节凝固速度	2～2.5
	氧化锌	延缓和调节凝固速度	0～9
	水	调节固化速度	30～35

(二) 性能

1. 凝固反应　粉液混合后发生的反应。

氧化锌＋磷酸——→非晶体的磷酸锌＋热量(反应伴随体积收缩)

2. 粘接性能　凝固前为具有一定流动性的糊状物,可渗入牙齿和修复体表面细微结构中,提供一定的机械嵌合力,粘接强度较低。

3. 理化性能

(1) 凝固时间:操作容易,凝固速度快,流动性好,凝固后强度大。在室温条件下,大多数品牌在粘接稠度下的工作时间为 3～6 分钟,凝固时间为 5～8 分钟,延长工作时间,缩短凝固时间可以通过降低调拌板的温度来获得,可允许多加入 50% 的粉剂,以改善机械强度,降低溶解性。其凝固时间受许多因素的影响,如粉剂组成、烧结温度、粉剂粒度、液剂中含水量、调和时粉液比、调和速度、环境温度等。

(2) 机械性能:凝固后,可承受一定的咀嚼力,24 小时后压缩强度约为 130 MPa,一般要求修复体的固位强度不低于 60 MPa,材料的强度依赖于材料的粉液比,压缩强度明显高于拉伸强度,拉伸强度一般只有 5～7 MPa,具有脆性材料的特征,弹性模量为 13 GPa。粉液比不当、调和速度过快以及被水和杂质污染,均会导致强度下降。

(3) 体积收缩:在凝固初期有轻微的体积膨胀,2～3 小时后发生收缩,体积收缩率一般为 0.04%～0.06%。

(4) 传导性:该材料是热和电的绝缘体,垫底厚度超过 1 mm 时,能隔绝热、电对牙髓的刺激。

(5) 溶解性:几乎不溶于水,可被酸性物质溶解,在蒸馏水中 24 小时的溶解率为 0.04%～3.3%,标准限值为 0.2%。在乳酸或醋酸等有机酸中,其溶解度可增加 20～30 倍,人工唾液中溶解率为 1.38%。这些资料只能粗略地类比口腔的溶解环境,临床资料发现粘接材料的溶解与实验资料不完全一致。溶解导致修复体边缘裂隙的产生、细菌的进入、尺寸的改变。磷酸锌有 0.05% 的线性收缩,增加了修复体-粘接材料-牙体组织的裂隙。溶解导致强度下降,粘接力逐渐减弱,体积发生改变。粉液比决定了材料的基本性能。在粘接稠度下,粉液比越大,材料的机械强度越高,溶解性越低。

4. 生物学性能　磷酸锌水门汀在凝固时及凝固后释放出游离磷酸,这是它刺激牙髓和牙龈的主要原因。凝固的最初 10 分钟内,pH 为 3～4;随着凝固反应的进行,部分酸被中和,1 小时后 pH 升至 6,仅有轻度酸性;24 小时后接近中性。该水门汀对牙髓有一定的刺激,正常牙髓的反应是可逆的,5~8周后可恢复正常,而对有炎症的牙髓的刺激可导致不可逆反应。因此,在牙体治疗时,对深龋患牙不能将磷酸锌水门汀作为直接垫底材料。在进行修复体粘接时,活髓牙不能用磷酸锌水门汀作为粘固剂。

(三)应用

1. 应用范围

(1)垫底:磷酸锌粘固粉主要用作中龋的直接垫底以及深龋洞的间接垫底。

(2)暂时性充填:多用于乳牙或牙体缺损需要冠套修复时的暂时性充填。

(3)粘接嵌体、冠桥、正畸附件等

优点:容易调拌、凝固迅速、流动性好、较硬,能够满足临床要求,对调拌技术要求不高。

缺点:具有牙髓刺激性、脆性、口腔环境溶解,无抗菌性、无黏结作用(机械嵌合)。

2. 注意事项 磷酸锌粘固剂的性能受调和方式的影响较大,并且粉液比适中,才能达到最佳的理化性能。粉多液少,则凝固时间短,粘固性及强度低。粉少液多,则凝固时间长,流动性大,力学强度低。口腔临床作为充填和衬层时,通常按每3 g粉剂配1 mL液剂的比例进行调和,作为粘接剂时可适当加大液剂的用量,以获得良好的流动性。调和时将适量的粉剂分批均匀地加入液剂中,使调和物均匀,并在无水、干燥的玻璃板上进行调和。操作时采用轻快转动调拌刀的方法形成一较大的调和区,以尽快分散反应过程中生成的热量,达到最好的凝固效果。调和均匀后,再逐渐增大粉剂量,直至达到充填和粘接所需要的黏度。粉液调和未均匀时,不要急于再加入粉剂,这样调和会使粘固剂不均匀,粘固性及强度下降,影响临床使用效果。调和最好在冷玻璃板上操作,可延长操作时间,粘固时应在材料凝固后,再去除修复体边缘的多余材料,暴露的水门汀表面最好再涂上一层保护漆,防止水门汀凝固初期接触水分而导致溶解增加,粉剂与液剂使用完毕应密封,防止受潮影响凝固时间和强度。

二、氧化锌丁香酚水门汀

(一)组成

根据不同用途,氧化锌丁香酚水门汀(zinc oxide-eugenol cement)通常可分为Ⅰ~Ⅳ型:Ⅰ型为暂时性粘固用水门汀,要求粘固强度不能太高,方便取下修复体;Ⅱ型为永久性凝固用水门汀,要求粘固强度高,溶解率小;Ⅲ型为垫底和暂时性充填用水门汀,要求有一定强度;Ⅳ型为洞衬用水门汀。

根据组成,氧化锌丁香酚水门汀可分为普通型氧化锌丁香酚水门汀和增强型氧化锌丁香酚水门汀。普通型氧化锌丁香酚水门汀即通常使用的氧化锌丁香酚水门汀,其组成见表3-3。增强型氧化锌丁香酚水门汀属于Ⅱ型水门汀,具有更高的压缩强度和更低的溶解率。

表3-3 普通型氧化锌丁香酚水门汀的组成

成 分		作 用	质量分数/(%)
粉剂	氧化锌	基质,有消毒、收敛作用	69
	松脂	增加黏性与韧性	29
	硬脂酸锌	加速凝固	1
	醋酸锌	加速凝固,增加强度	1
液剂	丁香油	主要是丁香酚,与氧化锌反应	85
	橄榄油	增加黏性与韧性	15

(二)性能

1. 凝固反应 粉液调和后,其中的丁香酚与氧化锌反应生成固体的丁香酸锌螯合物。这一反应在有水存在的情况下可加速凝固。临床使用时,不必将组织面完全干燥,适当的湿度有利于水门汀的凝固,可用小棉球蘸水加压成形。

2. 粘接性能 主要是机械嵌合力,粘接强度较低。

3. 理化性能

(1)凝固时间:凝固时间为 4~10 分钟,调和后在口腔潮湿环境中能加速其凝固。粉液比越大,凝固速度越快。

(2)压缩强度:因类型不同而不同,普通型氧化锌丁香酚水门汀的压缩强度一般为 25~35 MPa,增强型氧化锌丁香酚水门汀的压缩强度不低于 35 MPa,不足以承受咀嚼力,因此用于垫底时厚度应小于 0.5 mm。

(3)传导性:该材料导热系数与牙本质相近,有 X 射线阻射作用。

(4)溶解性:氧化锌丁香酚水门汀在蒸馏水中 24 小时后溶解率为 2.5%,与唾液长时间接触也将被逐渐溶解破坏。氧化锌丁香酚水门汀由于丁香酚的析出,故不能作为永久性充填材料。

(5)体积收缩:氧化锌丁香酚水门汀在凝固过程中体积收缩(0.1%),短期内与洞壁的密合度是基底料中最好的,故常将它作为暂封材料使用。

(6)含丁香酚的水门汀对树脂有阻聚作用,并会减弱牙本质粘接剂的粘接效果,改性的氧化锌丁香酚水门汀因不含丁香酚则没有这些不利影响。应改用含丁香酸酯的水门汀垫底。

4. 生物学性能 在基底材料中,氧化锌丁香酚水门汀对牙髓刺激性最小,并具有抗炎、抑菌作用,能保护牙髓免受磷酸锌水门汀及热、电的刺激,因此,常用作接近牙髓的深洞基底材料以及根管充填材料。氧化锌丁香酚水门汀还可用于小穿髓点的盖髓。

(三)应用

1. 应用范围

(1)垫底:氧化锌丁香酚水门汀通常用作垫底材料,垫底时需要加垫第二层磷酸锌水门汀,但该粘固剂不能用作复合树脂充填的垫底。

(2)暂时性粘固:氧化锌丁香酚水门汀广泛用于暂时性冠桥及永久修复体的暂时性粘固。

(3)暂时性充填:增强型氧化锌丁香酚水门汀有足够的强度,可用于暂时性充填。

(4)永久性粘固:增强型氧化锌丁香酚水门汀可用于冠桥等修复体的永久性粘固。

(5)根管充填剂:这类水门汀可单独或与牙胶尖、银尖等一起作为根管充填剂。

(6)牙周手术后的辅料:加入纤维素、鞣酸和花生油等调和,可用作牙槽外科或牙周组织手术后的牙周塞治剂。

2. 注意事项 临床使用时,取适量粉剂与液剂分别置于清洁消毒的玻璃板上,用水门汀调拌刀将粉剂加入液剂中,采用旋转调和法将粉剂与液剂调和,逐渐调至膏状或所需的稠度为止,一般粉液比为(4~6):1。

三、氢氧化钙水门汀

氢氧化钙水门汀(calcium hydroxide cement)是临床常用的盖髓及垫底材料,按组成可分为粉液剂型、双糊剂型、光固化型三种类型。

(一)组成

1. 粉液剂型

(1)粉剂:氢氧化钙、氧化锌、二氧化钛、硫酸钡、硬脂酸锌。

(2)液剂:水杨酸 1,3-丁二醇酯。

2. 双糊剂型

（1）糊剂 A：氢氧化钙 50.0 g、氧化锌 19.0 g、硬脂酸锌 0.3 g、N-乙基甲苯磺酰胺 39 g。

（2）糊剂 B：二氧化钛 45.0 g、钨酸钙 15.0 g、水杨酸 1,3-丁二醇酯 39.1 g。

3. 光固化型 氢氧化钙基底材料由分散在二甲基丙烯酸聚氨酯树脂中的氢氧化钙和硫酸钡组成。氢氧化钙是材料的活性成分，呈碱性，具有抑菌和促进牙本质中钙沉积的作用；氧化锌具有收敛和消毒作用；二氧化钛是惰性填料；硬脂酸锌是凝固反应的加速剂；钨酸钙具有 X 射线阻射作用。

（二）性能

1. 凝固反应 粉剂与液剂或糊剂 A 与糊剂 B 调拌后发生螯合反应，最后形成水杨酸 1,3-丁二醇酯与钙离子的螯合物，此反应速度极慢，加入微量硬脂酸锌或水能使其在数分钟内凝固。

2. 理化性能

（1）凝固时间：在室温下及 80％湿度下，凝固时间为 3～5 分钟，调拌好后，在口腔中能加速其凝固。粉液剂型的材料极易受空气湿度影响，湿度大，凝固速度快，湿度小，凝固速度慢。双糊剂型的材料受影响较小。

（2）抗压性：在开始调和的 10 分钟内，压缩强度约为 10 MPa，而在调和 24 小时后压缩强度达到 20 MPa；垫底时需要加第二层垫底，且不能太厚。

（3）溶解性：可溶于水、唾液中，在水中可逐渐溶解。接触 37％磷酸溶液 60 秒，溶解率为 2％～3％。将该材料浸入水中 1 个月，溶解率为 28％～35％，浸入水中 3 个月，溶解率为 32％～48％。临床会出现已垫底的氢氧化钙逐渐溶解消失的现象。

（4）抗菌性：氢氧化钙水门汀具有强碱性，对龋坏牙本质的细菌有一定的杀菌及抑菌作用，可杀死及抑制龋洞中或根管中残留的细菌。

（5）对牙髓的影响：由于该水门汀的强碱性，用它进行深洞垫底时，初期水门汀对牙髓产生中等程度的炎症反应，以后逐渐减轻，并有修复性牙本质的形成。用该材料盖髓时，最初会使与材料接触的牙髓组织发生凝固性坏死，坏死区域下有胶原屏障形成，之后胶原矿化，有骨样组织和前期牙本质样的组织形成，最终形成修复性牙本质。实验证明，氢氧化钙具有促进牙本质和牙髓的修复反应的作用，可诱导龋坏牙本质再矿化，促进牙本质桥的形成。

（三）应用

该材料溶解性大、抗压强度低，不宜用于粘接，特别适用于深龋直接盖髓和间接盖髓，根尖尚未发育完全的年轻恒牙的根管诱导成形充填。

（1）盖髓剂：包括间接盖髓剂或直接盖髓剂。

（2）根管消毒剂：可作为根管消毒剂，通常使用粉液剂型，成稀糊剂状，易取出。

（3）根管充填剂：用氢氧化钙水门汀充填根管，可以早期诱导根尖封闭，在根尖孔形成骨样组织及钙化区域，而且根尖周的炎症也较轻。

（4）牙本质脱敏：可用于牙颈部及根面的脱敏，其可能的原理有以下三点：①可以阻塞牙本质小管；②具有矿化作用；③可以刺激继发性牙本质的形成。应用时，将调和好的氢氧化钙水门汀黏附于过敏处，任其自然脱落。

四、聚羧酸锌水门汀

聚羧酸锌水门汀（zinc polycarboxylate cement）是一种含氧化锌的粉剂与含聚丙烯酸的液剂反应而成的水门汀。

（一）组成

粉剂中主要成分为氧化锌,某些品牌含有1%～5%的氧化锡和氧化镁,10%～40%的氧化铝或其他填料。少量的氟化亚锡或其他含氟物质的添加可改善材料的机械性能和预防继发龋。液体为40%的聚丙烯酸水溶液,或丙烯酸与其他有机酸的共聚体,如衣康酸,一般平均相对分子质量分布在30000～50000之间,这取决于溶液的黏性;也有品牌直接用水调拌。聚羧酸锌水门汀的组成及作用见表3-4。

表3-4　聚羧酸锌水门汀的组成

成　　分		作　　用	质量分数/(%)
粉剂	氧化锌	主要基质	90～95
	氧化镁	增加强度	5～10
	氟化钙	防龋	微量
	氟化亚锡	防龋	微量
	氧化铝	增加强度	微量
液剂	聚丙烯酸	主要基质	32～42
	水	调节凝固速度	余量

（二）性能

1. 凝固反应　氧化锌＋聚丙烯酸—→聚丙烯酸锌。

粉液调和后,碱性的氧化锌与酸性的聚丙烯酸发生中和反应,氧化锌解离出的锌离子与聚丙烯酸中的羧基反应生成聚丙烯酸锌。

2. 粘接性能　除能与牙体硬组织和修复体形成机械嵌合力外,还能与牙面的钙离子产生一定的化学结合力。它与牙釉质的粘接强度为3～10 MPa,与牙本质的粘接强度为2～6 MPa,其粘接力高于磷酸锌水门汀,并且对口腔用的多种金属有良好的粘接性,如将修复体组织面进行喷砂或电解蚀刻,可以提高粘接强度。

3. 理化性能

（1）凝固时间:调拌后2～8分钟凝固。

（2）强度:凝固后的机械强度不高,24小时后压缩强度约为80 MPa,拉伸强度约为7 MPa,表面硬度约为20 MPa。该粘接剂压缩强度较磷酸锌水门汀小,与增强型氧化锌丁香酚水门汀相当。

（3）溶解性:在人工唾液中的溶解率为1.42%,在唾液中,还可释放出氟离子,从而具有防龋的作用。

4. 生物学性能　该水门汀析出的酸较少,对牙髓及牙龈的刺激很轻,与氧化锌丁香酚水门汀相似,但不能促进修复性牙本质的形成,对暴露的牙髓会引起不同程度的炎症,故不能用于直接盖髓。

（三）应用

1. 应用范围

（1）修复体的永久性粘固,如冠、嵌体、桥的粘接固位。

（2）正畸附件粘固。

（3）深龋的高强度直接垫底,但不能用于盖髓和护髓治疗。

（4）儿童龋洞的暂时性充填。

（四）操作规范

（1）准备聚羧酸锌水门汀一套、粉末匙、调拌纸、调拌刀、酒精棉球。

（2）核对材料的名称及有效期。

（3）将粉剂摇松散。

（4）取适量的聚羧酸锌水门汀粉剂和液剂，粉液比适宜。

（5）将粉剂分3次加入液剂内，充分旋转研磨，调至细腻无颗粒，无气泡，表面光滑，呈拉丝状。

（6）收集调拌好的材料递予医生涂布于修复体内侧。

（7）调拌结束后及时用酒精棉球或流动水清除调拌刀上残留的材料。

（五）使用注意事项

严格按照粉液比调拌，在30～40秒内调拌完成，在表面光滑、没有开始出现网状结构前进行粘接。粘接时修复体的粘接面和牙体表面应清洁，没有唾液。粉剂和液剂必须密封保存。低温长期保存可使液体变为凝胶，当加热至50 ℃时，可使其重新变为液体。液剂黏度大，失水会使液体变稠。及时用湿棉球擦净残留水门汀，否则凝固后很难除去。

（六）优缺点

1. 优点 强度、溶解性、压膜厚度等性能类似于磷酸锌水门汀，低刺激性，与牙体和合金具有黏附作用，容易操作。

2. 缺点 较低的压缩强度，较大的黏弹性，某些品牌工作时间较短，粘接时需要高度洁净的粘接面。

五、玻璃离子水门汀

玻璃离子水门汀（glass ionomer cement，GIC）是由英国学者 Wilson 综合了硅水门汀和聚羧酸锌水门汀的优点开发出来的，由于其独特的美观性能和粘接性能，一经问世便引起广泛关注，在随后的近30年得到迅速的发展。1986年国际标准化组织颁发了该水门汀的测试标准，并将其名称规定为"玻璃聚链烯酸盐水门汀"，但人们习惯称为玻璃离子水门汀。

国际标准化组织（ISO）根据用途将 GIC 分为三型，Ⅰ型用于冠、桥、嵌体等固定修复体的粘固，Ⅱ型用于牙体缺损的修复，Ⅲ型用于洞衬及垫底。

（1）根据剂型可分为粉液剂型、粉液胶囊型、单粉水硬型和单糊剂型。

（2）根据固化方式可分为一般酸碱反应固化型和光固化与酸碱反应固化双重固化型。

（3）根据树脂改性情况可分为一般玻璃离子水门汀（即粉液剂型酸碱反应固化玻璃离子水门汀）、粉液剂型光固化玻璃离子水门汀（光固化与酸碱反应固化双重固化型，又称为树脂增强玻璃离子水门汀）和复合体（单糊剂型光固化玻璃离子水门汀，又称为聚酸改性复合树脂）。

（一）组成

传统玻璃离子水门汀为粉液剂型。粉剂为研磨精细的氟铝硅酸钙玻璃粉，充填用的粒径为 $40~\mu m$，粘接用的粒径为 $25~\mu m$。液剂为聚丙烯酸或聚丙烯酸与衣康酸共聚物的水溶液，其浓度一般不超过50％，此外，液体中还加有少量的酒石酸，以改善其操作性能和粘接性能。与聚羧酸锌水门汀相似，聚丙烯酸可做成粉状，与氟铝硅酸钙玻璃粉混合，使用时与水混合即可，此为单粉剂型玻璃离子水门汀。某些粉剂含有10％～20％的银、银合金或不锈钢；某些材料内加入固体的聚合物于粉剂中，以提高其机械性能。

光固化玻璃离子水门汀是一种树脂改性（resin-modified）产品，可以是粉液剂型，也可以是单糊剂型。粉液剂型产品的粉剂主要是氟铝硅酸钙玻璃粉，并含有聚合反应促进剂（有机叔胺）。液剂主要是具有多个羟基的甲基丙烯酸酯、甲基丙烯酸 β-羟乙酯、光引发剂和水。这类产品既具有复合树脂的一些特点,又具有玻璃离子水门汀的一些特性,被称为聚酸改性复合树脂(polyacid-modified composite resin),又称为复合体(complexus)。

(二)性能

1. 凝固反应 调拌过程中,聚丙烯酸与酒石酸、玻璃粉发生反应,表面释放钙离子和铝离子,网状结构的聚合酸形成凝胶,酒石酸在 pH 较低的情况下优先与玻璃粉反应,防止过早凝胶化,可延长操作时间。

水门汀在粉液混合后 5 分钟左右凝固,光固化型则在光照后凝固。在凝固早期,生成聚羧酸钙凝胶,此时材料易吸收水分,可被侵蚀和溶解。进一步反应生成聚羧酸铝后,水门汀才变得坚硬,这一过程至少需要 30 分钟。这段时间可在水门汀表面涂布保护剂,防止水气侵蚀。

2. 粘接性能 玻璃离子水门汀对牙釉质和牙本质均有一定的粘接强度,其粘接力主要来自三个方面:一是机械嵌合作用;二是聚丙烯酸分子链上的自由基团可与牙组织中羟基磷灰石的钙离子螯合而形成粘接力;三是聚丙烯酸分子链上的羧基与牙本质中的胶原蛋白形成氢键。一般的玻璃离子水门汀与牙釉质的粘接强度为 4～6 MPa,与牙本质的粘接强度为 2～3 MPa。由于材料中加入了带有羧基的树脂单体成分,粘接时又使用底涂剂(primer)及粘接剂,单糊剂型光固化玻璃离子水门汀与牙釉质的粘接强度可达 10～17 MPa,与牙本质的粘接强度可达 7～12 MPa。其粘接边缘封闭性优于其他齿科水门汀,由于材料黏性较强,在牙体治疗中洞型要求不必太严格。在去净龋坏牙体组织的原则下,保留健康牙本质,可不制作深倒凹,但必须保持洞壁有 0.5 mm 的厚度。

3. 理化性能

(1)凝固时间:在粉液混合后 5 分钟左右凝固,光固化型则在光照时才凝固。

(2)强度:凝固 24 小时后,其压缩强度为 170 MPa,拉伸强度约为 16 MPa,表面硬度为 50 MPa 左右,并有较好的耐磨性,这些性能优于其他水门汀,但其机械强度却低于复合树脂和银汞合金。加入金属微粉增强的金属陶瓷水门汀,其机械强度有了很大的改善。

(3)色泽:与聚羧酸锌水门汀相比,由于选用了玻璃粉,玻璃离子水门汀凝固后具有半透明性,色泽也与牙齿相似,可用于前牙牙体缺损修复。光固化玻璃离子水门汀可提供多种不同颜色的材料供选择,可使修复体颜色与牙齿颜色更加匹配,达到美观修复的目的。一般粉液剂型玻璃离子水门汀凝固后,材料中含有较多的气泡,不易抛光,容易黏附色素,影响美观。单糊剂型材料含气泡较少,抛光性明显改善,尽管如此,这类材料仍易受咖啡、茶等染色。

(4)溶解性和吸水性:一般玻璃离子水门汀在凝固过程中有较强的吸水性,吸水后材料呈白色垩状,溶解性增加,容易被侵蚀。只有在凝固后才具有良好的强度和低溶出率,所以,临床上充填牙齿后,一般需在材料表面涂一层保护剂,以防凝固过程接触水分。一般玻璃离子水门汀在水中吸水率(6 个月)为 5%～9%,溶出率为 0.07%～0.35%。粉液剂型光固化玻璃离子水门汀在浸水后早期吸水率较大,7 天吸水率可达 89%,6 个月吸水率为 93%。单糊剂型光固化玻璃离子体水门汀吸水率较小,6 个月吸水率为 30%。玻璃离子水门汀吸水后体积膨胀,能补偿凝固过程中的体积收缩,提高修复体的边缘密封性能。

4. 生物学性能 玻璃离子水门汀大多含氟化物,在口腔唾液中能缓慢释放氟离子,这也是该材料的优点之一。所释放的氟离子可与紧邻的牙齿硬组织中的羟基磷灰石中的羟基进行交换,提高牙齿硬组织中的氟含量,从而提高牙齿的抗龋能力。溶出物的 pH 小于 3,呈酸性。与聚羧酸锌水门汀相似,玻璃离子水门汀的牙髓刺激性很小。在保留牙本质厚度不小于 0.1 mm 时,该材料对牙髓几乎无刺激作用。

(三)应用

1. 应用范围

(1)不同性能的玻璃离子水门汀具有不同的用途:通常 Ⅰ 型用作粘接固位,Ⅱ 型用作充填修复,Ⅲ型用作衬层垫底,Ⅳ型用于桩核的制作。

（2）传统的玻璃离子水门汀的机械强度较低,不能用于恒牙的Ⅱ、Ⅳ类洞的充填,但可用于乳牙的所有洞型的修复。对于恒牙的修复多用于Ⅲ、Ⅴ类洞和楔状缺损的修复,尤其适用于易发龋患者的牙齿修复。

（3）金属陶瓷型玻璃离子水门汀,其机械强度和耐磨性较高,广泛用于恒牙Ⅱ类洞修复、乳牙修复、嵌体洞衬,它可以作为牙本质的替代物而用于桩核制作。

（4）光固化型玻璃离子水门汀具有较佳的美学性能及含有树脂成分,特别适用于前牙的充填修复及与复合树脂联合用作充填修复。

（四）操作规范

（1）准备玻璃离子水门汀一套、调拌板、调拌刀、酒精棉球、专用量勺。

（2）核对材料的名称及有效期。

（3）将粉剂摇松散。

（4）按调拌要求用专用取粉剂勺取 1 平勺粉,液剂瓶垂直向下取 2 滴液剂,粉液比适宜。

（5）将粉剂分两次加入液剂内,充分旋转研磨,调至细腻无颗粒,无气泡,表面光滑,将材料收集完全,调拌好的粘接剂以能拉 2 cm 长的丝为宜。调拌时间为 30 秒。

（6）调拌结束后及时用酒精棉球或流动水清除调拌刀上残留的材料。

（五）使用注意事项

（1）严格按照说明书的比例取粉剂和液剂。按照粉液剂型说明书要求准确取量,不当的粉液比会降低材料的性能且易在口腔内发生分解。用作粘接材料的粉液（质量）比为（1.3～1.5）∶1,而用水调和型的粉液比为（3.3～3.4）∶1,充填用粉液比通常为 3∶1。

（2）为了保证粉液比合适,使用前应先将粉剂放在手上轻轻振荡。选用合适的塑料刀调和以免着色,调和可在纸板或玻璃板上进行。

（3）液剂瓶应垂直桌面挤压,平稳,缓慢地挤出液体,如出现气泡,倒置液剂瓶时轻轻用手敲打,使气泡上升离开瓶口。

（4）使用完毕后立刻旋紧瓶盖,防止粉剂受潮及液体挥发。

（5）在规定时间内完成材料调拌,温度过高时材料的操作时间相应变短。调和时间一般为 45 秒,调和完毕应立即使用,如果发现表面变硬应停止使用。

（6）如果材料接触到口腔黏膜、皮肤或眼睛,立刻用水冲洗。

（7）要求现调现用,调拌时调拌刀与调拌板充分接触,以同一方向匀速旋转,以减少气泡形成,提高调拌质量。

（8）调拌时只能将粉剂逐次加入液剂中,而不能将液剂加入粉剂中。充填后涂保护剂加以保护,24 小时后方可进行充填物抛光。

（六）优缺点

1. 优点 易调拌,具有高强度和刚性,可释放氟,具有抗酸性、透明性。

2. 缺点 凝固慢,凝固早期对水敏感,粘接性能并不确切,对初期的牙髓有刺激。

（马严俊）

第二节 根管充填材料

根管充填材料(root canal filling materials)是指用于根管治疗术中充填根管,消除无效腔,防止根管内再感染的材料。

理想的根管充填材料应具备以下性能:①不刺激根尖周组织,能促进病变愈合;②体积不收缩,与根管壁无间隙;③具有 X 射线阻射性;④操作简便,容易将根管充填完满,必要时能从根管中取出;⑤能长期保存在根管中而不被吸收;⑥不使牙体变色;⑦具有一定的抗菌性能。

目前临床所用根管充填材料分为固体类根管充填材料、糊剂类根管充填材料和液体类根管充填材料。

一、固体类根管充填材料

固体类根管充填材料主要有牙胶尖(图 3-1)、银尖、塑料尖和钴-铬合金丝。临床上应用最多的是牙胶尖。这一类根管充填材料不能严密充填根管,一般还需要与糊剂类根管充填材料配合使用。目前钛尖已经开始用于临床,但不广泛。

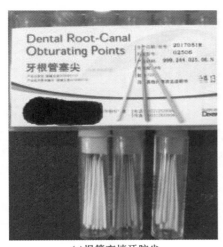
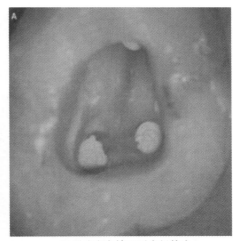

(a)根管充填牙胶尖　　　　　　　　(b)牙胶尖充填于牙齿根管内

图 3-1 牙胶尖

(一) 牙胶尖

1. 组成 临床常用牙胶尖组成成分见表 3-5。

表 3-5 临床常用牙胶尖成分

成 分	含量/(%)	作 用
牙胶	19～22	橡胶态基质
氧化锌	59～75	填料
重金属盐	1～17	X 射线阻射
蜡或树脂	1～4	增塑剂

牙胶是一种天然乳胶,有很好的生物相容性,细胞毒性小,具有热塑性,软化温度为 60～65 ℃,熔化温度约为 100 ℃,是牙胶尖的基质材料。

2. 性能　牙胶尖具有以下性能：①有一定的压缩性（体积的 3％～6％）；②加热易软化，同时体积随温度增加而增大；③具有一定的组织亲和性；④具有 X 射线阻射性；⑤易取出；⑥能溶于氯仿、乙醚等溶剂。

3. 应用　牙胶尖与根管充填糊剂联合应用是根管治疗的常规方法。近年来，国内外将加热后流动性较好的牙胶用特制的注射器注入根管内，进行加压充填根管。该技术主要用于狭窄、弯曲、形态复杂、有器械折断的根管。热牙胶与糊剂类材料联合应用，可封闭热牙胶与管壁间不规则微隙及侧副根管，还可润滑管壁，有助于热牙胶的流动。使用时应注意避免压力过大导致牙胶超出根尖孔，损害根尖周组织。因为它可以进行快速精确、密实的三维根管充填，所以逐步得到了广泛应用，但成本较高。

牙胶尖充填根管具有以下优点：①在根管内性质稳定，对组织有亲和力；②具有压缩性，通过缩聚加压，可以与根管壁紧密结合；③具有 X 射线阻射性；④温度变化不引起体积改变；⑤不使牙齿染色；⑥必要时，容易取出。缺点：①硬度不够，不能用于细弯根管；②对根管壁无粘接性，因而需用粘固粉、封闭剂等封闭根管内的间隙。厂家生产的牙胶尖有标准型和普通型两类，标准型牙胶尖的直径、锥度与 ISO 标准型的根管扩大器械的型号相同。充填时，应选用与根管预备所用的最大根管器械型号相同规格的标准牙胶尖作为主尖。普通型牙胶尖分为粗、中、细三型，使用不太方便，可用作辅尖。

（二）银尖

1. 组成　银 99.8％～99.9％，镍 0.04％～0.15％，铜 0.02％～0.08％。

2. 性能　①有较高的机械性能；②有一定的杀菌抑菌作用和 X 射线阻射性；③耐腐蚀性较差。（目前已很少使用）

3. 应用　用于弯曲、细窄的根管，须与根管充填糊剂联合使用。

银尖的优点：①比牙胶尖易导入根管，不致折断扭曲，尤其适用于弯曲细小的根管；②不收缩、不吸收水分；③具有抑菌作用；④对根尖周组织无刺激性；⑤具有 X 射线阻射性；⑥不使牙冠变色；⑦易于进行椅旁消毒。其缺点：①银尖充填根管后，留在髓室内的末端部分不易去除；②充填后的银尖不像牙胶尖那样容易取出，甚至根本不能取出；③拟做桩冠的牙根不适合用银尖充填。

（三）塑胶尖

1. 组成　聚丙烯或聚苯乙烯。

2. 性能　有弹性，易于应用，组织密合性好，但对 X 射线无阻射性。

3. 应用　须与根管充填糊剂联合应用，易于充填根管。优点是操作方便，根管充填严密；缺点是充填后不易取出，易折断等。

二、糊剂类根管充填材料

糊剂类根管充填材料种类很多，大多由粉剂和液剂调拌而成糊状，充填后可硬化，常用的有氧化锌丁香酚糊剂、碘仿糊剂、根管糊剂、氢氧化钙糊剂、树脂基质糊剂、矿物三氧化物凝聚体糊剂等。

糊剂类根管充填材料主要作用：①将固体材料与根管壁粘接在一起；②填充固体材料与根管壁之间的间隙；③作为润滑剂，提高固体材料的就位性；④用作杀菌剂；⑤给副根管、牙内吸收、根折及其他固体材料无法进入的间隙定位。

（一）氧化锌丁香酚糊剂

1. 组成

（1）Rickert 配方　粉剂：氧化锌 41.2 g，沉淀银 30 g，白松香 16 g，碘化麝香草酚 12.8 g。

液剂:丁香油 78 g,加拿大香脂 22 g。

(2) Grorrman 配方　粉剂:氧化锌 42 g,氢化松香 27 g,次碳酸铋及硫酸钡各 15 g,硼酸钠 1 g。液剂:丁香油 100 g。

2. 性能

(1) Rickert 配方:在口腔内凝固时间大约为 20 分钟,流速为 0.51 mm/s。银为 X 射线阻射剂,碘化麝香草酚抑菌作用较强,它们使该配方抗菌效果更强。

(2) Grorrman 配方:在口腔内凝固时间长达 1.5 小时,流速为 0.36 mm/s。X 射线阻射性能明显。

3. 应用　氧化锌丁香酚类糊剂有一定的刺激性,超出根尖孔时对根尖周组织可产生轻微炎症,导致疼痛、愈合缓慢。糊剂常与牙胶尖联合使用,也可单独使用,多用于年轻恒牙、乳牙、根尖无病变的患牙根管,乳牙或年轻恒牙使用时不要加牙胶尖。

（二）碘仿糊剂

1. 组成　粉剂:碘仿 3 g,麝香草酚 0.3 g,氧化钙 5 g。液剂:樟脑氯酚合剂 4 mL。

2. 性能　碘仿本身无杀菌作用,但根管充填后遇到组织液,脂肪和某些细菌代谢产物后,能分离产生游离碘,通过碘化和氧化作用,使细菌代谢酶受到抑制,从而起到消毒、防腐、杀菌的作用。同时碘仿还有吸收创面渗出物、保持创面干燥的作用,特别适用于渗出物较多的根管。另外,碘仿与砷剂可以结合生成稳定的碘化物而解毒,可用于封砷过程中所致的化学性根尖周炎的治疗。该材料不易凝固,易导入和取出,超出根尖孔的材料在 1～2 周内可被组织完全吸收,且无刺激性;但对根尖封闭性能较差,并能引起牙体组织颜色改变。

3. 应用　多与牙胶尖联合用于坏死感染性、根尖有病变、尖周渗出物较多的根管。

（三）根管糊剂

1. 组成　配方较多,典型配方如下。

粉剂:麝香草酚 1 g,氧化锌 2 g。液剂:甲醛溶液 1 mL,三甲酚 3 mL,甘油 1 mL。

2. 性能　粉液调和 24 小时后逐渐凝固,有持续消毒作用,并能促进尖周的愈合。超出根尖孔的糊剂可在 2 周内逐渐吸收,但超出过多有刺激性。

3. 应用　常与牙胶尖联合用于根尖有病变或感染、坏死的根管。

（四）氢氧化钙糊剂

氢氧化钙糊剂,近年来应用较多,剂型主要有粉液剂型、单糊剂型、双糊剂型。

1. 组成

(1) 粉液剂型:钙维他 Calvital 糊剂。

粉剂:氢氧化钙 78.5 g,碘仿 20 g,抑菌药 1.5 g。

液剂:丙二醇 0.5 mL,蒸馏水 99 mL,丁卡因 0.5 mL。

(2) 单糊剂型:Vitapex 糊剂。

氢氧化钙 30.3 g,碘仿 40.4 g,硅油 22.4 g,其他 6.9 g。

(3) 双糊剂型。

基质糊剂:氢氧化钙及氧化钙 35%,氢化松香 54%,二氧化硅 5%,惰性液体 6%。催化糊剂:水杨酸 1,3 丁二醇酯 47%,氧化铋及次碳酸铋 36%,磷酸钙 12%,二氧化硅 5%。

2. 性能　氢氧化钙糊剂具有较强的抑菌作用和 X 射线阻射性,具有促进根尖钙化、封闭根尖孔的作用。有些配方含有碘仿,具有良好的防腐、除臭、减少渗出的作用,氢氧化钙凝固后水溶解性较大,容易被组织溶解吸收,可起到封闭作用。

3. 应用　多用于根尖尚未发育完全的年轻恒牙根尖诱导成形术及乳牙根管永久性充填。单糊剂型氢氧化钙封闭剂一般用作根管暂时性充填,起消毒、消炎作用。氢氧化钙在根管内有杀菌作用,对根尖周的损害有促进骨质再生作用,长期用作根管内封药,可见根尖区有钙化屏障形成。用作暂时性根管充填材料,可发生骨质修复。对于严重的根尖周病,尽管经过彻底清创和消毒,但仍会有持续性的渗出,而氢氧化钙则具有很强的干燥根管作用。

外伤性损伤的牙齿,由于牙髓坏死,可能会发生根管外吸收,用氢氧化钙充填根管可阻止外吸收,重建牙周膜及硬骨板。对于根横折的病例,在根尖断片部分,经常保存的是活髓,用氢氧化钙临时充填冠部的断面,断面上可能形成钙化屏障,使根折愈合。对慢性根尖周炎症引起的根尖外吸收、根管根尖部分的内吸收或根尖切除失败又需再治疗的病例,由于根尖的正常解剖结构被破坏,用一般的根管充填方法很难获得根尖封闭,而用氢氧化钙临时充填根管有可能重建或封闭根尖。氢氧化钙是一种可吸收性材料,作为根管内封药和暂时性根管充填材料,用于组织恢复过程中是合理的。当愈合发生后,应改用永久性充填材料充填根管。

(五)树脂基质糊剂

最常用的是环氧树脂糊剂,剂型有粉液型和双糊剂型。

1. 组成

(1)粉液型:代表产品:AH26。粉剂:六亚甲基四胺,氧化铋80%,银,二氧化钛。液剂是二环氧基树脂、钨酸钙、氧化锆。

(2)双糊剂型:基质糊剂主要是双酚A环氧树脂、磷酸钙、亚硝酸铋、氧化锆。临床常用的产品有AH Plus环氧树脂根管充填材料(图3-2)。

2. 性能 ①凝固时间较长,可达9～15小时(37 ℃),有充足的操作时间;②流动性好,容易渗入侧副根管;③凝固后水溶性低,性能稳定;④聚合收缩较小,根管封闭性好;⑤凝固前毒性强,凝固后毒性迅速降低,24小时后几乎无组织毒性。

3. 应用 与牙胶尖联合用于根管永久性充填。使用过程中避免皮肤及黏膜接触未凝固的材料。使用时可在稍微加热的玻璃板上混合操作,可使材料变稀,便于充填。

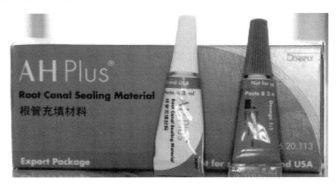

图 3-2 AH Plus 环氧树脂根管充填材料

(六)矿物三氧化物凝聚体糊剂

矿物三氧化物凝聚体(mineral trioxide aggregate,MTA)是近年来出现的具有根管充填、盖髓、牙体硬组织穿孔修补等多种用途的材料。

1. 组成 主要由硅酸三钙、硅酸二钙、铝酸三钙、铁铝酸四钙及硫酸钙组成,含有X射线阻射物氧化铋。

2. 凝固反应 主要是水化反应。MTA与水混合后,颗粒表面溶解并伴有离子迁移,四周形成钙硅酸盐水合物凝胶,氢氧化钙晶粒在凝胶毛细孔区成核并长大。进一步反应,钙硅酸盐水合物凝胶聚合硬化,形成具有一定微孔和强度的固体。

3. 性能 MTA与水混合后,凝固时间较长,达2小时45分钟。凝固后24小时压缩强度为40 MPa,21日后压缩强度为67 MPa。水中溶解度较小,凝固过程中伴轻微体积膨胀,充填根管后有优良的边缘封闭性能。凝固产生氢氧化钙晶体而呈强碱性,具有良好的抑菌作用和盖髓效果,尤其对感染根管中常见的兼性厌氧菌具有较强抑菌作用,对厌氧菌无效。具有 X 射线阻射性。

4. 应用 根管充填时一般与牙胶尖联合应用,主要用于直接盖髓、活髓切断、根尖诱导成形术、髓腔硬组织穿孔修补、根管充填、根尖倒充填。应用效果有待进一步观察。

三、液体类根管充填材料

液体类根管充填材料主要是 FR 酚醛树脂。

（一）组成

FR 酚醛树脂有三组分液体和二组分液体。三组分液体组成如下。

Ⅰ液:40%甲醛 62 mL,甲苯酚 12 mL,95%酒精 6 mL。

Ⅱ液:间苯二酚 45 g,蒸馏水 55 mL。

Ⅲ液:氢氧化钠 1 g,蒸馏水 2 mL。

（二）性能

（1）FR 酚醛树脂的主要成分是间苯二酚和甲醛,它们在强碱性条件下能快速聚合成酚醛树脂。在聚合前能很好地充填根管,聚合后能将根管内残留的病原刺激物包埋固定成无害物质。

（2）FR 酚醛树脂聚合前流动性大,渗透性好,并具有很强的抑菌作用,聚合后对根尖周组织刺激性小。但是,FR 酚醛树脂为红棕色,能渗透到牙本质小管中,使牙本质变色,因此不宜用于前牙,以免影响美观。

（3）FR 酚醛树脂在封闭环境中凝固后无体积变化。

（4）对 X 射线无阻射性,根充效果无法评判。

（5）FR 酚醛树脂聚合前对组织有一定的刺激性,接触口腔黏膜可造成局部灼伤。聚合后对组织刺激减弱,能为根尖周组织所耐受。

（三）应用

（1）使用时取Ⅰ液、Ⅱ液各 0.5 mL,加入Ⅲ液 0.12 mL,放入注射器或小瓶盖中,液体搅拌均匀至发热并呈红棕色,注入腔髓并导入根管。

（2）多用于后牙,根管弯曲、闭锁、细窄或器械意外折断于根管内但又未超出根尖孔的患牙。

（3）塑化治疗与根管治疗常联合应用于多根管后牙。

（4）一般不用于前牙和准备进行桩核修复的患牙。

（5）年轻恒牙和乳牙禁用。

（马严俊）

第三节 银 汞 合 金

银汞合金(silver amalgam)是一种特殊的合金。汞在室温下为液体状态,能与许多固体状态的金属粉末经调和后形成合金。汞与其他金属形成合金的过程称为汞齐化。

银汞合金具有优良的性能,被广泛应用于口腔临床。其颜色与牙体颜色不一致,与牙体组织无粘接性,要求窝洞具有良好的固位性,此外,汞的防护等问题也限制了它的使用,目前主要用于后牙充填。树脂类充填材料临床应用越来越多,银汞合金的临床应用呈减少趋势。

一、组成

银汞合金由银合金粉与汞组成。根据包装不同分为胶囊型及粉液型。

(一)银合金粉

银合金粉按组成不同分为低铜银合金粉和高铜银合金粉。按粉粒的形状又分为不规则形银合金粉和球形银合金粉。我国国家标准 GB 9935—1988《银合金粉》规定金属元素含量:银≥40%、锡≤32%、铜≤30%、锌≤2%、汞≤3%,其他非金属总含量不超过 0.1%。

各组成元素的作用:①银是构成银汞合金的重要成分,含量增加可增加强度,降低流动性,并有一定的膨胀性,有利于与洞壁的密合。②锡可与银形成银锡合金,使之便于与汞混合,增加银汞合金的可塑性,是银汞合金的必需成分。锡可提高银汞合金的可塑性,但会增强体积收缩性,降低材料的强度和耐腐蚀性。因此,在满足一定膨胀和合金化速度的条件下,要尽量降低合金粉中锡的含量。③铜可取代一部分银,改善银锡合金的脆性,提高强度。④锌的作用有两方面:一是改善银汞合金的脆性而增加可塑性。二是在合金冶炼过程中与氧结合而消除其他金属的氧化物,起到净化作用。美国牙科协会制定的第一个牙科材料标准中规定,如锌含量小于 0.01%,称为无锌银汞合金;超过 0.01%,称为含锌银汞合金。

1. 低铜银合金粉 低铜银合金粉又称银锌锡合金,是传统银合金粉。第一个牙科材料标准规定的低铜银合金粉的组成及含量见表 3-6。

表 3-6 低铜银合金粉的组成

金 属 元 素	规格(质量分数/(%))	范围/(%)
Ag	65(最小量)	65~74
Sn	29(最大量)	26~28
Cu	6(最小量)	0~6
Zn	2(最小量)	0~2
Hg	3(最小量)	0~3

2. 高铜银合金粉 高铜银合金粉可分为两类,即混合型银合金粉和单组分银合金粉。两者铜的含量均大于 6%,范围为 6%~30%。由于增加了铜含量,降低了银含量,银汞合金既提高了强度又降低了成本。

混合型高铜银合金粉:将银铜共晶合金加入低铜银合金粉颗粒中制成,这类合金的强度大于普通低铜银汞合金的强度。混合型银合金粉通常含有含量为 30%~55% 的球形高铜银合金粉。铜的含量接近 9%~20%。银铜合金由银相和铜相组成,纯银和纯铜各自有结晶的结构,少量铜熔解在银相中。

单组分银合金粉:由银、铜、锡直接熔化而成,这些合金粉的每个合金颗粒有同样的化学组成,因此称为单组分合金。颗粒的组成约为银 60%、锡 27%、铜 13%,由 Ag_3Sn,γ 相和 Cu_3Sn,ε 相组成。新产品中铜含量已达 30% 左右。

传统银汞合金粉制品是按比例配料后,在无氧高温条件下熔化,浇铸到专门磨具中铸成银汞合金锭,冷却后再进行热处理,最后用机械切削粉碎成细粉末。因此在显微镜下为片状不规则形。将银合金粉的配料熔化在惰性气体中并雾化成形,在显微镜下观察为圆形颗粒,又称球形银合金粉。由于球形粉末比不规则形粉末的表面积小,所以调和时所需的汞量也少,因此提高了银汞合金的强度。

目前临床上银汞合金多使用胶囊包装取代传统瓶装,即在胶囊中将一定量的汞与银合金粉分别装于胶囊隔膜两侧,用银汞调拌机进行调和完成汞齐化。这样既减少了汞的污染又节约了原材料,并提高了银汞合金的性能。

(二)汞

汞是白色液态金属,沸点为 356.9 ℃,凝固点为 -38.9 ℃。汞是制成银汞合金的主要成分之一,要求纯度高,若混入不纯物质,或储藏期间表面氧化等,则不应使用。汞在室温下即可蒸发,蒸气有剧毒,在空气中稳定,应用时必须加强汞污染的防护。调制银汞合金时,汞和银合金粉的配比必须精确,一般按质量比 1:1 调制。

二、固化反应

(一)低铜银汞合金的固化反应

银合金粉主要是 Ag_3Sn,称为 γ 相。固化主要是与汞的反应,粉末与汞接触时,Ag_3Sn 吸收汞变成 Ag_2Sn_3,称为 $γ_1$ 相。其反应方程式如下:

$$Ag_3Sn + Hg \longrightarrow Ag_2Sn_3 + Sn$$

这种反应中,Sn 与 Hg 很快形成六方格子化合物 $Sn_{(7\sim8)}Hg$,称为 $γ_2$ 相。其反应方程式如下:

$$Sn + Hg \longrightarrow Sn_{(7\sim8)}Hg$$

反应如此反复进行,直至汞用完而结束。低铜银汞合金的反应方程式如下:

$$Ag_3Sn(γ 相) + Hg \longrightarrow Ag_2Sn_3(γ_1 相) + Sn_{(7\sim8)}Hg(γ_2 相) + 残余的 Ag_3Sn(γ 相)$$

(二)高铜银汞合金的固化反应

1. 混合型高铜银汞合金 混合型高铜银合金粉与汞的反应方程式如下:

$$Ag_3Sn + Ag_3Cu + Hg \longrightarrow Ag_2Sn_3(γ_1 相) + Cu_6Sn_5(η 相) + 残余的 Ag_3Cu 与 Ag_3Sn$$

2. 单组分高铜银汞合金 单组分高铜银合金粉与汞的反应式如下:

$$Ag_3Sn(γ 相) + Cu_3Sn(ε 相) + Hg \longrightarrow Ag_2Sn_3(γ_1 相) + Cu_6Sn_5(η 相) + 残余的 Ag_2CuSn$$

高铜银汞合金发生汞合反应后,无或很少有 $γ_2$ 相产生。

三、性能

(一)强度

我国的 GB 9935—1988 标准中规定,银汞合金在 24 小时后的压缩强度应不小于 300 MPa。三种银汞合金的压缩强度、蠕变值及拉伸强度如表 3-7 所示。

表 3-7　三种银汞合金的压强强度、蠕变值及拉伸强度

银汞合金	压缩强度/MPa		蠕变值/(%)	24 小时拉伸强度/MPa
	1 小时	7 天		
低铜银汞合金	145	343	2.0	60
混合型高铜银汞合金	137	431	0.4	48
单组分高铜银汞合金	262	510	0.13	64

一般来说,固化的银汞合金脆而缺乏延展性,压缩强度约为 400 MPa,布氏硬度为 60~70 MPa。这些性质与银汞合金的组成、粉汞比、粒度、调和条件和充填压力等有关。

从表 3-7 可看出,单组分高铜银汞合金显示了最高的压缩强度和拉伸强度,蠕变值最小,在三种银汞合金中,机械性能最好。

银汞合金的强度与下述因素有关。

1. 银合金粉的组成 合金中的银、铜具有增强银汞合金强度的作用,但含量要适度。锡含量过高也可降低银汞合金的强度。

2. 银合金粉的粒度 银合金粉粒度一般为 200 目,但是由于粒子细,粉末的表面积增大,汞需求量也增加,反而降低了其压缩强度。

3. 汞含量的影响 在低铜银汞合金中,汞含量接近 53% 时,对压缩强度的影响不大,若在 55% 以上则压缩强度急剧下降。所以必须在保证固化反应能正常进行的情况下,尽量控制汞含量,尤其是低铜银汞合金。通常汞含量应控制在 50%,球形合金粉为 48%。

4. 充填压力大小 一般来说,充填压力大,则压缩强度高。主要是因为压力可使多余的汞挤出,并使银汞合金组织更为紧密,因此提高了强度。

5. 调和条件 在其他条件相同的情况下,质量比为 1:1 的粉液按比例调和时,由于操作方法不同,强度也不一样,如表 3-8 所示。

表 3-8 不同操作方法对银汞合金压缩强度的影响

操 作 方 法	压缩强度/MPa
调和器——充填器法	334.4
乳钵乳棒——手压充填	276.6
调和器——手压充填	320.0

6. 固化强度与时间关系 银汞合金固化的理想情况是固化后强度很快上升,并能承受正常咬合力。实际情况则是其强度随时间而变化,约经过 5 天才达平衡。一般 24 小时后强度变化减小,所以患者在充填 24 小时后才可以行使咀嚼功能。

(二)体积变化

银汞合金在凝固过程中体积变化非常重要,理想的体积变化应该是轻微膨胀。银汞合金的膨胀与收缩,与其组成、银合金粉颗粒大小、形态和操作工艺等因素有关。我国国家标准 GB 9935—1988 规定银汞合金在 24 小时后的尺寸变化范围为 −0.15% ~ 0.2%。如果收缩较大,可导致微漏和继发龋,而过度的膨胀会对牙髓产生压力,导致修复体的悬突等。一般来说,在调和后 30 分钟显示收缩,24 小时产生 0.05% ~ 0.1% 的膨胀。

影响银汞合金凝固的体积变化与下列因素有关。

1. 合金粉的组成与粒度 合金粉中 Ag_3Sn 相过多,会产生较大膨胀;银含量增加,也会增加膨胀;锡含量增加,会使银汞合金产生收缩。

合金粉粒度细,汞进入多,从而产生较大的初期收缩;银汞合金粒度大,则固化过程收缩较小。

2. 充填压力 充填压力大则膨胀小或产生收缩;充填压力小则膨胀明显增大。

3. 调和时间 调和时间越长,银汞合金的收缩越大;银汞合金的最终尺寸是膨胀还是收缩,在一定程度上取决于最初收缩的程度,如果调和时间过长,最初的收缩过大,后期的膨胀便不足以弥补初期收缩。一般电动调和器的调和时间为 10~20 秒,调和后应立即充填。

4. 污染的影响 银汞合金在固化时可产生微小膨胀,这种微小膨胀有利于边缘密合。但银汞合金如果在调和及充填过程中被潮气污染,数天后会产生较大膨胀,这种现象称为迟发性膨胀。迟发性膨胀主要是由合金中的锌引起的,锌与潮气中的水分发生反应产生氢气。因此,银汞合金充填操作时必须严格隔湿吹干。

（三）蠕变

蠕变是指材料在较小恒应力的作用下，应变随时间不断增加的现象。银汞合金在咀嚼压力的作用下会产生蠕变。银汞合金充填失败的原因中，边缘缺陷与蠕变有密切关系。蠕变值大，则充填体边缘容易断裂。我国 GB 9935—1988 标准规定银汞合金的蠕变值不超过 3.0%。

蠕变值大小与下列因素有关。

1. 银汞合金的结构　在低铜银汞合金中，γ_1 相在早期对蠕变率产生影响。当充填物受力时，γ_1 相晶粒在外力作用下发生塑性变形，晶粒间边界产生滑移为蠕变的主要原因。所以，γ_1 相的体积百分比高，结晶较大者蠕变值增加。γ_2 相可塑性极大，受力时容易产生塑性变形，因此 γ_2 相的存在对银汞合金的蠕变值有很大影响。高铜银汞合金中 γ_2 相很少，蠕变值也小。

2. 汞与银合金粉调和比　汞含量增加，蠕变值增大，但对高铜银汞合金影响不大。

3. 温度影响　温度升高，蠕变值增大，银汞合金在体温下 24 小时的蠕变值几乎是室温下的两倍。

4. 调和及充填方法　研磨不足或过度研磨，以及研磨后拖延充填时间，均可增加合金的蠕变值。充填时，充填压力越大，银汞合金充填物越致密，合金的蠕变值越小。

（四）耐热性

银汞合金在充填后的耐热性较差，固化后的银汞合金加热到 60～80 ℃，则汞游离，冷却消失。因此，牙体有银汞合金充填的患者在食用温度过高的食物及饮料时，可导致汞从合金中溶出。

（五）耐腐蚀性

凝固后的银汞合金，结构上存在多种金属元素及不同的相结构。因各相各自有电位，多相合金的腐蚀性比单相合金大。由于局部电流促进腐蚀，特别是 γ_2 相系的银汞合金，在口腔内耐腐蚀性差，受腐蚀的 γ_2 相脆性较大，是导致修复体边缘折断和产生继发龋的主要原因。高铜银汞合金的耐腐蚀性强于低铜银汞合金，与 γ_2 相的消除有关。而 γ 相和 γ_1 相不易腐蚀。

（六）可塑性

调和好的银汞合金为膏状物，表面呈银灰色，在 15～20 分钟内可塑性较大，20 分钟后可塑性逐渐减小，不易填满窝洞各部位，所以，银汞合金调和后应立即进行充填，否则，合金难与洞壁形成良好的结合。

（七）传导性

固化后的银汞合金具有金属的特性，为热和电的良导体，其导热率远大于牙体组织。因此，在对深的窝洞充填时，必须先垫底，再做银汞合金充填。

（八）毒性

汞对人体有害，含汞 50% 的银汞合金，固化后比较稳定，但遇热可使汞游离，排向唾液。汞对患者的危害主要是使消化道受到影响，对医务人员的危害主要是汞的蒸气通过呼吸系统及与皮肤接触而产生影响。

银汞合金应用于牙齿缺损修复已经有一百多年的历史，其性能有很大改进。近年来关于银汞合金的生物安全性有较大的争议，1997 年世界卫生组织经广泛调查，针对银汞合金的生物安全性发表声明，认为银汞合金虽然在局部可导致个别人的过敏反应，但发生率小于 1%，对牙髓和牙龈的毒副作用更为罕见，银汞合金充填物中残余的汞导致患者中毒的风险极低。

因此，世界卫生组织认为，用银汞合金充填牙齿是安全的。但长期接触未凝固银汞合金的口腔科医生须采取有效的防护措施。

Note

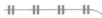

四、应用

（一）操作

过去以专用研体和研棒进行研磨混合,近年来多用银汞调和器进行调和,粉汞调和比例应按厂商说明进行,一般为质量比 1:1。若用胶囊包装,可按需选择一定规格的胶囊,置于银汞调和器中进行调和,由于胶囊中银合金粉与汞含量已配备好,所以使用方便,防护效果更好。

（二）适用范围

银汞合金主要用于后牙龋洞的充填,因其机械性能较好,也可用于制作桩核及根尖倒充填。

（三）注意事项

用银汞合金充填时,必须严格隔湿。充填过程中勿用手接触银汞合金调和物,避免汗液污染,引起银汞合金迟发性膨胀。用银汞输送器将银汞合金输送到窝洞内,再用银汞充填器加压充填。充填后,要抛光银汞合金,防止食物滞留,以提高耐腐蚀性,延长修复体的寿命。银汞合金粉与汞的比例,用研钵和研棒进行研磨时约为 1.0:1.5;用银汞调和器调制时约为 1.0:1.09。

五、防护

汞有很强的挥发性,在室温下即可挥发,形成的蒸气毒性很大。由于汞对人体有害,临床应用时应注意以下几点。

（1）汞应保存在坚固的容器中,最好采用胶囊包装。手工调和银汞合金应在密闭且有通风的调和箱内进行。

（2）污染的地面或器械可用 10% 漂白粉或 5%～10% 三氯化铁溶液喷洒或冲洗。

（3）从口腔内清除的银汞合金碎屑应保存在装有水或废弃的 X 射线定影液中,以防止汞蒸气的逸出,对环境造成污染。

（4）银汞合金磨削时应保证喷水,避免对银汞加热,造成汞游离。

（5）定期测定治疗空气中汞的含量,我国规定汞蒸气最高允许含量为 0.01 mg。

（6）对医务人员加强培训及定期测定体内的汞蓄积量。工作时应穿好工作服,戴帽子、口罩、手套等。

（毛　静）

第四节　复合树脂

复合树脂(resin composites)是以可以聚合的树脂为基体,以无机填料或纤维为增强材料的一类复合材料。复合树脂广泛用于各类牙体缺损的直接或间接修复。

一、组成

复合树脂的组成主要包括树脂基质、稀释剂、无机填料、引发体系、阻聚剂、着色剂及其他微量助剂等。各成分的种类及含量因材料的不同而不同。

（一）树脂基质

树脂基质是复合树脂可聚合部分的主体,它的主要作用是将复合树脂的各组成成分黏附在一起,具有较好的可塑性,并能固化成形,它是决定复合树脂物理、机械性能的主要成分。其质量分数为 15％～50％。

树脂基质由含两个或两个以上甲基丙烯酸酯的单体构成,应用较多的是双酚 A 双甲基丙烯酸缩水甘油酯、氨基甲酸酯等单体。由于这些单体黏度很大,不易混入无机填料,难以获得所需的增强效果和可塑性,必须加入稀释剂、低黏度稀释单体共同组成树脂基质,即可满足要求。使用最多的稀释单体是双甲基丙烯酸二缩三乙二醇酯,但加入过多会造成聚合收缩加大。

（二）无机填料

复合树脂主要用于修复牙体缺损,这就要求修复材料具有足够的机械强度,能够承受巨大的咀嚼力而不发生变形或破坏,必须加入较高强度的无机填料才能满足要求。

1. 填料的作用

（1）改善复合树脂的机械性能,特别是压缩强度、弹性模量、硬度和耐磨性。

（2）树脂基质在固化时伴有较大的体积收缩,固化物的热膨胀系数也较大,加入填料后,复合树脂的树脂基质的体积分数降低,从而减少复合树脂的体积收缩,降低热膨胀系数。

（3）降低复合树脂的吸水性,改善其耐老化性。

（4）加入适量的含钡离子、钨离子、锶离子的填料,可增强复合树脂的 X 射线阻射性,便于用 X 射线检查充填物的充填效果。

2. 填料的种类 目前常用的无机填料主要有石英粉、玻璃微球、玻璃纤维粉、硅酸铝锂、烤瓷粉、钡玻璃粉、锶玻璃粉等。加入石英粉可显著降低材料的热膨胀系数,加入钡玻璃粉、锶玻璃粉,具有 X 射线阻射作用,便于临床观察。为了使复合树脂具有天然牙的半透明性,填料与树脂基质的折射率应互相匹配。

3. 填料的含量 为了获得良好的机械性能,复合树脂中应含有尽可能多的无机填料,通常质量分数为 35％～85％和体积分数为 20％～70％。填料在树脂基质中的加入量主要受填料的表面积及粒度的影响。填料越细,表面积越大,加入量就越少。填料粒度的分布对加入量也有影响,较宽的粒度分布能有效地减少填料颗粒之间的空间,从而确保加入尽可能多的填料。

无机填料形状是多种多样的,一般大颗粒填料及超细填料为不规则形状,超微填料为圆形,有些填料为纤维状。无机填料的形状对复合树脂材料耐磨性及操作性有很大影响,而其粒度大小对色泽、抛光、固化深度也有重要影响。

近年来研制了一些具有一定固位力外形的无机填料,应用于复合树脂材料中,这些填料表面有许多凹陷和凸起,能与复合树脂形成牢固的机械结合力,大大提高了树脂的长期耐磨性。

4. 填料的表面处理 无机填料与树脂基质是两种截然不同的物质,其力学性能也相差较大。当将未经表面处理的无机填料与树脂基质混合时,所形成的复合树脂的力学性能较差,这是因为填料与树脂基质之间在界面处无结合力。为了提高填料与树脂基质的结合力,常用一种称为偶联剂的物质包裹填料的表面,偶联剂分子的一端能与填料表面的硅氧基团反应形成化学结合,另一端有机基团又能与树脂聚合,这样可以使树脂基质与填料形成一个整体。目前,最常用的偶联剂是甲基丙烯酰氧基丙基三甲氧基硅烷,简称 KH-570。

（三）固化引发体系

1. 氧化还原引发体系 化学固化复合树脂修复材料一般由氧化还原引发体系引发固化,常用的氧化剂(引发剂)为过氧化苯甲酰,常用的还原剂(促进剂)为叔胺类化合物,如 N,N-二羟乙基对甲苯胺。化学固化复合树脂,有粉液剂型或双糊剂型,一组含氧化剂,另一组含还原剂,使用时,当两组分混合时,氧化剂(引发剂)与还原剂发生反应,产生活性自由基,引发聚合交联反应而固化。室温下固化3~5分钟,同时产生聚合热。

2. 光固化引发体系　由光敏剂和还原剂组成,目前常用的光敏剂是樟脑醌,还原剂有甲基丙烯酸二甲氨基乙酯、固体醛等。樟脑醌在还原剂存在下,当受到波长 440~500 nm 的光线照射时,分解产生活性自由基,引发树脂基质在稀释剂交联固化。

3. 热引发体系　复合树脂的热引发剂为过氧化苯甲酸。加热过氧化苯甲酸至 60~80 ℃时,会分解出自由基,引发单体及树脂交联固化。

4. 复合树脂的固化反应　此反应包括两个阶段,在聚合初期,单体之间先结合成较长的链段,在这一阶段,链段间还可以相互滑动,宏观上表现为材料具有一定的流动变形能力,材料可通过变形来补偿体积收缩。在聚合后期,链段间相互结合成网状结构,材料发生凝胶化,失去流动变形能力,材料的体积收缩,与牙齿界面产生剥离,这种剥离正是导致边缘密合较差的主要原因。

(四) 其他成分

1. 阻聚剂　为了防止复合树脂的自身聚合,常在树脂中加入微量阻聚剂,常用的阻聚剂是一些酚类化合物,如对苯二醇、2,6-二叔丁基对甲苯酚。阻聚剂的作用是与活性自由基反应,从而防止聚合。

2. 紫外线吸收剂　能消除或减轻复合树脂在照射下的老化、变色现象。如紫外线吸收剂 UV-327 等。

3. 颜料　为使复合树脂与天然牙颜色相匹配,需要在复合树脂中加入一定量的着色剂和遮色剂。如钛白、氧化铝、铬黄等。

二、分类

复合树脂种类繁多,归纳起来大致有以下几种分类方法。

(一) 按填料大小分类

1. 传统大颗粒填料复合树脂　填料粒径为 3~75 μm,多用于研磨石英粉,含量可达 80%,典型的是 EB 复合树脂。这类材料压缩强度大,聚合过程中体积收缩小,但抛光效果差,表面粗糙,容易附着牙菌斑、色素等,还易磨损,石英无 X 射线阻射性。

2. 超细填料复合树脂　填料粒径为 0.1~3.0 μm,开始使用含重金属的玻璃粉和气相二氧化硅等,质量分数为 70%~80%。由于填料粒度减小,耐磨损性能及可抛光性能明显改善,力学性能仍保持较高水平。常见的产品有 Z100(3M)。

3. 超微填料复合树脂　属纳米级填料,粒度极细,填料粒度为 0.04 μm 以下。这种复合树脂强度不高,聚合收缩较大,吸水率较大。为了提高超微填料加入量,可采用超微填料的凝聚体作为填料。其强度、聚合收缩、吸水率等性能明显改善。适合于牙齿应力非承受部位的缺损修复,如Ⅲ类洞、Ⅴ类洞、牙贴面修复等。常见产品有 Durafill　Silux Plust(3M)等。

4. 混合填料型复合树脂　目前,大多数的混合填料型复合树脂为微混合填料或超细混合填料。微混合填料由粒度为 0.6~0.8 μm 的超细填料和平均粒度为 0.04 μm 的超微填料组成,具有较宽粒度分布,因而可以有较大的填料堆积密度,所以此类复合树脂填料含量较高,质量分数可达 85%。微填料混合型复合树脂是目前应用较广的一种,这类材料既具有良好的力学性能,又具有临床可接受的抛光性能,而且聚合收缩、热膨胀系数、吸水率均较小,可用于前后牙修复。

(二) 按固化方式分类

1. 化学固化型　又称自凝复合树脂,多为粉液剂型或双糊剂型,一组分含有过氧化物引发剂,另一组分含有促进剂,使用时两组分混合,室温下 2～5 分钟树脂聚合固化。该材料时间长易变黄色。

2. 光固化型 采用光照引发树脂聚合固化,又分为紫外光固化型和可见光固化型,目前紫外光固化修复树脂已被淘汰。该材料为单一糊剂,固化后质地致密,颜色稳定性好。

3. 光-化学固化型 多为双糊剂型,材料中既含有氧化还原引发体系,又含有光引发体系,使用时需要混合两组分。充填后可用光即刻进行固化,快速定型,然后材料内部继续进行氧化还原反应引发的自凝固化。临床常见制作冠核的复合树脂。

(三)根据操作特性分类

1. 流动性复合树脂 这种材料与一般复合树脂相比含无机填料较少,黏度小,材料在受外力时呈现较好的流动性。应用时容易充填较小的窝洞及倒凹。

2. 可压实复合树脂 又称可充填型复合树脂,这种复合树脂含有较多的无机填料,无机填料具有凹凸不平的外形或成为短纤维状。充填时具有一定的可压实性,容易塑型,塑型后不易塌陷变形,容易形成接触点,操作性能好。

(四)间接修复用复合树脂

临床上为了获得高强度、高密合度复合树脂修复体,常采用间接修复体技术。间接修复用复合树脂的组成与直接修复用复合树脂的材料基本相同。但固化方式更多,除化学固化、光固化方式外,还有热压固化方式。间接修复用复合树脂采用的光源为箱式光固化机,光照强度大,固化时间长,可达 120 秒。

(五)增强型复合树脂

增强型复合树脂常用作树脂纤维桩,简称纤维桩。增强型复合树脂一般由纤维增强的环氧树脂复合材料组成,也有用玻璃或石英纤维增强的。该类材料具有坚韧的强度,弹性模量与牙本质接近,可减少牙折发生。同时该材料具有重量轻、美观、操作方便等优点。

(六)桩核复合树脂

一般为高填料含量、高黏度的化学固化复合树脂,也有双重固化型。主要用于制作桩核。

另外,还有一种用聚酸基团修饰的复合树脂,被称为复合体,具有复合树脂与玻璃离子水门汀双重性质,为单糊剂光固化型。

三、性能

(一)固化特性

1. 固化时间 我国医药行业标准规定化学固化复合树脂的固化时间在室温下不长于 5 分钟,不短于 90 秒。但固化时间受天气及调和比例的影响较大。气温高则固化快,气温低则固化慢。对于粉液剂型复合树脂修复材料,液多粉少固化慢,液少粉多固化快;对于双糊剂型复合树脂修复材料,促进剂糊剂比例大则固化快,基质糊剂比例大则固化慢。酚类制剂对其有阻聚合作用,因此不能用酚类制剂的消毒药物和含酚的水门汀作为基底材料。

2. 固化深度 由于光线在材料透射中存在光线衰弱,光固化复合树脂修复材料固化深度有限,距离光源近的材料固化快。我国医药行业标准规定,光固化复合树脂的固化深度不应小于 1.5 mm,大多数复合树脂的固化深度为 2.0～3.0 mm。

影响固化深度的因素包括复合树脂修复材料的透明度、固化光源和操作条件等。不同的复合树脂修复材料,其透明度不同,固化深度差别较大。

影响光固化复合树脂固化深度的临床操作因素如下。

1)照射时间 适当延长光照时间可以增加固化深度。光照时间为 20～60 秒时,固化深度可增加 5%～85%。

2）有效波长光线的强度　光固化复合树脂修复材料的固化深度与固化灯的有效波长、光线的强度等密切相关,强度大者,固化深。有效波长、光线的强度与光源的种类、灯泡功率、滤光片的质量、导光棒(索)的导光性能和长度以及电源电压等有关。目前临床上应用的光固化灯有卤光灯、速效卤光灯、发光二极管灯、等离子弧光灯及氩激光灯。

3）光照距离　导光头与树脂越近,固化越深,反之固化越浅。导光头与树脂的距离一般以不超过 3 mm 为宜。

3. 聚合程度　复合树脂修复材料的聚合程度一般以固化后材料中双键转化率来表示,一般双键转化率为 55%～75%。未转化的双键可以是未聚合的残余单体双键,也可能是只聚合了一端的双甲基丙烯酸酯单体侧链上的双键。

光固化复合树脂修复材料在光照聚合后的最初 10 分钟的固化程度占总固化程度的 70%,而且在停止光照后,固化仍可持续达 24 小时,并发生进一步的固化。

复合树脂修复材料的固化程度受多种因素影响,一般来说,光固化复合树脂修复材料的固化程度在 60% 以上,高于化学固化复合树脂修复材料。对于光固化复合树脂修复材料来说,凡是影响固化深度的因素均影响固化程度。

（二）体积收缩

由于复合树脂修复材料中的树脂基质和稀释剂在固化过程中密度增加,复合树脂修复材料发生体积收缩,体积收缩率一般为 1.7%～3.7%。

复合树脂修复材料的聚合收缩会在树脂与牙齿界面间产生 7～13 MPa 的收缩应力,这种应力是造成修复体边缘缝隙的重要原因,也是复合树脂的一个主要缺陷。

化学固化复合树脂固化过程中体积收缩趋向修复体中心,光固化复合树脂固化过程中体积收缩趋向光源。但是,应用酸蚀技术和粘接技术,树脂的收缩方向则趋向洞壁,因此认为酸蚀技术和良好的粘接剂是提高修复体边缘密合性的关键。

（三）热膨胀系数

复合树脂修复材料的热膨胀系数主要与所含的无机填料的种类和含量有关。尽管加入无机填料后,其热膨胀系数有所下降,但与人牙相比还是很大。由于复合树脂修复材料与人牙的热膨胀系数差异较大,当口腔遇冰冷的食物时复合树脂修复体的收缩程度明显大于牙齿硬组织,在粘接界面会产生一种收缩力,使材料的粘接力下降,最终在复合树脂修复体与牙齿界面处产生微裂缝,导致微渗漏。

（四）边缘密合性

复合树脂的边缘密合性较差,这是复合树脂修复材料的一项主要缺陷。导致复合树脂边缘不密合的主要原因有两个方面,一是复合树脂的聚合收缩,二是复合树脂的热膨胀系数远大于牙齿硬组织。在修复体边缘出现微缝隙,使口腔内的食物残渣、细菌、色素等渗入其中,形成微渗漏,导致修复体边缘变色、术后敏感乃至产生继发龋。

大多数的修复体在初期并未出现边缘缝隙,而是在修复一段时间后出现,为了降低复合树脂材料的聚合收缩,可采用分层固化技术、软启动光固化技术、玻璃离子水门汀垫底技术、复合树脂嵌体技术等来减轻复合树脂的聚合收缩。

复合树脂修复体的边缘密合性还与复合树脂的吸水率大小有关。复合树脂吸水后膨胀的特性,可以部分补偿体积收缩;但是,复合树脂的吸水率小,因此,依靠吸水率提高充填体边缘密合性的作用极为有限。

（五）可塑性

化学固化复合树脂需在 1 分钟内完成调和,调和后具有可塑性,随后很快呈凝胶状,失去可塑性,在室温和口温下 3~5 分钟凝固。

光固化复合树脂在照射前有较长的可塑性,可充分修整外形。固化后可进行调𬌗、抛光。光固化复合树脂在环境照射下,可使材料的表面流动性下降,有时材料甚至会发生固化而失去可塑性。

(六) 吸水性和溶解性

我国医药行业标准规定,复合树脂的 7 天吸水值应小于或等于 40 $\mu m/mm^3$,7 天溶解值应小于或等于 7.5 $\mu m/mm^3$,复合树脂吸水后容易使无机填料和有机树脂中可溶性成分析出,并可使有机树脂和无机填料间的化学键破坏,降低材料的强度和耐磨性能。影响复合树脂吸水率和溶解率的因素较多,其中有机树脂的含量是重要因素之一,有机树脂含量多,无机填料含量少,则吸水率大。复合树脂吸水后导致修复体膨胀,可抵消一部分聚合收缩,提高边缘密合性,但材料机械性能有所下降。一般复合树脂入水后 7 天即可达到吸水平衡。

复合树脂溶解性与填料种类和单体转化率有关。复合树脂的无机填料水解后可析出离子,含有重金属氧化物的玻璃粉(如钡、锶玻璃粉)较石英粉更易水解。复合树脂中的残余单体也会在水中缓慢析出,已聚合的树脂在水环境中存在时也可能发生水解,成为小分子而析出。因此,填料和树脂基质的化学降解可以解释目前复合树脂有限的使用期。

(七) 色泽和抛光性能

复合树脂固化后的色泽与牙齿接近,可达到牙齿美容修复的效果。化学固化复合树脂可供选择的颜色较少,而且在调和过程中,材料中容易起气泡,因此在打磨抛光后表面往往有很多微小凹陷,易沾染色素。而光固化复合树脂有多种色泽供临床选用。

复合树脂的抛光性能与其所含无机填料的颗粒粒度密切相关。传统复合树脂的填料颗粒较大,不能抛光,或抛光后无机填料暴露,表面粗糙,易沾染色素。超细填料复合树脂和混合填料复合树脂具有良好的抛光性能,可达到接近牙质的状态。超细填料复合树脂的填料颗粒极细,因此该材料可高度抛光,达到牙釉质光泽,表面光洁,不易沾染色素。超细填料复合树脂不但可以提高材料美观性,而且还可以提高其表面的耐磨性能。

(八) 力学性能

修复材料的弹性模量非常重要,它应当与牙齿硬组织相匹配。其次,修复材料的压缩强度、弯曲强度及断裂韧性等都应与牙齿硬组织相近。复合树脂的力学性能受到无机填料的含量、填料与树脂基质的结合强度、填料颗粒粒度及其分布的影响。填料的含量与复合树脂的强度和抗弹性模量有密切的关系。一般来说,填料越多,机械强度越好。通过增加填料含量、降低填料粒度可以改善复合树脂的强度,提高耐磨性能。

超细填料复合树脂及混合填料复合树脂具有与牙本质相近的弹性模量,是修复牙本质较好的材料。

复合树脂的抗弹性模量较低,受到较大咬合力时变形较大,容易破坏洞壁部位的结合,产生边缘裂隙,并容易使洞缘牙釉质折裂。

(九) 耐磨性能

复合树脂的耐磨性能是复合树脂的重要性能,也是复合树脂各种力学性能的综合表现。复合树脂种类较多,各自的应用部位也不尽相同,它们的耐磨性能差异较大。有研究报告,复合树脂 1 年磨耗深度为 50~100 μm,后牙复合树脂的耐磨性能优于其他树脂,后牙复合树脂 3 年磨耗深度为 150~190 μm。

一般认为复合树脂的磨耗与树脂基质磨损、老化降解、无机填料的水解、脱落等关系密切。填料与树脂基质间的结合力,填料粒度、分布、形状及其含量,充填部位、受力大小,聚合程度也影响复合树脂的耐磨性能。石英粉、锶玻璃、钡玻璃等是耐磨性能较好的填料。无机填料粒度越细,复合树脂的耐磨性能越好,以超微二氧化硅为填料的复合树脂具有良好的耐磨性能。但是,这类材料因无机填料含量少,其他力学性能较差,聚合收缩也较大。为了提高无机填料与树脂基质的结合力,一些复合树脂采用具有固位力外形的无机填料。例如,无机填料颗粒表面有许多凸起或凹陷,这些填料能与树脂形成良好的机械镶嵌合力,在磨耗过程中不易脱落,明显改善了复合树脂的耐磨性能。

复合树脂修复体表面的光滑程度也是影响耐磨性能的重要因素,在复合树脂表面应用封闭剂可提高表面光滑程度,减轻磨损。

(十)氟释放性

有些复合树脂含有氟化物,固化后在水中能释放微量的氟离子。由于复合树脂是一种质地致密、吸水率低的材料,其中的氟化物很难像玻璃离子体水门汀那样长期大量释放出氟离子,因此,复合树脂的释氟性远低于玻璃离子水门汀。

(十一)射线阻射性

大多数复合树脂具有 X 射线阻射性,从而有利于 X 射线检查。含钡、锶、锆元素的无机填料可赋予复合树脂 X 射线阻射性,而只含有二氧化硅填料的复合树脂无 X 射线阻射性。

(十二)化学稳定性

这类材料不溶于唾液,在弱酸和弱碱的溶剂中也不溶解,但溶于丙酮、氯仿等有机溶剂。

(十三)生物学性能

未固化的复合树脂含有多种化学物质,其中的有机物质,如 Bis-GMA、TEGDMA,有一定的细胞毒性,对某些人有致敏性。固化后,上述物质大多已聚合,成为无毒、无刺激的聚合物,具有良好的生物相容性,可以安全用于牙齿修复。但是,固化后的复合树脂仍有少量的残余单体,这些残余单体可以缓慢析出,在某些情况下对相邻的牙髓组织或牙龈产生轻微的刺激。

1. 对牙髓的刺激　复合树脂在充填修复后一段时间内对牙髓有刺激作用,可引起牙髓炎。所以,在用于深龋充填时需先垫底。

2. 继发龋　复合树脂充填后,由于复合树脂聚合收缩,热膨胀系数大,加之粘接力差,树脂与牙体组织之间出现边缘微漏,导致继发龋。

3. 光损害　使用可见光固化树脂时,高能量短波长的蓝光可造成操作者视网膜的光化学损害。

四、应用

(一)临床应用

目前复合树脂的各项性能不断提高,在临床上的应用也不断扩大,新的应用技术层出不穷。

1. 超微填料复合树脂　主要用于非应力承受区牙体缺损的修复,尤其是前牙的美观修复。具体应用:①较小的Ⅲ、Ⅴ类洞修复;②牙齿贴面修复;③制作牙周夹板;④瓷及复合树脂小缺损的修复。

2. 混合填料型复合树脂　可用于常见的牙齿修复,用于Ⅰ、Ⅱ类洞修复时,主要用于中、小缺损修复。一般不用于后牙牙尖缺损修复。

3. 后牙复合树脂　适用于后牙的Ⅰ、Ⅱ类洞修复,尤其适用于咬合面尖、嵴的缺损修复。可压实复合树脂特别适合后牙Ⅱ类洞及邻面洞的修复。

4. 流动复合树脂　适用于:①微小Ⅰ、Ⅲ、Ⅳ、Ⅴ类洞的修复;②Ⅰ、Ⅱ类洞复合树脂修复时垫底,提高边缘密合性;③充填有倒凹窝洞;④美容性修复体小缺损的修复;⑤窝沟点隙封闭;⑥乳牙缺损修复。

（二）临床操作要点

（1）化学固化复合树脂的聚合反应程度主要依赖于两组分的比例和调和均匀性。因此,两组分的取量应尽量准确,在 30 秒内完成调和,注意防止空气的混入和调和器具的交叉污染。充填树脂后可用聚酯薄膜覆盖于材料表面,既可加压成形又能减小氧化的不利影响。

（2）为确保可见光固化复合树脂尽可能完全固化,应选用高强度光固化机,光照时间不得少于 60 秒,树脂层厚度不超过 2.5 mm,且工作头应尽量接近树脂表面,其距离不得超过 3 mm。当树脂太厚时,可分层固化,保证有足够的固化深度。

（3）当窝洞较深时,首先应用氢氧化钙水门汀或玻璃离子水门汀垫底,流动复合树脂洞衬,再用复合树脂充填。不能用氧化锌丁香酚水门汀垫底,以免影响树脂固化,并且不能用含酚的消毒剂处理窝洞。

（4）可压实复合树脂属于高稠度材料,填料时应分层压实,使材料与洞壁紧密接触,以提高边缘密合性。

（5）粉液剂型及双固化复合树脂混合时应当用塑料棒调拌,不用金属调拌刀,其中的无机填料可造成调拌刀磨损,使金属成分进入材料而导致复合树脂变色。

（6）复合树脂充填完成后需要打磨、抛光。高抛光的复合树脂具有更好的耐磨性能,表面光滑不利于牙菌斑黏附,有助于牙体卫生保持。

（7）医护人员的防护很重要,避免裸手接触未固化的材料,以免出现接触性皮肤过敏。

（毛 静）

第五节 粘接材料

粘接（bonding/adhesion）是指两个同种或异种的固体物质,通过介于两者表面的另一种物质的作用而产生牢固结合的现象。这种将同种或者异种物质粘接在一起的材料称为粘接剂（bonding agents/adhesives）。被粘接的固体物质称为被粘物或被粘体。

口腔粘接剂（dental adhesives/dental bonding agents）就是将口腔修复体或口腔修复材料粘接到牙体硬组织表面的物质。口腔粘接剂及其相关的辅助材料,如表面酸蚀剂,统称为口腔粘接材料（dental adhesive materials）。

一、种类

（一）按应用部位分类

（1）牙釉质粘接材料。

（2）牙本质粘接材料。

（3）金属修复体粘接材料。

（4）陶瓷粘接剂。

（5）树脂水门汀（通用型口腔粘接剂）。

（6）软组织粘接材料。

（7）骨粘接材料。

（二）按应用类型分类

（1）充填修复用粘接材料。

（2）固定修复用粘接材料。

（3）正畸用粘接材料。

（4）颌面缺损修复用粘接材料。

（三）按粘接剂组成分类

（1）氧化锌丁香酚水门汀。

（2）氢氧化钙水门汀。

（3）磷酸锌水门汀。

（4）聚羧酸锌水门汀。

（5）玻璃离子水门汀。

（6）复合树脂。

（7）聚甲基丙烯酸甲酯骨水泥。

（8）磷酸钙骨水泥。

（9）α-氰基丙烯酸酯粘接剂。

（10）纤维蛋白粘接剂。

（四）按固化方式分类

（1）自凝型粘接材料。

（2）光固化型粘接材料。

（3）双重固化型粘接材料。

二、粘接基本原理

粘接是在粘接界面处发生的一个复杂的物理及化学过程。粘接力产生于粘接剂与被粘物之间的界面内，其大小取决于粘接剂的组成和被粘物表面的结构和状态，而且与粘接过程的操作密切相关。

（一）粘接力的形成

粘接剂与被粘物表面之间通过界面的分子相互吸引力、化学键及微机械嵌合等作用牢固地结合在一起，产生粘接力（图3-3）。

关于粘接力形成的机制，目前主要有下面几种理论。

1. 化学吸附（chemisorption）理论 该理论认为，粘接剂与被粘物之间形成的化学键是被粘物之间形成强大粘接力的主要原因。其中所涉及的化学键主要有共价键和离子键。共价键键能较高，难以被破坏，不溶物或难溶物的离子键也很稳定。提高化学键结合强度，可以使粘接更加有效，更加持久，更能抵抗应力集中和环境的侵蚀。

2. 微机械嵌合（micro-mechanical interlocking）理论 该理论认为，任何物体的表面即使肉眼看来十分光滑，但放大看还是十分粗糙，有些遍布沟壑，有些表面还是多孔性的。粘接剂渗透到这些凹凸或孔隙中，固化后就像许多小钩子一样把粘接剂和被粘物相互锁合在一起。

3. 分子间作用力理论 当粘接剂的分子与被粘物表面分子间的距离缩小到极小的程度（如达到 0.2～0.3 nm）时，就会因分子间产生的范德华力而发生黏附作用。因此该理论认为，只要两个物体表面广泛紧密接触，仅靠吸附力就能产生很高的黏附强度，但临床工作中很难达成。

4. 静电吸引力（electrostatic force）理论 该理论认为具有电子供给体和电子接受体的两

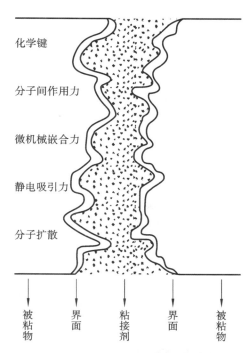

化学键

分子间作用力

微机械嵌合力

静电吸引力

分子扩散

被粘物　界面　粘接剂　界面　被粘物

图 3-3　粘接剂粘接界面示意图

种物质接触时,电子会发生迁移,使界面两侧产生接触电势,形成双电层而产生静电吸引力。

5. 扩散(diffusion)理论　该理论认为,粘接剂与被粘物之间仅仅互相接触是不够的,必须发生成分的互相扩散才能形成牢固的粘接。互相扩散的实质就是在界面上发生互溶,这样粘接剂和被粘物之间的界面消失了,变成了一个过渡区域,有利于应力的传递,最终形成良好的粘接强度。

粘接剂和被粘物之间的粘接往往通过一种或数种机制同时作用形成,各种机制对粘接形成的贡献大小不同。

（二）粘接条件

在临床工作中,要实现充分的粘接,前提条件是粘接剂必须与被粘物表面的分子或原子形成广泛的紧密接触,这就要求粘接剂在固化前能够充分润湿被粘物表面。因此粘接力形成的必要条件就是粘接剂能够充分润湿被粘物表面。粘接剂对被粘物表面的润湿情况,可以用润湿接触角来表示(参见第二章图 2-5)。

（三）理想的口腔粘接材料应具备的条件

由于口腔环境的复杂及操作技术的敏感性等问题,理想的口腔粘接材料应该具备以下条件。

（1）口腔内固化时间合适,一般在常温下 3～5 分钟能快速固化,固化过程中体积收缩小,固化后粘接剂本身具有较高的强度。

（2）具有良好的生物安全性和生物相容性,在活髓牙的粘接过程中对牙髓无刺激。

（3）具有良好的化学稳定性,在口腔环境内不溶解,不变色,不降解。

（4）吸水率低,与牙齿热膨胀系数一致,粘接剂层非常薄,即无粘接剂黑线,亦非热、电的良导体。

（5）对牙釉质、牙本质、牙骨质及修复材料具有良好的粘接性能和持久的粘接力。

（6）临床使用方便,技术敏感性低。

三、表面处理剂

为了获得良好的粘接,除选用性能良好的粘接剂外,被粘物的表面预处理(surface pretreatment)也非常重要。表面预处理的方法有两类:一类是净化表面,即去除表面不利于粘接的杂质等,另一类是改变表面的物理化学性质。表面预处理的作用主要有三个方面:①除去妨碍粘接的表面污物及疏松层;②提高表面能;③增加表面积。此外,有些表面预处理技术还可以改善被粘物的表面性能。表面处理剂就是通过改善被粘物表面的粘接性能从而使粘接剂和被粘物更好地结合,达到理想的粘接效果所使用的材料的统称。

(一)牙釉质的表面预处理

牙釉质表面有一层表面能较低的釉护膜,有些牙釉质表面附着有污渍,牙石等,这些都会影响粘接效果。因此粘接前需要对牙釉质表面进行预处理,除了机械清洁外,最常用的预处理是用磷酸溶液酸蚀(acid etching)处理。

1. 酸蚀牙釉质表面的作用 牙釉质内羟基磷灰石矿物质分布不均匀,酸蚀会造成牙釉质表面不均匀脱矿,形成凹凸不平的蜂窝状表面结构(图3-4)。这种结构不但增加了粘接的表面积,而且能够使粘接剂与牙釉质间形成微机械嵌合作用,产生牢固的结合力。此外,酸蚀后形成的新鲜表面的表面能增大,有利于粘接剂的润湿。

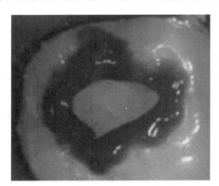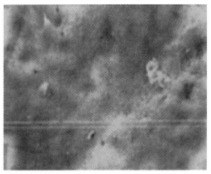

(a)临床上酸蚀中的牙釉质　　　　(b)电镜下未酸蚀的牙釉质表面

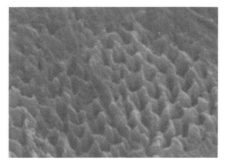

(c)电镜下已酸蚀的牙釉质表面结构

图3-4　牙釉质经过酸蚀后表面由光滑变成蜂窝状结构

2. 牙釉质酸蚀剂的组成 最常用的牙釉质酸蚀剂(acid etchant)是质量分数为37%的磷酸溶液。为减少酸蚀剂的流动性,控制和识别酸蚀面积,大多数的酸蚀剂含有增稠剂和染料,形成有颜色的酸蚀溶胶。

3. 牙釉质表面的酸蚀处理 牙釉质表面的酸蚀时间一般为15～30秒。对于儿童正畸治疗粘接托槽时,以20～30秒为宜(近年发现,采用相同酸蚀剂,对恒牙酸蚀15～30秒已足够。故目前推荐恒牙牙釉质酸蚀时间不超过30秒,但对乳牙、新生恒牙和氟斑牙应适当延长酸蚀时间）。氟牙症的酸蚀时间一般为 2～3 分钟，这是因为患氟牙症的牙齿有较强的抗酸蚀能力。牙釉质酸蚀后应充分冲洗吹干。酸蚀牙釉质不会对牙髓组织产生损害。

（二）牙本质表面预处理

如前所述，牙本质表面有一层不利于粘接的玷污层，妨碍粘接，需要去除。目前去除玷污层的方法是用 20%～37% 磷酸溶液溶解，或者用酸蚀粘接剂中的酸性单体完全或部分溶解玷污层，图 3-5 和图 3-6 分别为酸蚀后的牙本质横截面图和牙本质玷污层结构示意图。

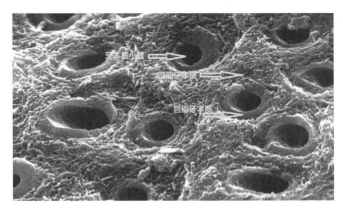

图 3-5　酸蚀后的牙本质横截面图

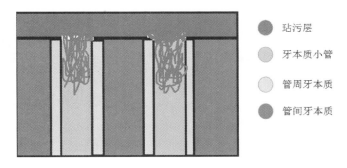

- 玷污层
- 牙本质小管
- 管周牙本质
- 管间牙本质

图 3-6　酸蚀后的牙本质玷污层结构示意图

（三）常用口腔修复材料的表面预处理

1. 金属　无污染的金属表面，如刚打磨清洗过的金属表面，表面能较高，粘接剂能很好地在其表面润湿。然而，金属表面通常被无机物或有机物所污染，降低了表面能，不利于粘接剂的润湿。而且大多数金属表面容易被氧化，多数氧化膜结构疏松，不易形成牢固的粘接。

常用的金属表面预处理方法有打磨、喷砂、化学蚀刻、电解蚀刻。这些方法的主要作用是粗化金属表面，增加表面积，提高表面能。打磨是临床上最容易实施的方法。常用的化学蚀刻剂：10% 氢氟酸，浓硝酸，浓硫酸，1% 高锰酸钾和 3% 硫酸的混合物或者一定比例的盐酸和硝酸的混合物。此外，较高级的金属表面预处理手段是表面改性，它包括表面镀锡和表面形成二氧化硅涂层。表面镀锡是给贵金属表面镀上一薄层锡，使金属表面产生微小结晶或针状物，可增加粘接面积，同时表面氧化锡层和树脂之间还可能产生某种化学结合，形成耐水粘接，从而提高金属表面粘接强度。该方法可通过椅旁设备进行操作。表面形成二氧化硅涂层是在金属表面形成二氧化硅涂层，然后应用硅烷偶联剂，能有效提高粘接剂对金属的粘接强度。

2. 陶瓷　陶瓷的表面预处理方法有两类，一是表面粗糙化，二是表面改性。表面粗糙化的常用方法有打磨、喷砂及氢氟酸蚀刻，其中打磨、喷砂对所有的陶瓷都有效，氢氟酸蚀刻对硅酸盐类陶瓷有效。氢氟酸能与硅酸盐陶瓷中的二氧化硅反应而溶解二氧化硅：$4HF + SiO_2$

Note

$$\Longrightarrow SiF_4 \uparrow + 2H_2O$$

由于陶瓷结构中的晶相和玻璃相耐酸蚀能力不同,玻璃相更容易被酸蚀,所以硅酸盐类陶瓷经氢氟酸酸蚀后,表面形成凹凸不平的蜂窝状结构。通常用4%～5%的氢氟酸蚀刻硅酸盐类陶瓷4～5分钟,或者用9%的氢氟酸蚀刻1分钟(图3-7)。

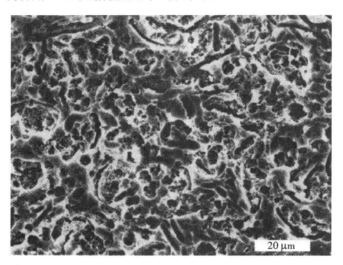

图 3-7　硅酸盐类陶瓷经氢氟酸酸蚀后表面呈蜂窝状结构

以氧化铝或氧化锆为主要成分的陶瓷能耐受氢氟酸的作用,几乎不被酸蚀,氢氟酸酸蚀效果不佳。表面改性有二氧化硅涂层技术,该技术可以改善氧化铝和氧化锆陶瓷表面的粘接性能。可用化学方法在氧化铝陶瓷和氧化锆陶瓷表面黏附一层二氧化硅,从而提高硅酸盐含量,以便发挥硅烷偶联剂的化学结合作用,提高粘接强度。

3. 塑料　通常采用机械打磨和溶剂溶胀法进行处理。聚甲基丙烯酸甲酯塑料可用牙托水(甲基丙烯酸甲酯)或氯仿进行溶胀。

四、常用的粘接剂

(一)牙釉质粘接剂

1. 表面预处理　牙釉质表面的酸蚀处理,一般常用的酸蚀剂是37%的磷酸溶液,酸蚀时间为30～60秒。

2. 组成　牙釉质粘接剂的组成与复合树脂很相似,大多数粘接剂不含填料。有些含有质量分数从0.5%到40%不等的纳米或亚微米的填料,填料可以增加粘接剂的强度。牙釉质粘接剂是疏水性的,固化后吸水性小,具有良好的耐水性和持久性。用于贴面修复和正畸治疗时可以获得持久可靠的效果。光固化牙釉质粘接剂的典型组成见表3-9。

表 3-9　光固化牙釉质粘接剂的典型组成

成　　分	含量/(%)	成　　分	含量/(%)
树脂基质(如 Bis-GMA)	40～60	光敏剂(如樟脑醌)	0.3～0.5
稀释剂(如 TEGDMA)	40～60	促进剂(如 DMAMA)	0.1～0.3
粘接性单体(如 4-META)	0～5	阻聚剂	微量

3. 性能

(1) 固化时间　化学固化牙釉质粘接剂的固化时间不短于90秒且不长于5分钟,但是,固化时间受气温及调和比例影响很大。一般气温高则固化快,气温低则固化慢,夏天和冬天的固化时间可能相差很多。

(2)粘接强度 复合树脂聚合收缩会导致边缘产生裂隙,要求粘接剂的粘接强度达 17 MPa。采用酸蚀技术后,目前对牙釉质的粘接已取得较为满意的效果,粘接强度可达到 16～26 MPa,而且粘接的耐久性也较好。

(3)表面氧阻聚层 不论是光固化还是化学固化,粘接剂在空气中固化后表面都有一薄层的未固化层(即氧阻聚层)。这是因为空气中的氧对粘接剂来说是一种阻聚剂。如果需要在粘接剂表面充填、覆盖树脂基质材料(如复合树脂),不要擦去粘接剂表面的氧阻聚层,直接充填、覆盖树脂基质材料,氧阻聚层会随其上的树脂基质材料固化而固化,并将树脂基质材料与已固化的粘接剂牢固粘接在一起。

(4)释氟性能 有些牙釉质粘接剂含有氟化物,在口腔环境中可缓慢释放氟离子,预防继发龋的发生。

4. 应用 牙釉质粘接剂主要用于仅涉及牙釉质的粘接修复,例如将正畸托槽粘接到牙齿唇颊面、将瓷贴面粘接到牙齿的唇面、牙釉质缺损修复等。对于同时涉及牙釉质和牙本质的粘接,如后牙高嵌体的粘接,是使用牙釉质粘接剂还是牙本质粘接剂,目前尚无统一认识,一般认为使用牙釉质粘接剂可以获得更持久的粘接效果。图 3-8 所示为牙釉质粘接剂粘接瓷贴面的过程。

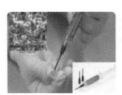
(a)氢氟酸处理瓷贴面粘接面

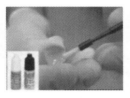
(b)硅烷偶联剂处理瓷贴面粘接面

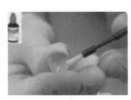
(c)粘接剂涂布瓷贴面粘接面

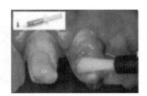
(d)磷酸处理牙釉质粘接面

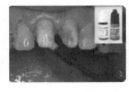
(e)底涂剂处理牙釉质粘接面

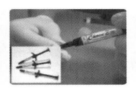
(f)粘接树脂涂布瓷贴面粘接面

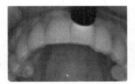
(g)瓷贴面就位光照

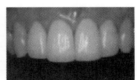
(h)瓷贴面粘接完成

图 3-8 瓷贴面粘接流程图

(二)牙本质粘接剂

目前的牙本质粘接剂(dentin bonding agents)既可用于牙本质的粘接,又可用于牙釉质的粘接,因此又称为牙齿粘接剂(dental adhesives/dental bonding agents),但它侧重于牙本质的粘接。

1. 组成 牙本质粘接剂分为两大类:酸蚀-冲洗类和自酸蚀类(表 3-10)。两者的区别在于前者需要用单独的酸蚀剂酸蚀牙本质,后者则不需要。绝大多数牙本质粘接剂是光固化的。

(1)"三步法"酸蚀-冲洗类粘接剂:由酸蚀剂、底涂剂和粘接胶液三部分组成。底涂剂一般由粘接性单体(如 HEMA、NTG-GMA、BPDM 等)、挥发性溶剂(丙酮、乙醇)、水等组成,具有亲水性并可与水混溶。粘接胶液与前述牙釉质粘接剂基本相同。

表 3-10 牙本质粘接剂的分类及组成

组分	酸蚀-冲洗类		自酸蚀类	
	三步法	两步法	两步法	一步法
	酸蚀剂	酸蚀剂	底涂剂	粘接剂
	底涂剂	粘接剂	粘接胶液	
	粘接胶液			
玷污层	去除	去除	溶解	溶解或部分溶解

临床上使用"三步法"酸蚀-冲洗类粘接剂时,先用酸蚀剂酸蚀牙本质粘接面,冲洗后不要吹干牙面,保持牙面有一薄层水,然后涂底涂剂,之后充分吹干,再涂粘接胶液,最后光照固化。底涂剂内含有粘接性单体,对润湿牙面的胶原纤维有亲和性,能与其中的水分混溶,渗入胶原纤维网深处,随着底涂剂中挥发性溶剂的挥发,胶原网中的水分也会挥发,最终胶原网中只有粘接性单体,使随后应用的疏水性粘接胶液能顺利在胶原纤维网中渗入,并充满其中,固化后形成混合层。粘接胶液在敞开的牙本质小管处形成与管壁紧密结合的树脂突,封闭牙本质小管。

(2)"两步法"酸蚀-冲洗类粘接剂:这是"三步法"粘接剂的改进型号,它将"三步法"中的底涂剂与粘接胶液通过特殊技术合并成一瓶粘接剂,减少临床应用步骤。

(3)"两步法"自酸蚀类粘接剂:由一瓶自酸蚀底涂剂和一瓶粘接胶液组成,底涂剂一般由酸性可聚合单体(如甲基丙烯酸磷酸酯)、甲基丙烯酸 β-羟乙酯和水组成。甲基丙烯酸磷酸单体在有水的情况下呈现较强的酸性,对牙釉质及牙本质具有脱矿作用,它能完全或部分溶解玷污层。

使用时将底涂剂直接涂于牙本质玷污层表面,底涂剂会渗入玷污层内,逐步溶解玷污层,直至其下的牙本质,同时粘接性单体也渗入其中,最终酸性物质与 Ca^{2+} 结合物被包埋其中。吹干后,底涂剂脱去水分,然后再涂粘接胶液,完成粘接。该型粘接剂对牙本质的粘接强度及边缘密合性能是比较好的,但是由于其中含有亲水性单体,会影响其粘接的持久性,临床应用要加以注意。

(4)"一步法"自酸蚀类粘接剂:又称"多合一"(all-in-one)自酸蚀类粘接剂,它将酸性底涂剂和粘接胶液有机地合并成一瓶,进一步减少操作步骤,应用更加方便。但其粘接的强度和粘接持久性还有待改进。

2. 牙本质粘接机制 牙本质主要由约 70% 的羟基磷灰石等无机物,约 18% 的蛋白质,约 10% 的水和约 1.5% 的其他有机质组成。结构上牙本质由小管及小管内的造牙本质细胞突起,管周及管间牙本质构成。牙本质中的蛋白质主要是胶原纤维,呈交织网状存在于管间牙本质和管周牙本质中。牙体预备时,由于车针的高速切割和挤压,牙本质表面形成厚 $1\sim 5~\mu m$ 的玷污层(smear layer),它由无机物碎屑和凝固的胶原纤维碎屑组成。通常认为玷污层不利于牙本质的粘接。

(1)酸蚀-冲洗类粘接剂:现在人们普遍认为,牙本质表面所形成的玷污层阻挡粘接剂与牙本质的直接紧密接触,影响牢固粘接的形成,应当采用酸蚀技术将其去除。牙本质表面酸蚀后,玷污层被去除,其下的牙本质表面脱钙,胶原纤维网暴露。未吹干水分时,水的表面张力作用使胶原纤维网呈直立蓬松状态(图 3-9),若吹干牙面,胶原纤维网因失去水分支撑而塌陷,胶原纤维网因塌陷而致密化,粘接胶液很难渗入其中,最多只是与纤维层表面粘接。

牙本质表面经酸蚀-冲洗之后,轻吹 2~3 秒,此时牙面仍保留一薄层水膜,胶原纤维网维持蓬松状态,然后将底涂剂涂于其上,底涂剂很快与胶原纤维网中的水分混溶,之后充分吹干,挥发性溶剂带着水分挥发,最终胶原纤维网中充满粘接性单体并保持蓬松状态,粘接性单体也

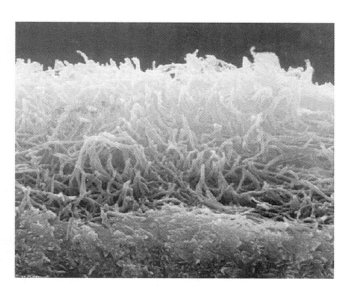

图 3-9 牙本质酸蚀后未吹干时的胶原纤维网状结构

得以与牙本质直接粘接。然后涂粘接胶液,粘接胶液能进一步渗入胶液纤维网中,光照固化后,在牙本质表面形成一层既有胶原纤维网,又有粘接剂的混合层(hybrid layer),大大提高了粘接强度。

除了上述作用外,粘接剂亦可通过微机械嵌合作用与脱矿的牙本质表面及牙本质小管形成粘接,亲水性粘接剂能充分渗入小管口管壁的胶原纤维网中,与其下的管间牙本质紧密接触形成粘接,同时能很好地封闭牙本质小管,有效减少术后牙本质过敏,疼痛。对牙本质进行酸蚀操作时,一般不会对牙髓造成直接损害。

(2) 自酸蚀类粘接剂:"两步法"自酸蚀类粘接剂的底涂剂含有酸性较强的丙烯酸酯单体及水分。当底涂剂涂于牙本质表面后,底涂剂中的丙烯酸酯单体渗入玷污层中,将玷污层溶解,并使玷污层下面的牙本质表面脱钙。之后,用气枪充分吹去挥发性溶剂及水分。然后,涂粘接胶液,胶液能进一步渗入胶原纤维网中,光照固化后,粘接胶液和酸性单体共聚,在牙本质表面形成一层既有胶原纤维、玷污层碎屑和脱钙物碎屑,又有粘接剂的混合层。

"一步法"自酸蚀类粘接剂将底涂剂和粘接胶液有机地合并成一瓶,其粘接牙本质的机制与"两步法"自酸蚀类粘接剂相同。

3. 性能

1) 粘接强度 自酸蚀类粘接剂对牙齿的剪切粘接强度为 15~23 MPa,拉伸粘接强度为 17~35 MPa。

影响粘接强度的因素如下。

(1) 酸蚀时间:酸蚀时间对酸蚀-冲洗类粘接剂的粘接强度有明显影响。一般牙本质酸蚀时间为 15~30 秒,酸蚀时间不要超过 60 秒,否则粘接强度会下降。

(2) 粘接面的润湿程度:应用酸蚀-冲洗类粘接剂时,牙本质表面酸蚀,冲洗后,表面应保持一定的润湿程度,吹干会使胶原纤维塌陷,不利于粘接。

(3) 唾液污染:唾液污染会使粘接强度显著下降,合理充分的隔湿是十分必要的。

(4) 涂底涂剂的次数:有的材料涂两遍底涂剂的粘接强度高于涂一遍底涂剂的粘接强度,而有的则涂一遍与涂两遍底涂剂的效果一样。因此,应严格按照说明书进行,对于"一步法"自酸蚀类粘接剂,涂多遍的效果优于涂一遍。

(5) 粘接剂的固化程度:粘接剂固化不良不但影响粘接后的即刻粘接强度,而且也影响粘接的耐久性。在临床工作中应注意粘接剂的有效期限,过期或快过期的产品固化系统作用降低,会导致固化时间延长(粘接剂固化过程中吸水增加)和固化程度降低,从而使粘接剂的持久性降低。

(6)规范操作:牙本质的粘接强度受操作者经验、技术及工作环境等多种因素的影响,因而要求操作者严格按照产品说明书进行操作。

2)牙髓反应　研究证明,酸蚀牙本质很少会引起牙髓不可逆的损害。但是,如果酸把牙本质表面的玷污层清除掉,使牙本质小管暴露,液体流动性增强,则有可能导致术后牙本质敏感。临床上大多数术后过敏是由酸蚀后空气吹干时间过长,把小管内的液体吸出,停止吹干后液体回缩,小管内形成空气栓子,咀嚼时空气栓子移动造成的。所以,酸蚀的时间应该控制在生产商建议的时间内。

4. 应用　牙本质粘接剂中酸蚀-冲洗类粘接剂用于牙本质粘接时,要特别注意保持牙本质粘接面润湿。保持牙面润湿的方法有两种:一是酸蚀冲洗后,表面不吹干;二是牙本质表面已干,可在其上加水再润湿。润湿的程度以表面有一层光亮的水膜为佳,水分过多也不利于形成高强度的粘接。为了形成最佳水膜,可采用控制吹干时间的方法,如吹干2～3秒,或用小滤纸轻轻吸一下牙面,或用小棉球轻轻吸一下牙面,使牙面保持一薄层水膜。

自酸蚀类粘接剂在涂布及保持过程中,可不断用小毛刷涂擦,特别是在粘接牙釉质时,反复涂擦可提高粘接剂对牙釉质的粘接强度。

目标检测

1. 简述磷酸锌水门汀的临床应用及优缺点。
2. 理想的根管充填材料应具备哪些性能?
3. 牙胶尖的优缺点有哪些?
4. 简述银汞合金的强度与哪些因素有关。
5. 粘接剂有哪些类型?
6. 影响粘接的因素有哪些?
7. 口腔粘接剂应具备哪些条件?
8. 简述牙釉质粘接过程及注意事项。
9. 牙本质粘接机制是什么?

(刘　曼)

知识拓展 3-1

目标检测答案

第四章 口腔修复材料

学习目标

　　本章主要介绍口腔修复过程中医生和技师经常使用的材料,主要包括印模材料、模型材料、义齿基托树脂、成品树脂牙及造牙树脂、纤维桩、金属材料、口腔陶瓷材料、铸造包埋材料、切削和研磨材料及口腔修复其他材料。通过本章的学习,掌握口腔修复材料的常用品种,其使用方法及注意事项,熟悉其种类和性能,了解它们的定义。

本章PPT

第一节　印模材料

一、概述

　　印模(impression),是物体的阴模。口腔印模即记录口腔各软硬组织形态和关系的阴模(图4-1)。在口腔医学范畴内,用于制取印模使用的材料即为口腔印模材料(impression materials)。例如制取口腔内组织形态的藻酸盐、硅橡胶等印模材料,用来复制耐火模型的琼脂类复制印模材料(duplicating impression materials)等。

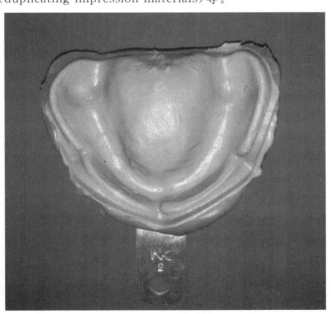

图 4-1　硅橡胶无牙颌阴模

Note

要制作精确的修复体,首先就要取得准确的印模,因此医生和技师都需要充分了解各类印模材料的特点和适用范围,掌握它们的使用方法,根据修复需要来选用不同的印模材料。

（一）理想印模材料应具备的条件

1. 良好的生物安全性 所用成分对组织无毒性、无刺激性、无致敏性等。

2. 良好的流动性、可塑性 印模材料的流动性是指在塑性变形前材料的稠度,可塑性是指材料的塑形能力。良好的流动性可以保证材料在轻压力下即可流动到组织细微部位,获得精细印模,同时不会使组织受压发生变形。良好的可塑性能准确反映组织细微结构。

3. 良好的弹性和机械强度 口腔颌面部有倒凹区和非倒凹区,良好的弹性能保证印模在凝固后从倒凹区等复杂的部位完整取出而不发生变形。良好的机械强度能保证印模在取出的过程中抵抗外力而不发生断裂,足够的压缩强度可防止灌模过程中发生永久变形。

4. 良好的尺寸稳定性 材料尺寸变化小,在凝固之后尺寸稳定,才能保证印模不变形,得到的模型是准确的。同时,从口腔内取出到室温环境中的温度变化,也不应引起印模的明显尺寸变化。

5. 适当的工作时间和凝固时间 以3~5分钟为宜,凝固太快医生来不及操作,凝固太慢则患者感到不适。

6. 化学稳定性佳 与模型材料不发生化学反应,模型与印模易分离。储存期长,易保存。

7. 其他 操作方法简单易掌握,对托盘附着性好,价格合理,易消毒。

（二）印模材料的分类

根据印模材料的性能,可分为弹性印模材料和非弹性印模材料两大类,每一类中又可分为可逆性印模材料和不可逆性印模材料(表4-1)。弹性印模材料在凝固之后具有弹性,若凝固后印模无弹性则称为非弹性印模材料。材料可反复多次使用,称为可逆性印模材料,反之,称为不可逆性印模材料。部分印模材料,如印模油泥、印模蜡、纤维素醚,由于流动性差、强度差、取模前后体积变化大、不易获得完整精确的印模,现已很少使用。目前还出现了可见光固化印模材料,使操作者可以自行控制工作时间和固化时间。

表 4-1　口腔常用印模材料的分类

	可　　逆	不　　可　　逆
弹性	琼脂	藻酸盐
		弹性体(硅橡胶、聚硫橡胶、聚醚橡胶)
		纤维素醚
		印模蜡
非弹性	印模膏	印模石膏
		氧化锌丁香酚糊剂

（三）印模材料的性能

1. 弹性印模材料的性能 主要包括水胶体印模材料和弹性体印模材料。

（1）水胶体印模材料(hydrocolloids impression materials):胶体(colloid)介于溶液和混悬液之间,与二者均不同。当胶体的分散介质为水时,称为水胶体。胶体有溶胶(sol)和凝胶(gel)两种类型。溶胶为黏稠液体,可转变为凝胶。转变方式:物理变化,低温时形成凝胶,加热时变为溶胶,如琼脂,过程可逆。化学变化,如藻酸盐,反应不可逆。凝胶可脱水或吸水,凝胶脱水发生收缩甚至裂开,称为凝溢;凝胶吸水可发生膨胀,称为渗润。因此,水胶体材料制取的印模不可长时间放置在空气中,会发生变形导致印模不准确。其强度取决于填料、纤维的浓度,浓度高,则弹性、强度大。在使用时,水胶体印模材料应以溶胶入口,流动性佳,当凝胶形成时,具有弹性,可从口腔内倒凹区取出。

(2)弹性体印模材料:弹性体(elastomer)是指具有弹性的固体,由交联成三维网状结构的链状聚合分子构成,弹性来源于相互缠绕的分子链。此类材料主要是合成橡胶类(synthetic rubber)材料,如硅橡胶、聚硫橡胶、聚醚橡胶。ISO 4823—2015 根据稠度将弹性体印模材料分为 4 类:0,腻子状;1,高稠度;2,中等稠度;3,低稠度。稠度主要与填料的添加量相关。ISO 4823—2015 对弹性体印模材料的物理性能规定如表4-2所示。

表 4-2 弹性体印模材料主要物理性能要求

材料分类	稠度 /mm		复制再现 /μm	线性尺寸变化 /(%)	与石膏配伍性 /μm	弹性恢复 /(%)	压应变 /(%)	
	最小	最大	最大		最大	最小	最小	最大
0	/	35	75	1.5	75	96.5	0.8	20
1	/	35	50	1.5	50	96.5	0.8	20
2	31	41	20	1.5	50	96.5	2.0	20
3	36	/	20	1.5	50	96.5	2.0	20

2. 非弹性印模材料的性能 此类印模材料因塑形后无弹性,故不能用来制取倒凹区印模。

二、弹性印模材料

(一)藻酸盐印模材料

藻酸盐印模材料(alginate impression materials)是一种弹性不可逆性的水胶体印模材料,目前临床应用最为广泛,最早由美国化学家 S. William Wilding 于 20 世纪 40 年代应用于牙科。它的优点:具有良好的流动性、弹性和可塑性,操作简单,价格低廉,与石膏和人造石配伍性好,制得的模型表面较光滑,印模易与模型分离。缺点:水胶体材料的一种,具有凝溢和渗润现象,制取印模后短时间内尺寸变化不大,长时间放置会产生明显变形,且细节再现性有限,从倒凹区取出后永久变形较大,弹性和精度不如琼脂与硅橡胶。

1. 组成 藻酸盐印模材料分为粉剂型和糊剂型两种。两种剂型的组成成分见表4-3。

(1)基质:藻酸盐,由褐藻酸与碱反应而来。印模材料中常用的主要为藻酸钠、藻酸钾、藻酸铵。藻酸盐溶于水,形成溶胶,不溶于有机溶剂,如乙醇、乙醚等。

(2)胶凝剂:硫酸钙,与藻酸盐反应生成不溶的藻酸钙,使材料从溶胶转为凝胶。

(3)缓凝剂:主要为磷酸钠、无水碳酸钠、草酸钠等。由于藻酸盐溶液与硫酸钙的化学反应极快,使用时来不及操作,故加入缓凝剂,减缓反应速度,延长工作时间。

(4)填料:主要为碳酸钙、硅藻土、滑石粉等惰性材料,难溶于水,不参加化学反应,增强凝胶的强度和硬度。填料的粒度越小,则印模表面越光滑,精确度越高。

(5)增稠剂:硼砂、硅酸盐等,调节材料的流动性,提高韧性,同时在一定程度上加速凝固。

(6)指示剂:用于指示反应过程,便于观察。如酚酞,在材料调和初期呈红色,当反应完毕形成凝胶时显示无色,指示反应已完成。

(7)防腐剂:麝香草酚。延长材料的储存时间,防止室温下糊剂型藻酸盐的腐败。

(8)矫味剂:藻酸盐本身有海藻的腥味,加入薄荷油、香精、留兰香、冬青等,能去除印模材料中的异味,让患者口感愉悦。

糊剂型藻酸盐印模材料由于运输储存不便,现已被粉剂型所取代。

表 4-3　粉剂型、糊剂型藻酸盐印模材料的成分比较

	粉 剂 型	质量分数/(%)	糊 剂 型	质量分数/(%)
基质	藻酸钠/藻酸钾	12~15	藻酸钠	7~10
胶凝剂	硫酸钙	8~10	熟石膏粉	糊剂∶粉＝2∶1
缓凝剂	磷酸钠	2	无水碳酸钠	2
填料	硅藻土	60~70	滑石粉、碳酸钙	6~12
增稠剂	/	/	硼砂	0.2
矫味剂	冬青、薄荷油等	微量	薄荷油、留兰香等	微量
稀释剂	/	/	水	80~85

2. 凝固原理　藻酸钠与硫酸钙混合后,1 个 Ca^{2+} 置换 2 个 Na^+,使 2 分子藻酸钠交联,固化的凝胶纤维通过 Ca^{2+} 的交联彼此连接成网状,即转变为凝胶。由于藻酸钠、硫酸钙反应速度过快,临床无法操作,因此实际凝固反应分为两步:第一步是缓凝剂磷酸钠与硫酸钙反应,夺取部分 Ca^{2+} 并降低其浓度,直到磷酸钠用尽;第二步是藻酸钠与剩余 Ca^{2+} 反应生成藻酸钙凝胶。反应方程式如下:

第一步:$Na_3PO_4 + CaSO_4 \longrightarrow Ca(PO_4)_2 + Na_2SO_4$

第二步:$Na_nAlg + CaSO_4 \longrightarrow Na_2SO_4 + Ca_mAlg \downarrow$

3. 性能

1) 凝固时间(setting time)　从调和开始到最终材料凝固取下印模所需的时间。我国医药行业标准规定,20 ℃时藻酸盐印模材料凝固时间为 2~5 分钟。凝固时间受藻酸盐/胶凝剂的值、缓凝剂含量、水粉比、温度的影响。

胶凝剂多,凝固加快;胶凝剂少,凝固减慢。

缓凝剂多,凝固减慢;缓凝剂少,凝固加快。

水粉比低,凝固加快;水粉比高,凝固减慢。

温度升高,凝固加快;温度降低,凝固减慢。

胶凝剂与藻酸盐的含量如果相差太大,会影响最终印模的质量,胶凝剂过少,印模强度降低,胶凝剂过多则弹性减小。

2) 流动性、弹性　溶胶状态的藻酸盐印模材料可流动到细微部位,具有良好的流动性,凝胶状态时具有弹性,可从倒凹区中取出。其压应变为 5%~20%,永久变形不超过 5%。永久变形的大小与印模被压缩的时间相关,因此取出印模时应快速。

3) 强度　ADA 标准规定其压缩强度不小于 0.35 MPa,某些产品可达 1.5 MPa。

4) 尺寸稳定性　藻酸盐具有凝溢与渗润现象,制取好的印模放置在空气中或水中均会发生明显尺寸变化,因此,在取模后 15 分钟内应立即灌模。在不能及时灌模时,应保存在湿度为 100%的环境中。

5) 细节再现性　此性能用于衡量一种印模材料能否制取出清晰的细微部位结构。藻酸盐的细节再现性有限,因此精度有限,要注意使用范围。

6) 石膏配伍性　此性能是指印模材料应能与灌注的石膏材料形成光滑表面,易分离。藻酸盐与熟石膏、部分人造石配伍性较好,但部分产品会使人造石表面粗糙。部分粉剂型藻酸盐材料中会加入氟钛酸钾等成分,加速石膏凝固,改善石膏模型表面性能。

4. 使用方法、临床应用及注意事项

1) 使用方法　使用调拌刀和橡皮碗将粉剂与水直接调和,粉水比根据厂家说明,调和时间为 30~45 秒,贴碗壁用压力调和,避免残留颗粒,避免过多气泡(图 4-2)。工作时间一般为

2分钟,口腔内凝固时间一般为3分钟,需使用带孔托盘或修整过边缘的托盘制取印模,以免脱模。

2)临床应用 主要用来制取可摘局部义齿印模、全口义齿初印模、正畸留存模、观测模等,由于精度不及合成橡胶类和琼脂,所以不适合用来制取嵌体、冠、桥等精密修复体的印模。

3)注意事项

(1)粉水比合适时印模强度高,弹性好,抗撕裂性增强。由于材料厂家的不同,粉水比需根据厂家说明来调节。糊剂型藻酸盐材料的调和比例为糊剂:胶凝剂=2:1(体积比)。

(2)调拌工具要清洁,勿混入杂质。调拌过程需要加压,使材料调拌均匀成光滑膏体状。

(3)粉剂型中的硫酸钙易吸收空气中的水,导致材料凝结,故应密封保存于干燥、阴凉处。材料储存期一般不超过一年。

(4)可用次氯酸钠喷雾消毒。

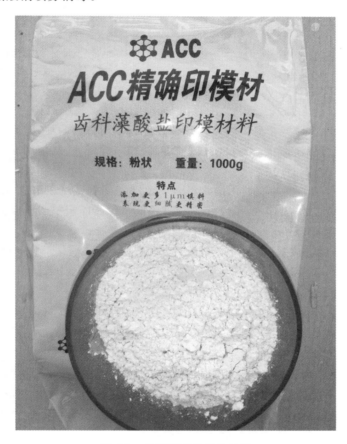

图 4-2 常用藻酸盐印模材料

(二)高精度藻酸盐印模材料

高精度藻酸盐印模材料,目前在临床应用非常广泛。其藻酸盐含量高,吸收水分快,混合均匀、细腻、光滑、表面致密,印模储存时间长,印模精确,和琼脂兼容,适用于各种冠桥固定修复、全口或局部活动义齿、根管内印模。其中主要代表——金玛克高精度藻酸盐印模材料的使用参数如下。

调拌时间:45秒。操作时间:2分钟。口腔内时间:1分30秒。总凝固时间:3分30秒。弹性恢复:99%。塑性变形:10.3%。压缩强度:1.1 MPa。

Note

（三）琼脂印模材料

琼脂印模材料（agar impression materials）是一种弹性可逆性印模材料，主要成分为琼脂（agar）。

1. 组成　除水外琼脂是该印模材料中的主要成分，质量分数占 8%～15%，水占 80%～90%。水的含量决定了材料流动性大小和物理性能。琼脂印模材料的组成及各组分的作用见表 4-4。

表 4-4　琼脂印模材料的组成及各组分的作用

组　　成	质量分数/(%)	作　　用
琼脂	8～15	胶凝作用
硫酸钾	1～2	加速石膏凝固，对硼砂琼脂阻碍石膏凝固起拮抗作用
硼砂	0.2～0.5	改善凝胶强度
烷基苯甲酸盐	0.1	防腐剂
水	80～90	提供溶胶、凝胶的延续相
色素、香精	痕量	调节外观和气味

2. 分类　按稠度分为高稠度、中稠度、低稠度琼脂印模材料。高稠度、中稠度琼脂印模材料用于全口或局部牙弓印模（托盘型材料），低稠度琼脂印模材料为注射器型材料。

按应用分为牙弓印模用琼脂印模材料、冠桥用琼脂印模材料、复模用琼脂印模材料。

3. 性能

1）胶凝温度　琼脂印模材料利用的是材料在温度变化下可以在溶胶、凝胶状态中反复转化的特性。由溶胶转化为凝胶时的温度称为胶凝温度。琼脂印模材料胶凝温度为 37～45 ℃，环境温度越低，胶凝速度越快。60～70 ℃时凝胶转变为溶胶。

2）流动性、精确性　在溶胶状态时琼脂流动性好，可制取精细部位，所得印模清晰、准确度高，能复制出 20 μm 的细线。在接近胶凝温度时流动性明显变小，操作时间应在溶胶期内。制取口内印模时，与托盘接触的琼脂最先凝固。

3）尺寸稳定性　具有水胶体材料的特点，取模后需立即灌模。不能及时灌模时保存在湿度为 100% 的环境中，或 2% 硫酸钾固定液中。

4）石膏配伍性　琼脂印模材料对石膏的配伍性优于藻酸盐材料。

5）机械性能　ISO 1564—1995 规定，高稠度、中稠度琼脂印模材料的抗撕裂性为 0.75 N/mm，低稠度琼脂印模材料为 0.5 N/mm，压应变为 4%～15%，永久变形＜3.5%。大多数托盘型琼脂材料的变形恢复达 99%。ADA 规定其压缩强度最低为 0.25 MPa。

4. 使用方法、临床应用及注意事项

1）使用方法和临床应用　托盘型琼脂印模材料水浴加热转变为溶胶后，在口腔内使用温度为 45～50 ℃，放入带冷却水的托盘中进行取模，操作较为烦琐，使用不便，主要用于全口或局部无深倒凹区取模。注射型琼脂印模材料需使用专用注射器，使用前在 63 ℃恒温加热器中加热，随用随取，可用于嵌体、冠桥、根管内印模，由于此型强度有限，不能单独制取全口印模，可与藻酸盐材料联合应用。复模用琼脂印模材料在使用时将琼脂切成小块，放入琼脂恒温搅拌机融化，成为溶胶后灌注于琼脂复模型盒中，冷却后即可得到印模，主要用于技工室复制模型。

2）注意事项　琼脂在反复溶解多次后，性能明显下降，且在使用过程中，琼脂会被人造石、包埋材料、分离剂及其他物质污染，加速琼脂的降解，因此建议琼脂印模材料重复应用次数控制在 3 次以内。

（四）硅橡胶印模材料

硅橡胶印模材料（silicone rubber impression materials）属于人工合成的聚合物,在航空航天、汽车工业、电子工业、医学等领域广泛应用。它具有良好的弹性、流动性、可塑性、韧性和强度,在口腔医学领域,用硅橡胶制取的印模清晰、准确度高、体积变化小、易脱模,是目前较为理想的印模材料。硅橡胶印模材料可耐受高压煮沸灭菌,一些特殊传染病患者应使用该印模材料制取印模以便于消毒。其根据反应特点分为缩合型硅橡胶印模材料和加成型硅橡胶印模材料。

1. 缩合型硅橡胶印模材料（condensation silicone rubber impression materials） 又称为缩合型室温硫化硅橡胶印模材料。商品一般为三组分、双组分包装。

1）组成:主要由基质、交联剂、催化剂、填料等组成。

（1）基质:带羟基末端的高分子量聚二甲基硅氧烷。

（2）交联剂:硅酸烷基酯或三乙氧基甲烷。作用是与基质发生交联反应。

（3）催化剂:辛酸亚锡、月桂酸二丁锡。作用是促使基质和交联剂发生反应。

（4）填料、色素、香精:无机填料通常占30%～40%,个别类型如putty型填料可占75%,可以增加硅橡胶的强度。微量色素、香精可调节颜色和气味。

三组分包装是指基质、交联剂、催化剂分别包装;双组分包装是指基质、催化剂分别包装。

2）聚合反应 反应机制是聚二甲基硅氧烷的—OH端在催化剂（辛酸亚锡）作用下与交联剂（硅酸烷基酯）反应,以Si—O键的形式,交联成网状聚合物,同时生成副产物乙醇。在交联过程中催化剂辛酸亚锡可使反应在室温或口腔温度37 ℃时完成。化学反应方程式如下:

$$聚二甲基硅氧烷＋硅酸烷基酯 \xrightarrow{辛酸亚锡} 硅橡胶弹性体＋乙醇$$

3）性能

（1）凝固时间:缩合型硅橡胶印模材料在23 ℃时凝固时间为6～8分钟,37 ℃时凝固时间为3～6分钟。增加催化剂的用量、提高环境温度和湿度可缩短凝固时间,在使用时可根据需要增加或减少催化剂的用量,调整凝固时间。缩合型硅橡胶印模材料的凝固时间不等于硫化时间,在材料凝固后硫化可继续进行两周左右。

（2）尺寸稳定性:缩合型硅橡胶印模材料的反应过程有副产物乙醇产生,随着乙醇的挥发,其收缩量较其他合成橡胶类材料大,24 h线性收缩量为0.4%～0.6%。其收缩主要发生在凝固后1小时内。采用二次印模法可在一定程度上减小收缩量。

（3）机械性能:强度与添加的填料相关,一般拉伸强度为4～6 MPa,抗撕裂强度为1～2 MPa。弹性好,是因为硅橡胶分子链长且在空间结构上为卷曲状,受到拉力时分子链伸直,拉力消失时恢复卷曲,弹性恢复率可达97%～99%。

（4）化学稳定性:具有良好抗老化性能;弱酸、弱碱等对其性能几乎无影响;可耐受高压煮沸灭菌。

（5）润湿性:疏水性材料,对口腔组织润湿性差,如口内唾液较多则会影响印模精确性。部分商品加入了亲水性非离子表面活性剂,在印模过程中能润湿牙体表面,在凝固后也容易被含水的代型材料润湿。

4）使用方法、临床应用及注意事项

（1）使用方法:①托盘选择:有孔钢制托盘或高分子网格托盘。②调和方法:严格按照说明书中的调拌比例和调和时间操作,使用不锈钢调拌刀在干净的玻璃板或专用调和纸上进行调和。③印模方法:调和好的材料放入托盘内进行取模,步骤与藻酸盐类似,印模时可采用一次印模法或二次印模法制取。④缩合型硅橡胶印模应在制取后2小时内进行灌模,灌模时间越早越好。

Note

（2）临床应用：主要制取嵌体、冠、桥修复体印模，取个别嵌体印模最为理想。

（3）注意事项：缩合型硅橡胶印模材料有自聚现象，基质糊剂存放时间过长趋于变稠，催化剂的稳定性欠佳，过期材料务必不再使用。

2. 加成型硅橡胶印模材料（addition silicone rubber impression materials） 又称聚乙烯基硅氧烷橡胶，商品为双组分包装，材料凝固后硬度较高，性能优越，价格较贵。

1）组成：由基质糊剂、催化剂糊剂组成。

（1）基质糊剂：主要成分为带有—OH及侧链基团的聚甲基乙烯基硅氧烷，交联剂为含氢硅油。部分产品添加表面活性剂，增强亲水性。

（2）催化剂糊剂：主要为氯铂酸。

2）凝固反应 聚甲基乙烯基硅氧烷的端基乙烯基团与含氢硅油的氢键在氯铂酸的催化作用下发生加成反应，形成网状大分子硅橡胶弹性体，反应速度快且完全。反应方程式如下：

$$聚甲基乙烯基硅氧烷 + 含氢硅油 \xrightarrow{氯铂酸} 硅橡胶弹性体$$

3）性能 性能优于缩合型硅橡胶印模材料，精确度高，反应过程无副产物生成，尺寸稳定性更好。

（1）凝固时间：口腔内温度凝固时间为2～4分钟，主要受温度、催化剂含量影响。

（2）尺寸稳定性：24小时线性收缩率不大于0.2%，是目前常用印模材料中尺寸变形最小的材料，可反复多次灌模。如灌制环氧树脂代型，则需放置一夜再灌制，防止代型上出现气泡。

（3）机械性能：强度好，弹性佳，弹性恢复率为99.5%～99.9%，永久变形率非常小，且加成型硅橡胶印模材料上可电镀铜或银。

（4）化学稳定性：耐高温，耐酸碱，抗老化性能优良，石膏易分离，取模后一周内可反复多次灌模。可用次氯酸钠、戊二醛、苯酚等消毒。

（5）润湿性：疏水性材料，部分产品中加有表面活性剂。取模前工作区应保持干燥。

4）使用方法、临床应用和注意事项

（1）使用方法：用量勺等量取出基质和催化剂，用干净的双手调和均匀，置于托盘内使用。可分为一次印模法（图4-3）和二次印模法。

（2）临床应用：用于制取精密修复体印模，如冠、桥、贴面、嵌体、附着体、种植义齿及可摘局部铸造义齿和全口吸附性义齿。也可用于做咬合记录（图4-4）。

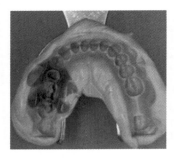
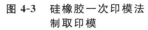
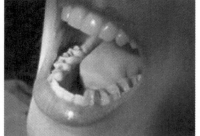
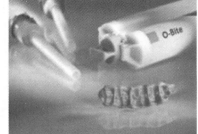

图4-3 硅橡胶一次印模法　　　　图4-4 O-Bite硅橡胶咬合记录
制取印模

（3）注意事项：①与缩合型硅橡胶印模材料相比，加成型硅橡胶印模材料的操作时间较短，在口内凝固速度较快，印模精确度更高，操作性能非常好，适用范围更广，但价格较高。②本品不宜与缩合型硅橡胶印模材料、聚醚硅橡胶印模材料混用。③含硫化合物会使氯铂酸中毒失去作用，因此不得用天然橡胶或乳胶手套操作，避免污染材料导致不凝固或凝固迟缓。④取用量勺严格分开，避免基质与催化剂的污染，导致材料失效。⑤在消毒时不要使用有机溶剂,避免印模膨胀。⑥对硅橡胶过敏的患者慎用此类材料。⑦硅橡胶印模材料的废弃材料应集中处理,避免污染环境。

随着 CAD/CAM 技术的日益普及,硅橡胶印模材料也向此技术方向靠拢。例如 DMG 公司出品的 Honigum Pro Scan 可扫描硅橡胶印模材料,无须喷雾或喷粉即可直接扫描形成数字模型,且无须灌注石膏模型,消除了模型可能产生的误差。该技术适用于冠、桥、嵌体、高嵌体及各种类型的 pick-up 印模。

（五）其他弹性印模材料

1. 聚醚橡胶印模材料（polyether rubber impression materials） 精密型印模材料,精确度高于缩合型硅橡胶印模材料、聚硫橡胶印模材料,但韧性大,工作时间偏短,仅适用于少数牙印模。商品多为双组分,金属管包装。

1）组成 ①基质糊剂:主要是分子量为 4000 的末端带有环胺基的不饱和聚乙烯醚、胶体二氧化硅填料、增塑剂邻苯二甲酸酯或乙二醇醚。②催化剂糊剂:烷基芳香环酸酯和增稠剂。

2）凝固反应 基质中的环胺基在催化剂作用下开环,发生离子聚合交联反应,聚合为高分子量的聚醚橡胶弹性体,无副产物生成。

3）性能

（1）凝固时间 与加成型硅橡胶类似,工作时间、凝固时间稍短,口腔内温度凝固时间为 2～3 分钟。加入稀释剂可延长工作时间及增加柔韧性。

（2）尺寸稳定性 体积变化小,24 小时线性收缩量为 0.3%,尺寸稳定性好,保持干燥时尺寸可稳定一周。具有亲水性,吸水后膨胀,因此可以吸取模型材料中的水分,补偿印模材料的收缩,最终得到的模型精度非常高,但若过度吸水则会影响准确性。取模后不宜存放于潮湿处或水中,需立即灌模。

（3）机械性能 具有比其他印模材料更高的韧性、硬度、刚性。邵氏硬度达 60,属于硬质材料,流动性稍差,不宜制取倒凹大或复杂部位的印模。在受外力时永久变形好于聚硫橡胶。弹性恢复率 98.5%,介于聚硫橡胶印模材料与加成型硅橡胶印模材料之间。抗撕裂强度差,不易从口腔内或代型上取下,在取模时材料必须具有足够的厚度。

（4）化学性能 可用次氯酸钠消毒,不宜浸泡过久。

4）使用方法、临床应用和注意事项

（1）使用方法 同加成型硅橡胶印模材料。调和需快速彻底,避免催化剂与皮肤直接接触。由于材料抗撕裂性能差,取模时最小厚度需达 4 mm。

（2）临床应用 制取无明显倒凹区的精密印模。印模可镀银。

（3）注意事项 ①聚醚橡胶印模材料表面细节再现性好,易于灌注人造石,精确度高。②凝固后硬度高,有苦味,印模对储存条件要求高,价格昂贵。

2. 聚硫橡胶印模材料（polysulfide rubber impression materials） 聚硫橡胶印模材料于 20 世纪 20 年代开始用于口腔临床。它的强度大,弹性好,韧性大,所得印模精细、准确、光洁,价格低廉。商品包装多为双组分金属管装。

1）组成 ①基质糊剂:含端基和侧链巯基（—SH）的聚硫聚合物,分子量在 4000 左右,具有三个—SH,两个为端基,一个为侧基。另外还有增塑剂邻苯二甲酸二丁酯,填料氧化锌、氧化钛、硫化锌、二氧化硅等。填料与增塑剂用来调整材料的刚度。②催化剂糊剂:30% 过氧化铅,作为氧化剂,在室温下促进基质的聚合和交联。还加入了油脂、氯化石蜡或无机填料。过氧化铅可挥发,会降低尺寸稳定性,有的产品会用异丙基过氧化氢、叔丁基过氧化物来替代过氧化铅,但仍具有一定挥发性。

2）凝固反应 聚硫橡胶与过氧化铅发生缩合脱水反应,侧基—SH 发生交联,生成高分子缩聚物,材料从糊状变为橡胶状,有副产物水生成。温度、湿度的增加会加快凝固反应,在温度20~70 ℃范围内,每升高10 ℃,反应速度增加1倍。

3)性能

(1)凝固时间 10~12分钟,工作时间可达5~7分钟,印模需要在口腔内停留至少10分钟。

(2)尺寸稳定性 弹性恢复比硅橡胶印模材料、聚醚橡胶印模材料略低,24小时线性收缩量为0.4%,需在取模后1小时内灌模,防止变形过大。该材料流动性较大,在储存期易发生变形,由于凝固时间长,在口腔内停留过程中,易因为不稳定而发生变形。

(3)机械性能 聚硫橡胶的剪切强度很高,在制取倒凹区印模时优于加成型硅橡胶和聚醚橡胶,可以用来印制深龈下区域的印模。印模可以电镀银。

4)使用方法、临床应用和注意事项

(1)使用方法 按比例在调和纸上用调和铲调和45~60秒,在口腔内需保持10~12分钟,取出过程中注意托盘的稳定性,防止印模在凝固前发生变形。

(2)临床应用 可制取冠、桥、可摘局部义齿、全口义齿印模,及倒凹较大区域的印模,但其临床应用远不及硅橡胶材料广泛。

(3)注意事项 ①流动性好,细节再现性好,易从倒凹区取出,价格低于硅橡胶印模材料和聚醚橡胶印模材料。②塑性变形稍大,硬化慢,印模取出过早会导致印模变形或细节印制不清晰。质地软,易流动至患者咽喉部引起不适。③过氧化铅易使衣物染色。④在取模后1小时内灌模,不能多次灌模。

三、非弹性印模材料

(一)印模膏

印模膏(impression compound)是一种温度可变的可逆性非弹性印模材料,热软冷硬,不发生化学变化,又称红白打样膏。ADA将印模膏分为两类:Type Ⅰ为低熔点材料,取模用,不能用于倒凹区。Type Ⅱ为高熔点材料,用于制作个别托盘(图4-5)。

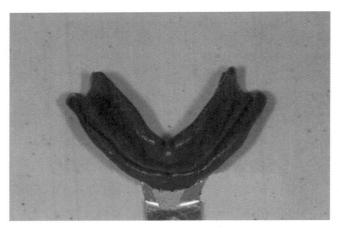

图4-5 印模膏制作的个别托盘

1. 组成 主要为萜烯树脂,是杜仲树分泌的天然树脂。其本身具有热软冷硬的特点,使印模材料具有热塑性,在软化状态时流动性较好。

1)萜二烯树脂 质量分数占35%~40%,是印模膏的主要成分,也可用达玛树脂、松脂等替代。

2)三硬脂酸 增塑剂和润滑剂,可调节材料的可塑性、韧性和软化点,也可用硬脂酸、石蜡或蜂蜡替代。

3）填料 滑石粉、硅藻土等。使材料赋型,调节材料的流动性。

4）颜料 铁红、锌钡白。其中锌钡白也作为填料使用。

2. 性能

1）热传导性 印模膏为热不良导体,导热性差,在加热软化过程中往往表层软化而中心较硬,因此在使用时要注意材料是否已完全软化均匀一致。

2）流动性 流动性差,黏性大,细节再现性不佳,无法记录细微结构。Type Ⅰ 在 45 ℃时流动性为 85％,37 ℃时为 6％。Type Ⅱ 在 45 ℃时流动性为 70％,37 ℃时为 2％。

3）热塑性 具有热塑性。Type Ⅰ 的软化温度为 45～55 ℃,Type Ⅱ 为 70 ℃,降至口腔温度时即变硬。可反复使用,若时间过久,硬脂酸成分丢失则会发生老化,不应再用。

4）尺寸稳定性 线胀系数较大,热胀冷缩明显,印模在储存时,热的环境下会发生尺寸变化,材料会出现应力释放现象造成变形,所以取模后应尽快灌模。

5）固化后无弹性 不宜制取倒凹区印模。

3. 使用方法、临床应用和注意事项

1）使用方法 取块状印模膏浸没于 50～70 ℃的热水中,待充分软化后,捏成条状置于硬质托盘中使用,托盘质地过软易导致印模变形。取印模时应让其在口腔内自然冷却,避免温度变化导致收缩过大,取出后应尽早灌模。或者作为初印模使用,加入藻酸盐材料进行二次印模。

2）临床应用 印模膏凝固后无弹性,在口腔温度时流动性小,温度变化引起尺寸变化大,印模精确性差,因此不能作为功能性印模材料,可用来制取初印模、对颌模型、铜圈印模,目前使用较多的是用来制作个别托盘,制取可摘局部义齿、全口义齿印模或初印模,也可用来制取口腔颌面部缺损的印模。

3）注意事项 印模膏经消毒后可重复使用,在每次使用完毕后均应做好消毒,避免交叉感染。常用方法是将其置入水浴锅内隔水煮沸 30～50 分钟,达到消毒目的,然后切成块状备用。所取得的印模可用次氯酸钠、戊二醛消毒。

（二）氧化锌-丁香酚印模糊剂

氧化锌-丁香酚印模材料呈糊状,又称氧化锌-丁香酚印模糊剂（zinc oxide-eugenol impression paste）。

1. 组成 ①基质糊剂:氧化锌、植物油或矿物油,加速剂醋酸锌。②催化剂糊剂:12％～15％丁香酚、松香、醋酸锌、填料（滑石粉、高岭土）、增塑剂等。

2. 凝固反应 氧化锌和丁香酚经酸碱反应生成丁香酚锌螯合物,螯合物作为基质包裹未反应的氧化锌。

3. 分类 分为硬固和软固两类。硬固材料凝固时间约 10 分钟,软固材料固化时间约 15 分钟。

4. 性能

1）凝固时间 初凝时间为 3～5 分钟,终凝时间为 10～15 分钟。

2）流动性 流动性好,可记录细微处结构,印模精确。在凝固过程中几乎没有尺寸变化,有很好的尺寸稳定性和精确度。无弹性,不能用于记录倒凹。强度不够,需与其他印模材料配合使用,作为二次印模,印模放置过程中性质稳定,可与石膏材料兼容。

5. 应用 ①按比例取用,在玻璃板上用金属调拌刀调拌。调和完成后置于初印模上,在印模膏托盘或丙烯酸托盘上,制取印模。在灌制模型时,只能灌制熟石膏和人造石类模型材料。②一般作为无倒凹的全口无牙颌牙槽嵴印模材料,且一般都作为二次印模,重衬印模。

Note

③丁香酚有刺激性,与组织粘连,在使用前要对患者唇部等涂布凡士林。④价格便宜,精度高,作为印模材料使用,可用戊二醛消毒。

(三)印模石膏(impression plaster)

目前很少使用,可作为无牙颌的稀印模材料,主要成分为熟石膏。凝固后的印模清晰准确,体积稳定,对口腔组织无毒,凝固期间放热,口感干燥。由于印模石膏无弹性,不便于制取倒凹区印模,需分段取出。使用时水粉比为 60 mL(水):100 g(粉剂),将粉剂撒入水中浸润30 秒,调拌 30 秒,口腔内凝固时间为 3~4 分钟,调和后的材料具有适当的流动性和可塑性,尺寸变化小。

(四)印模蜡

取模是蜡型材料在口腔最早的用途,称为印模蜡(impression wax)。此种蜡流动性大,延展性大,从倒凹处取出易变形,仅用于无倒凹无牙颌。主要分为校正蜡和咬合记录蜡。

1)校正蜡(corrective wax) 覆盖在印模表面,可在功能状态下记录软组织情况。组成主要是石蜡、地蜡、蜂蜡和金属离子。在 37 ℃时,流动性为 100%,取出时易变形。

2)咬合记录蜡(bite registration wax) 用于咬合记录,使模型精确对位。组成为蜂蜡、石蜡、地蜡,含铝粒子或铜粒子。也可用铸造蜡或硬质基托蜡做咬合记录。硅橡胶材料和聚醚橡胶材料兴起后,已基本取代蜡作为咬合记录材料的地位。

(李 静)

第二节 模型材料

口腔科模型是复制口腔颌面部软、硬组织形态及关系的阳模。在制作模型过程中所使用的材料,称为模型材料。口腔修复中的模型材料通常有蜡型材料、石膏类模型材料和耐高温模型材料等。本节主要介绍用来制作修复模型的蜡型材料和石膏类模型材料。

一、蜡型材料

牙科用蜡是口腔修复体制作过程中使用的蜡,广泛应用于口腔临床及技工室。许多修复体的经典制作途径都需要使用蜡型材料,如嵌体蜡型、铸造底冠蜡型、蜡基托、蜡支架等。这些蜡型就是修复体的前身,因此蜡型材料的质量和性能,直接关系到修复体成品的质量好坏,作为使用者的医生和技师,必须掌握蜡型材料的相关知识。

(一)蜡的物理性能

1. 熔化范围与软化温度 牙科用蜡多是混合物,因此蜡开始熔化和完全熔化时的温度并不相同。一般来说牙科用蜡完全熔化时的温度要高于开始熔化时的温度 5~10 ℃,部分产品的差异可能达到 30 ℃。从蜡开始熔化到完全熔化时的温度范围就称为熔化范围,比如石蜡的熔化范围为 42~62 ℃,棕榈蜡的熔化范围为 84~90 ℃。蜡在熔化温度以下加热时会发生固相-固相转化,晶格由斜方晶格转为六方晶格,这个固相-固相转化点就是蜡的软化温度。蜡的物理性能及用途由熔化范围和软化温度所决定。在实际使用时,软化温度与实际操作更加贴近,因此商品包装一般只标明软化温度。

2. 热膨胀 蜡的线胀系数为 350×10^{-6}/K,受热时膨胀较大,冷却时收缩也大,这是造成修复体精度误差的原因之一。在使用时,选择热胀率较低的蜡,或者用模型膨胀来补偿,以提高蜡型的精度。

3. 流变性 蜡的流变性是指流动性和可塑性的结合,是指蜡在应力下变形的能力。流变性与温度、应力、作用时间有关。蜡的流变性与精确度相关,如直接型嵌体蜡在高于口腔温度5 ℃时具有很大的流变性,流至窝洞细微处,在 37 ℃时流变性很小,以保证蜡型取出时不变形。蜡的流变性可用加压缩短率来表示。国际上对蜡型材料的技术参数做了严格规定,在压力为0.196 MPa时,参数需符合表 4-5。

表 4-5 蜡型材料加压缩短率

蜡 的 种 类	30 ℃	37 ℃	40 ℃	45 ℃
直接法用(Ⅰ型)	—	<1.0%	<20%	70%~90%
间接法用(Ⅱ型)	<1.0%	—	>50%	70%~90%

4. 应力松弛与变形 蜡有部分弹性特点,在变形后有恢复原始形态的趋势,称为记忆效应。其热传导性能差,又很难被均匀加热,因此蜡型制作完成冷却收缩时,会产生较大残存内应力。当再次遇热时,内应力缓慢释放,形成应力松弛,产生变形。这种现象可在工作中观察到,例如,蜡卡环的卡环臂末端离开牙面,全口义齿蜡型的后堤区离开石膏模型间隙为0.5~1.0 mm,可摘局部义齿游离鞍基的蜡基托边缘翘起等现象,都是应力松弛的表现。通过如下实验也可以观察到下列现象:将嵌体蜡浸泡于37~39 ℃热水中,然后弯成闭口马蹄形状,取出在室温下定型。定型后再次将嵌体蜡置于37~39 ℃热水中静置 10 分钟,可以观察到马蹄会缓慢开口(图 4-6)。临床操作中务必注意应力松弛现象,采用适当的方法来减少蜡的内应力。

(1)操作时尽量降低蜡的温度,或在使用前用熔蜡器均匀加热。

(2)制作蜡基托时,可分为多个区间进行塑形。

(3)堆蜡时可以少量多次。

(4)采用浸渍蜡制作牙冠时,先预热代型,减小代型与液态蜡的温度差。

(5)蜡型制作完成后需自行缓慢冷却,不可骤冷,不可在温度差较大的环境中移动。

(6)蜡型制作完成后尽快包埋,或置于冰箱保存。冷藏过的蜡在铸造之前应先恢复至室温,并修正边缘。

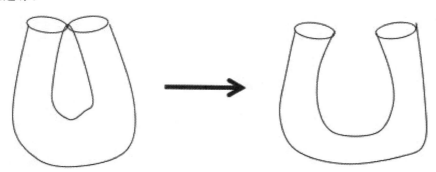

图 4-6 蜡的应力松弛变形示意图

5. 机械性能 蜡的弹性模量、压缩强度、比例极限均较小,并与温度明显相关。在做全冠蜡型时,在不同部位采用不同弹性模量的蜡来制作,可以使蜡冠的收缩减至最小。例如,冠侧壁用嵌体蜡,𬌗面用铸造蜡,在包埋铸造时,嵌体蜡与铸造蜡的弹性模量比值为 7:1 时,𬌗面会获得比边缘区更均匀的膨胀。蜡的延展性也与温度相关,温度越高,延展性越大。

6. 颜色 蜡型材料的颜色应与相关组织有明显的区别,与模型材料也要有颜色区分,便于准确操作和检查。

（二）蜡的分类

蜡的分类方式很多，本节主要按照用途进行分类。

1. 模型蜡 包含基托蜡、铸造蜡、EVA塑料蜡。

2. 造型蜡 围盒蜡、应用蜡、黏蜡、雕刻蜡等。

3. 印模蜡 校正蜡、咬合蜡。

（三）临床常用蜡型材料

1. 铸造蜡（casting wax） 主要用于失蜡铸造技术，用来制作修复体蜡型，分为铸造支架蜡和嵌体蜡（图4-7）。

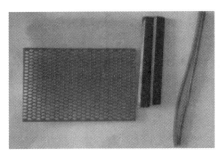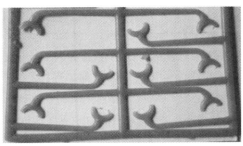

图4-7 铸造支架蜡、嵌体蜡、蜡线条、卡环蜡

1）组成 铸造支架蜡与嵌体蜡的组成相近，主要由石蜡、棕榈蜡、地蜡、蜂蜡和其他微量成分构成，嵌体蜡性能要优于铸造支架蜡。

2）性能 铸造蜡除了要具备蜡的一般性能外，还需具有特殊性能要求以匹配用途。

（1）嵌体蜡 主要用于制作嵌体、冠、桥体的蜡型。商品一般为棒状、条状或小块状，颜色多为深绿、深蓝等。嵌体蜡又分为直接嵌体蜡和间接嵌体蜡，分别用于直接法和间接法制作蜡型。嵌体蜡应具备的性能要求如下：①软化后应为均匀无鳞片状的固体，在口腔内直接使用时，蜡能在压力下流动到精细部位，可塑性强，热膨胀率小，工作温度不能对牙髓产生刺激。②直接嵌体蜡在37 ℃时流变性要小（<1%），保证蜡型取出时不变形。③在室温雕刻时不应出现破碎和鳞片现象，表面易光滑。④颜色要明显区别于口腔组织，便于观察和操作。⑤高温焙烧时易挥发，无残渣，要求500 ℃灼烧时残渣量小于0.1%。⑥由于嵌体蜡的热膨胀系数较高，因此已完成的嵌体蜡蜡型应尽快包埋铸造，如距离包埋时间间隔达到30分钟以上，就应当保存在冰箱中，防止应力松弛导致蜡型变形，影响铸造件的精密度。也可在使用前，将嵌体蜡加热到50 ℃保持15分钟来减少残余内应力。

（2）铸造支架蜡 主要用于制作活动义齿的铸造支架、固位体、卡环、殆支托等蜡型。商品一般为片状（如薄蜡片、橘皮蜡等）、块状和预成形（如舌杆蜡、卡环蜡、蜡线条等，图4-7）。在用途上，有卡环蜡、舌杆蜡、橘皮蜡、固位蜡、冠桥用蜡、浸渍蜡、研磨蜡、蜡线条等。其性能要求与嵌体蜡类似，较嵌体蜡稍低，对延展性要求高，在23 ℃时应能对折而不发生断裂，在40～45 ℃时应柔软易弯折，与模型贴合紧密。使用时可置于烤箱中整体烘软加热，用湿棉球加压使其在模型上就位。

除了用蜡制作修复体模型外，还可用树脂制作修复体模型，如模型树脂。模型树脂有很好的强度，尺寸稳定性好，燃烧充分无残渣，比蜡型材料性能优良。在石膏代型上均匀涂厚度为3～5 mm的树脂，修整外形，光固化后得到修复体模型。

2. 基托蜡（baseplate wax） 主要用于制作义齿基托、殆堤、雕刻蜡牙，检查口内咬合关系，转移殆架等。又称红蜡片（图4-8），分为常用蜡（软化温度38～40 ℃）和夏用蜡（软化温度46～49 ℃）。

1）组成 主要由70%～80%石蜡，12%～20%蜂蜡，适量地蜡、棕榈蜡、川蜡或合成蜡组成。

2）性能及应用 基托蜡质软,韧性好,在室温下即可雕刻成形,加热后具有一定可塑性,在火焰上烘软后表面光滑,在人工牙或模型上不留残渣和色素。①加热软化后具有适当的可塑性和黏着性,不应破碎或分层,冷却后有韧性,在口腔温度时不变形。②硬度适中,易于加工。③沸水去蜡时可全部去净,不留残渣。④应用:将基托蜡放在火焰上烘软后,贴在模型上修整边缘后可制成蜡基托;烘软后折叠为柱状可做蜡堤;可固定卡环、部件、人工牙等;可做咬合记录;熔化后可随意浇铸各种蜡型。

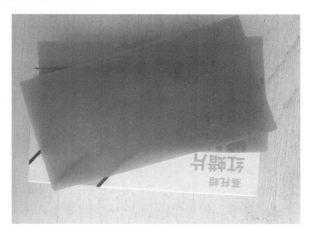

图 4-8 基托蜡

3. 其他蜡型材料

1）EVA 塑料蜡 合成蜡,含有 $3\%\sim5\%$ EVA 塑料。EVA 塑料是乙烯、醋酸乙烯的共聚物,弹性好,弯曲强度大,雕刻性好,收缩膨胀小。EVA 塑料的加入可对蜡有一定改性,增强其机械性能。其使用方法和铸造蜡类似,在使用时操作更加方便。

2）黏蜡 主要成分是蜂蜡和松香,其黏性强,相比铸造蜡、基托蜡黏性显著增大,主要用于暂时固定人工牙、石膏及其他材料。

3）美学蜡 又称牙色模拟蜡,有不透明层、牙体层、牙釉质层三种颜色,具有不同透明度,用来制作诊断蜡型,预估修复后效果,为医生和患者在修复前提供参考。

二、石膏类模型材料

石膏是含不同结晶水的硫酸钙的总称,主要为二水硫酸钙($CaSO_4 \cdot 2H_2O$,也称生石膏)、半水硫酸钙($CaSO_4 \cdot 1/2H_2O$)、无水硫酸钙($CaSO_4$)。生石膏是制作其他种类石膏的原料。石膏类模型材料主要用于制作口腔各种修复、正畸的模型,同时也参与到义齿修复工艺的很多步骤中,如装盒、包埋、调拌糊剂型藻酸盐材料等,口腔临床应用非常广泛。

我国医药行业标准把牙科石膏分为五型:Ⅰ型为印模石膏;Ⅱ型为普通石膏,也称熟石膏;Ⅲ型为硬质石膏,又称普通人造石;Ⅳ型为高强度低膨胀人造石,又称超硬石膏;Ⅴ型为高强度、高膨胀人造石。

（一）熟石膏

熟石膏(plaster)又称普通石膏、煅石膏、Ⅱ型石膏。制作方法是将生石膏在常压下开放加热至 $110\sim130\ ℃$ 脱水制备而成。其反应方程式如下:

$$CaSO_4 \cdot 2H_2O \xrightarrow{110\sim130\ ℃} \beta\text{-}CaSO_4 \cdot 1/2\ H_2O + H_2O$$

1. 组成

1）β-半水石膏 即 β-半水硫酸钙,占 $75\%\sim85\%$。

Note

2）生石膏　未充分脱水的生石膏，占 5%～8%。

3）无水石膏　过度脱水后产生的无水硫酸钙，占 5%～8%。

4）其他　碳酸盐、硫化物、二氧化硅等，约占 4%。

熟石膏的凝固原理是 β-$CaSO_4$ · 1/2 H_2O 与水混合后，发生水化反应，出现结晶凝固现象，生成二水硫酸钙而固化，并伴随放热。其反应方程式如下：

$$\beta\text{-}CaSO_4 \cdot 1/2\ H_2O + H_2O \longrightarrow CaSO_4 \cdot 2H_2O + Q$$

2. 性能

1）水粉比　反应所需水量与半水石膏的质量比称为水粉比，用 W/P 表示。熟石膏水粉比为 0.45～0.5，即每 100 g 熟石膏粉需加水 45～50 mL。

2）调和时间、操作时间、凝固时间　调和时间指熟石膏粉加入水中后调和均匀所需的时间。操作时间指材料从混合开始到流动性明显下降的时间。凝固时间指材料从混合开始到完全凝固的时间。熟石膏粉的调和时间为 60 秒，操作时间为 5～7 分钟，初凝时间为 8～15 分钟，终凝时间为 40～50 分钟。影响凝固时间的因素如下。

（1）熟石膏粉的质量　在制备熟石膏粉过程中，煅烧不足会增加生石膏含量，导致凝固时间缩短；煅烧过度会使无水石膏比例增加，导致凝固时间延长。在保存过程中，如果熟石膏粉受潮，会使凝固强度下降，凝固时间延长。

（2）水粉比　水量过多，凝固时间延长；水量过少，凝固时间缩短，流动性下降。

（3）调和时间和搅拌速度　延长调和时间，加快搅拌速度会使熟石膏凝固时间缩短。当搅拌速度越快、调和时间越长时，二水硫酸钙晶体在混合物中越分散，导致晶核数量增加，凝固速度越快。

（4）石膏粉粒径　粒度越细，凝固时间越短。因为粒度越细，溶解度越大，且晶核增多。

（5）水温　水温对牙科石膏的影响比较复杂，0～30 ℃时，凝固速度随水温升高而加快；30～50 ℃时凝固速度与水温之间无明显关系；50～80 ℃时凝固速度随水温升高而变慢；80 ℃以上时，二水硫酸钙会脱水转变为无水硫酸钙，石膏不再凝固。

（6）促凝剂与缓凝剂　化学改性剂是调整石膏凝固时间最有效的方法。常用促凝剂有硫酸钾；常用缓凝剂有明胶、树胶、硼砂、枸橼酸钾等。有些无机盐在低浓度（<20%）时是促凝剂，但在高浓度（>20%）时却是缓凝剂，如氯化钠、氯化钾等。

3）膨胀性能　熟石膏的线性膨胀率为 0.2%～0.4%，主要来源为凝固膨胀和吸水膨胀。

（1）凝固膨胀发生的原因　原因之一可能是熟石膏在调和时实际需水量与理论需水量之间有差值。100 g 熟石膏凝固反应的理论需水量仅为 18.6 mL，但在实际中需水 45～50 mL。在凝固过程中这些多出来的水参与了生成物的体积构成，凝固后水挥发，在石膏中留下孔隙，最终石膏产物体积膨胀。另一个原因是凝固过程中二水硫酸钙晶体的生长方向向外，晶体之间相互挤压，形成孔隙，最终体积膨胀。

（2）吸水膨胀的实质　凝固膨胀的延续，原因是水能促进针状二水硫酸钙晶体自由生长，它的值是凝固膨胀的 2 倍，也正因为这一特性，石膏类材料还可以作为包埋铸造材料使用，为金属铸造提供所需要的体积膨胀。

（3）控制石膏凝固膨胀的方法　第一，调整水粉比和调和时间，低水粉比和长调和时间会增加凝固膨胀；高水粉比会减少凝固膨胀。第二，添加增膨剂或减膨剂。常用增膨剂为醋酸钠，常用减膨剂是硫酸钠、硫酸钾和硼砂。

4）强度　牙科石膏的强度一般用压缩强度来表示。石膏材料调和物在经过初凝时间后，强度会迅速上升，之后直到终凝以前，强度改变不明显，而当模型完全干燥（约 24 小时）后强度达到最高。这主要是初凝后模型内残留的水对强度的影响较大。这些残留水会溶解细小的二水硫酸钙晶体，从而使晶体间的锁结作用消失，当残留水完全挥发后，二水硫酸钙晶体之间的锁结作用会迅速增强，从而表现为强度迅速增加。影响强度的因素如下。

（1）水粉比 高水粉比会导致模型干燥后孔隙率增加，孔隙增大，模型强度降低。

（2）调和时间 适当延长调和时间可以增加强度，过长后强度反而降低。因此调和时间需控制在 60 秒以内。

（3）石膏粉粒径 粒径过大或过小都会导致凝固后强度降低。粒径过大，溶解度低，晶体间相互锁结作用小，强度降低；粒径过小，增大比表面积，水粉比增加，凝固后孔隙率增加，强度降低。

（4）改性剂的加入 熟石膏粉中加入的增膨剂、减膨剂、促凝剂、缓凝剂都会导致强度下降，因为这些物质改变了二水硫酸钙晶体的形态，降低了晶体间作用力，导致强度下降。

综上所述，为保证熟石膏在使用中的性能，应严格按照水粉比调拌，控制调和时间，在灌模后至少 1 小时再脱模，使用前模型应充分干燥。

3. 应用 熟石膏主要用于全口义齿初模型、可摘局部义齿初模型、弯制卡环、正畸观察模、研究记录模（图 4-9）、非工作模、上𬌗架、包埋、装盒等。其价格便宜，易于操作，使用非常广泛。

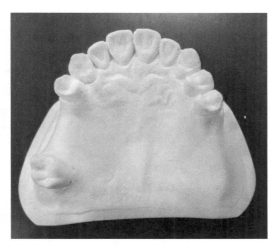

图 4-9 熟石膏模型

4. 使用方法和注意事项

1）使用方法 水粉比为 0.45～0.5，先放水再放粉剂，在橡胶碗中用调拌刀匀速调拌，调和时间少于 60 秒，振荡排除气泡，流动性好、材料均匀光滑时即可灌注。一般来说，灌注模型应当将石膏置于印模高处，通过振荡自行流入细微部位。

2）操作方法 15 分钟初凝，1 小时基本凝固，24 小时强度达到最高，方可用于制作代型。初凝后外形尚可用雕刻刀等工具修整，终凝时难以手工修整，可以使用模型修整机进行修整。脱模应在灌模后 1 小时左右进行。

3）调和方法 调和时若发现水粉比不合适，应抛弃重新取粉调和，不应中途加粉或加水，影响熟石膏性能。储存应密闭防潮。

（二）硬质石膏

硬质石膏又称普通人造石（artificial stones）、Ⅲ型石膏。制作方法：1000 g 生石膏粉中加入 2 g 琥珀酸钠，与 100 mL 水混合均匀，置于密闭压力为 131.7 kPa 的容器内，加热至 123 ℃，恒温 7 小时，取出后于 120 ℃ 恒温干燥箱干燥 4～5 小时，粉碎，过筛 120 目，加入色素而成。

1. 组成 主要为 $\alpha\text{-}CaSO_4 \cdot 1/2H_2O$，含有少量杂质、色素、增膨剂等。其晶体颗粒密度大，排列规则，性能优于 $\beta\text{-}CaSO_4 \cdot 1/2H_2O$。

2. 性能 凝固反应过程和特点同熟石膏，性能优于熟石膏。

1）机械性能 硬质石膏的压缩强度、弯曲强度、硬度、表面光洁度均优于熟石膏，凝固膨

Note

胀低于熟石膏。

2）水粉比小　水粉比为 0.25～0.35，孔隙小，凝固后结构更加致密。硬质石膏基本不含无水硫酸钙和生石膏，纯度高，杂质少，凝固后结晶致密，排列整齐。

3）初凝时间长于熟石膏，便于临床操作。凝固后表面光洁度好，模型表面光滑，结构清晰。需在密封干燥环境下储存。

3. 应用　主要用来制作对强度和表面硬度要求较高的全口义齿、可摘局部义齿铸造支架的工作模型。使用时严格控制水粉比为 0.25～0.35，调和方法及灌模方法同熟石膏。

（三）超硬石膏

超硬石膏又称高强度、低膨胀人造石（dental stone，high strength）或Ⅳ型石膏，强度、硬度、精度比硬质石膏高。制作方法：将过饱和二水硫酸钙溶液置于密闭压力锅中，压力为 0.2～0.3 MPa，温度为 135～140 ℃，制得超硬石膏。

1. 组成　主要为 α-CaSO$_4$·1/2H$_2$O，超硬石膏的半水硫酸钙晶体排列更紧密规则，强度更高。

2. 性能　超硬石膏的性能与硬质石膏相似，但更优越，其性能见表 4-6。水粉比为 0.22，必须严格控制加水量，应当使用量筒取水，天平秤取粉量，有条件的医院应当使用石膏真空调拌机进行调拌，使其性能达到最佳。

表 4-6　牙科石膏性能比较

类型	水粉比	凝固时间/min	2 小时凝固膨胀/（%）		1 小时压缩强度/MPa
			最小	最大	
Ⅰ	0.4～0.75	4±1	0.00	0.15	4.0
Ⅱ	0.45～0.50	12±4	0.00	0.30	9.0
Ⅲ	0.25～0.35	12±4	0.00	0.20	20.7
Ⅳ	0.22	12±4	0.00	0.10	34.5
Ⅴ	0.18～0.22	12±4	0.00	0.30	48.3

3. 应用　使用方法同硬质石膏，使用真空调拌机调拌好灌制模型，可得到非常精密的模型（图 4-10）。超硬石膏主要用于精密铸造模型、冠、桥、种植义齿、各型固定修复、附着体等模型。在临床上应用非常广泛。

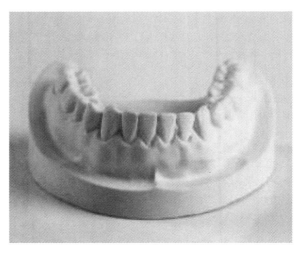

图 4-10　超硬石膏模型

（李　静）

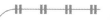

第三节　义齿基托树脂

一、概述

可摘局部义齿或全口义齿是在牙列缺损或缺失后,制作的用来恢复缺失牙及牙槽骨的功能、形态的修复体,由基托和人工牙两部分组成。基托是义齿覆盖在缺牙区牙槽嵴上,与承托区黏膜直接接触的部分,它将义齿的各个部分连接在一起,其作用是供人工牙排列附着,传导和分散殆力,并能够加强义齿的固位和稳定。制作基托的材料主要有金属和树脂两大类,其中制作树脂基托的材料是义齿基托树脂。

理想的义齿基托树脂应具备以下性能。

（1）良好的生物安全性、无异味。

（2）良好的机械性能。

（3）良好的化学稳定性,颜色稳定,且与牙龈颜色相似,不易变色,不溶于唾液且吸水性差。

（4）加工过程中尺寸稳定,准确性高,与树脂、金属、陶瓷能够形成良好的结合。

（5）易于制作和修理。

（6）价格适中。

目前,制作义齿基托的常用材料是聚甲基丙烯酸甲酯及其改性产品。根据其固化方式可分为加热固化型、室温固化型和光固化型。

聚甲基丙烯酸甲酯(ploymethyl methacrylate,PMMA)是一种应用广泛的工程树脂,常用于制作有机玻璃。1937 年人们开始将 PMMA 用于制作义齿基托材料,取得了很好的效果。目前,甲基丙烯酸类树脂在义齿加工中心有广泛的应用,如义齿基托树脂、义齿饰面树脂、制模型用树脂、制熔模用树脂、树脂人工牙等。

一、加热固化型基托树脂

加热固化型基托树脂(heat-curing denture base resin)简称热凝树脂,由粉剂和液剂两部分组成。

（一）组成

粉剂(牙托粉)和液剂(牙托水)的主要成分见表 4-7。牙托粉是决定基托树脂性能的主要因素。目前改良基托树脂性能的方法主要是针对牙托粉进行的。

表 4-7　丙烯酸基托树脂粉剂和液剂的主要成分

粉　剂	液　剂
甲基丙烯酸甲酯均(共)聚粉	甲基丙烯酸甲酯
引发剂	阻聚剂
颜料	交联剂
遮色剂	增塑剂
增塑剂	紫外线吸收剂
有色有机纤维	
粉状无机物	

1. 牙托粉

1）甲基丙烯酸甲酯（MMA）均聚粉或共聚粉　牙托粉的主要成分。

（1）甲基丙烯酸甲酯均聚粉　由 MMA 经悬浮聚合形成的细小珠状颗粒，粒度在 80 目以上，平均分子量为 30 万～40 万。其分子量越大，制作的基托强度就越高，牙托粉溶于牙托水的速度就越慢，即到达面团期所需的时间越长，影响临床使用。因此，聚合粉的分子量应适中。常温状态下，聚合粉很稳定，能溶于 MMA 单体和氯仿、丙酮等有机溶剂中。

（2）甲基丙烯酸甲酯共聚粉　为了提高材料的操作性能和力学性能，常将丙烯酸甲酯（MA）、丙烯酸乙酯（EA）、丙烯酸丁酯（BA）等与 MMA 混合，形成共聚粉。常用的共聚粉有四种：①MMA、BA 的共聚粉，由于含有 BA 链节，材料的冲击强度和抗弯强度都有所提高；②MMA、MA 的共聚粉，调和时所需的牙托水量较少，面团期持续时间较长，充填可塑性较好，材料的耐磨性能得到了提高；③MMA、EA、MA 的三元共聚粉，在单体中的溶胀速率快，制作的基托的力学性能提高明显；④MMA 与橡胶（如丁苯橡胶）的接枝共聚粉，制作的基托的冲击强度大幅提高，韧性明显增强，被称为高韧性基托树脂。

2）引发剂　少量，常用引发剂是过氧化苯甲酰（BPO）。主要作用是引发 MMA 进行加成聚合反应，并提高聚合转化率。

3）颜料　常用着色剂有钛白粉、镉红、镉黄等，使制成的义齿基托与牙龈颜色相似，还可加入少量红色的醋酸纤维或尼龙短纤维来模拟毛细血管，达到仿生效果。为适应不同牙龈颜色的需要，我国将牙托粉的颜色分为三种，即 1 号、2 号、3 号。数字越大，牙托粉越红。

4）粉状无机物　有些产品添加诸如玻璃纤维和氧化铝晶须等无机增强填料，可增加树脂的刚性，降低线胀系数，改善热扩散。

2. 牙托水

1）甲基丙烯酸甲酯（MMA）　又称单体，是牙托水的主要成分，是合成 PMMA 的原料。其在常温下是无色透明、易挥发、易燃的液体。因此单体一般用棕色瓶储存，保存在低温环境下，远离火源。使用后应注意把瓶盖拧紧。

MMA 是一种一级易燃液体，在空气中按一定比例混合极易发生爆炸。分子中有双键，在光、热、电离辐射及自由基激发下，打开双键，发生聚合，形成聚合物。

2）阻聚剂　微量。为防止在光、热、电离辐射和自由基的激发下，MMA 发生加成聚合，形成聚合物，必须在 MMA 中加入少量的阻聚剂如氢醌，以利于操作和保存。阻聚剂的含量极少（0.003%～0.02%），并不会影响正常聚合反应。

3）增塑剂　如邻苯二甲酸二丁酯。增塑剂并不参加聚合反应，但是会影响聚合物分子之间的相互作用，使聚合物更加柔软，韧性得以提高。缺点是增塑剂会从树脂中逐渐析出而进入口腔唾液，导致基托逐渐变硬。添加甲基丙烯酸丁酯、甲基丙烯酸辛酯，也能起到增塑剂的作用，而且不会析出到口腔唾液，能使材料持续保持柔软。

4）交联剂　有些牙托水中加入了 1%～3% 的交联剂，比如双甲基丙烯酸乙二醇酯（GDMA）、双甲基丙烯酸二缩三乙二醇酯（TEGDMA）等，可以提高树脂的刚性、硬度及抗表面微裂纹性，降低溶解性和吸水性。但是，若交联剂加入过多，材料会出现韧性变差，强度降低的性能表现。

5）稳定剂　也称紫外线吸收剂，如 UV-327 或 UV-9，其可吸收对聚合物有害的紫外线，保护分子链免遭破坏，减轻或减缓基托树脂的老化、变色。

（二）聚合原理

牙托粉和牙托水按一定比例混合后，牙托水缓慢地渗入牙托粉的颗粒内，使颗粒被溶胀、溶解，经过一系列的物理变化后形成面团状可塑物，将此可塑物充填入型盒内的材料转换腔内,然后对其进行加热处理(简称热处理)。当温度达到 68～74 ℃时,牙托粉中的引发剂 BPO 会发生热分解,产生活性自由基(又称游离基),活性自由基打开 MMA 的双键,引发其进行链锁式的自由基加成聚合,最终形成坚硬的树脂基托。

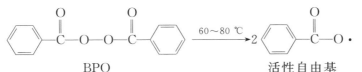

甲基丙烯酸甲酯的聚合过程分为三个阶段,即链引发、链增长和链终止。

1. 链引发 由引发剂(I)产生的自由基 R· 成为活性中心,与单体作用引发反应:

$$I(引发剂) \xrightarrow{分解} 2R·(自由基)$$

$$R·+M(单体) \xrightarrow{引发} RM·(单体自由基)$$

引发剂产生自由基的方式有以下几种。

1) 热分解型引发 在聚合反应中能产生自由基而使单体活化的物质,称为引发剂。引发剂种类很多,常用的有过氧化苯甲酰(BPO)。加热固化型基托树脂就是用这种引发方式。

2) 氧化还原型引发 BPO 等过氧化物引发剂和具有还原作用的有机叔胺类物质或对甲苯亚磺酸盐组成氧化还原体系,可以降低引发剂的分解温度,使其在常温下引发聚合,又称为室温固化型或化学固化型引发。室温固化型基托树脂就是用这种引发方式。

3) 光引发 有些化合物在一定波长的光照下吸收光子后能够分解形成自由基,引发单体聚合。这种化合物称为光敏引发剂,这种引发方式称为光引发。常用的引发剂有安息香醚、樟脑醌等。光固化型基托树脂就是用这种引发方式。

2. 链增长 在链引发阶段形成的单体自由基有很高的活性,它能与其他单体分子结合生成更多的链自由基。聚合反应在极短的时间内放出大量的热。

$$RM·\xrightarrow{M} RMM·\xrightarrow{M} RMMM·$$

$$RMMM·+nM \longrightarrow RM_m·$$

3. 链终止 自由基有相互作用的强烈倾向,两自由基相遇时,由于独电子消失而使链终止。

$$M_n·+M_m· \longrightarrow 最终聚合物$$

(三)性能

1. 物理、机械性能

1) 热学性能 热凝树脂是热的不良导体,会影响下方被基托覆盖的黏膜的温度感觉。热凝树脂的线胀系数与天然牙、瓷牙及金属相比大得多。在冷热变化过程中,由于膨胀程度不同,将影响基托树脂与瓷牙、金属及天然牙的结合。所以瓷牙、金属与树脂的接触部分必须有固位装置。

热凝树脂的热变形温度是 81～91 ℃,不能在过热的液体中浸泡或消毒,以免变形影响使用;同样,树脂基托也不能使用煮沸消毒法或高温高压灭菌法消毒。此外,在进行义齿修理时,采用间断打磨,以使基托温度保持在较低水平。

2) 体积收缩 热凝树脂在成形固化过程中分子间距变小,遂出现体积收缩。不过聚合反应时的体积收缩多以基托表面的凹陷来补偿。聚合后冷却至 75 ℃以下时,义齿的收缩开始明显,主要表现为冷却过程中的收缩。牙托粉与牙托水按体积比 3∶1 混合,调和物聚合后自由体积收缩约为 7%,线性收缩率约为 2%。但实际操作中义齿基托的实际收缩率只有 0.2%～0.5%。这主要是因为基托的收缩被型盒所限制,结果导致基托内部有潜伏的应力存在。在以后的长期使用过程中,基托内的应力会缓慢释放出来,导致基托内部和表面产生微细裂纹、裂缝,甚至引起基托变形、断裂。

3) 吸水性　PMMA 是一种极性分子,由其制作的义齿基托浸水后,能吸收一定的水分。基托吸水后体积有少量膨胀,这种膨胀有利于补偿义齿冷却过程中的收缩,改善义齿基托与口腔组织间的密合性。义齿基托失水干燥后,会引起变形。因此,义齿基托制作完成或取下后应浸泡于冷水中。但是,吸水性过大,基托的强度会降低。我国标准规定,树脂浸泡于 37 ℃ 水中,7 天后的吸水值应不大于 32 $\mu g/mm^3$。

4) 力学性能　热凝树脂是目前较好的基托材料,但它还存在着韧性不足、硬度不大的缺点,有时会出现折裂现象,影响义齿的正常使用。我国标准规定,热凝树脂的弯曲强度不低于 65 MPa,弹性模量不低于 2.0 GPa。近年来一些具有高强度、高韧性的义齿基托材料如丁苯橡胶增强材料在临床得以应用,并取得较好效果。

2. 化学性能

1) 溶解性　PMMA 能溶于甲基丙烯酸甲酯、丙酮、氯仿等有机溶剂。消毒液和酒精尽管不能溶解基托树脂,但会使其表面产生银纹(开裂或细小裂纹),使表面泛白花,影响其性能及寿命。所以在工作中应避免用酒精擦洗树脂基托。

2) 老化性　高分子材料在日光、大气、受力和周围介质的作用下,出现发黄、龟裂、变形、机械强度下降等一系列现象,称为老化。与其他树脂相比,PMMA 的抗老化性是较好的。

3. 生物学性能　一般情况下,固化完全的 PMMA 很少引起过敏反应。但是临床使用的基托,聚合后有不同程度的单体残留,而微量单体或单体中的其他成分可引起过敏反应。单体对口腔黏膜有刺激性,可引起义齿性口炎。

单体在室温下即可挥发,并对呼吸道有刺激。当吸入大量单体蒸气后,会引起恶心。在面团期填塞型盒时,要避免用手直接接触面团期的树脂,最好戴上一次性手套来保护手,因为单体还可造成皮肤脱脂。

(四) 热处理要点

1. 模型准备　将蜡型装盒、去蜡后,形成材料转换腔,涂分离剂待用。须注意的是加热固化型基托树脂对水蒸气很敏感,同时,单体容易渗入石膏模型中,因此必须对石膏模型表面和材料转换腔进行可靠的隔离处理(涂分离剂),只有这样才能使聚合出的树脂基托具有不粘连石膏的光滑表面和满意的质量。

2. 调和牙托粉和牙托水　通常牙托粉与牙托水调和比例为3∶1(体积比)或2∶1(重量比)。加粉入液,即按需要先将一定量的牙托水置于干净的玻璃杯、瓷杯或橡皮杯中,再将牙托粉均匀撒入其中,直至牙托粉完全被牙托水所浸润但又看不出多余的牙托水,即为合适的比例,然后用不锈钢调拌刀调拌均匀,注意避免带入过多气泡,加盖,等待调和物变为面团样可塑物。

3. 调和后的变化　材料调和后,牙托水逐步渗入牙托粉内,其变化过程可人为地分为六个阶段。

1) 湿砂期　牙托水尚未渗入牙托粉内,存在于牙托粉颗粒之间,牙托粉尚未被溶胀,看起来似乎粉多液少。调和有阻滞感、无黏性,触之如湿砂状(图 4-11)。

2) 稀糊期　牙托粉表层逐渐被牙托水所溶胀,颗粒挤紧,粒间空隙消失,间隙内原有牙托水被挤出,此时调和物表面显得牙托水多,表面亮泽,调和时无阻力(图 4-12)。

3) 黏丝期　牙托水继续溶胀牙托粉,牙托粉颗粒进一步黏合成为黏性的整块,此时易于起丝,易黏着手指及器械,不宜再调和,以免带入气泡,密盖以防牙托水挥发(图 4-13)。

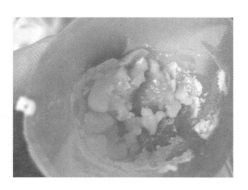

图 4-11　湿砂期

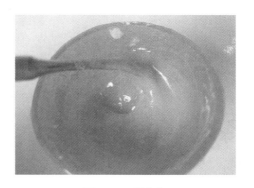

图 4-12　稀糊期

4）面团期（充填期）　此期为填塞型盒的最佳时期。牙托水基本与牙托粉结合，无多余牙托水存在，成为无黏性、有良好塑性的团块，可随意塑成任何形状（图 4-14）。

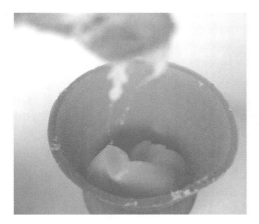

图 4-13　黏丝期

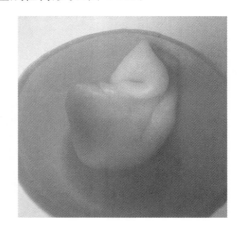

图 4-14　面团期

5）橡胶期　调和物表面牙托水挥发成痂，内部则还在变化，呈较硬而有弹性的橡胶状（图 4-15）。

6）坚硬期　调和物继续变化，牙托水进一步挥发，形成坚硬脆性体。其中的牙托水与牙托粉并未聚合，牙托粉的颗粒间仅靠吸附力结合在一起（图 4-16）。

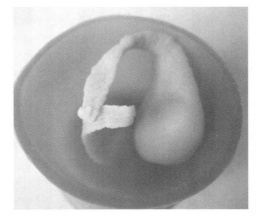

图 4-15　橡胶期

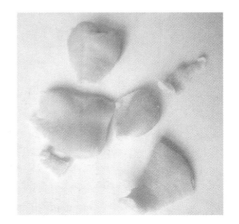

图 4-16　坚硬期

上述变化是一个连续的物理过程，最后形成的坚硬脆性体并不是所期望的聚合体，其强度很低。

Note

面团期是充填型盒的最佳时期。对于一般材料来说,在室温下按照常规粉液比,从开始调和至面团期形成的时间是 15～20 分钟,在面团期持续约 5 分钟。实际工作中必须掌握好以上两个时间,以便能从容地充填型盒。

影响面团期形成时间的因素如下。

(1) 牙托粉的粒度 粒度越大,溶胀速度越慢,达到面团期所需时间越长,反之亦然。

(2) 粉液比 在一定范围内,粉液比大,则材料容易到达面团期,粉液比小,则需较长时间才能到达面团期。但是在实际工作中不能为了调整面团期形成时间而人为地改变粉液比,否则将影响基托的质量。

(3) 环境温度 环境温度高,面团期形成时间缩短;环境温度低,面团期形成时间延长。

为了加快或延缓面团期形成时间,可通过改变温度来进行。夏天,为了延缓面团期形成时间及延长面团期持续时间,可将调和物放入冰箱。冬天,可将调和物用温水浴加热来加快面团期的形成,但不可直接在火焰上加热,因单体的液体或挥发的气体具有可燃性。在用温水加热时,注意不要让水接触到调和物,且水温不可超过 55 ℃,以免引发聚合,使调和物变得较硬而无法充填型盒。

4. 填塞 填塞操作在面团期进行。将调和物捏塑均匀,加压填入型盒内,使其充满整个材料转换腔及成形(图 4-17、图 4-18)。

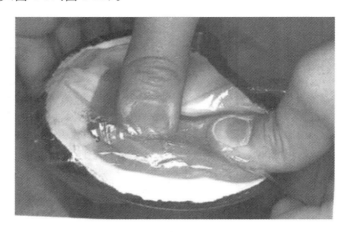

图 4-17 转换腔填入面团期基托树脂

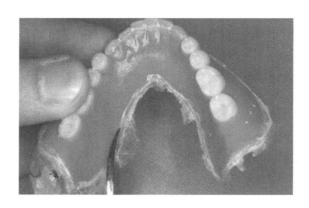

图 4-18 上下型盒组装加压加热后树脂成形

5. 热处理 热处理是对填塞好的树脂进行加热处理,使其中的单体聚合,完成材料的固化成形。热处理通常采用水浴加热法。目前,常用的水浴加热法有以下三种。

(1) 将型盒放入 70～75 ℃水浴中,恒温 90 分钟,然后升温至沸腾,维持 30～60 分钟。

（2）将型盒置于室温水中,缓慢加热,使其在 90～120 分钟内(视充填树脂的体积大小而定)匀速升温至沸腾,维持 30～60 分钟。

（3）将型盒放入 70～75 ℃水浴中,恒温 9 小时以上。

热处理时要对温度进行控制,是由于热处理的过程是单体聚合的过程。第一个阶段是链引发,链引发是吸热反应。当水温达到 70 ℃以上时,型盒中树脂调和物的温度达到 60 ℃以上,引发剂 BPO 吸收热量分解产生自由基,引发 MMA 聚合。第二阶段是链增长阶段,聚合反应在极短时间内放出大量热量。由于树脂被包埋在石膏中,石膏是热的不良导体,树脂温度急剧上升。若此时型盒外水浴温度很高,型盒内热量不能有效散发,树脂的温度就会迅速超过单体的沸点 100.3 ℃,甚至达到 135 ℃。这么高的温度会使未聚合的 MMA 大量挥发,最终在聚合的基托中形成许多气泡,结果将严重影响基托的强度。所以在链增长阶段应将水温控制在 70～75 ℃,型盒内外温差大,可使部分热量向外传导散发,这样树脂的温度不至于超过单体的沸点,也就不会在基托内形成气泡。在聚合高峰过去后,将水浴温度升至 100 ℃,保持一定时间,以提高单体聚合转化率,使基托较彻底地聚合。

目前市场上出现一些快速热处理的树脂,可以在填塞型盒后直接置于 100 ℃的水中热处理,维持 20 分钟即可。这种树脂的牙托水中含有促进剂(有机叔胺类),既有氧化还原型引发聚合,又有热引发聚合,因此反应速度快,不产生气泡。

6. 冷却 在热处理完成后,应将热源切断,型盒须在水槽中缓慢地冷却至室温。因为热凝树脂的线胀系数高于石膏,加热过程中由于材料转换腔限制了树脂体积的膨胀,在树脂内部产生了应力。如果缓慢冷却至室温,内应力就得以释放。如果型盒在冷水中被迅速冷却,则在石膏和树脂基托间发生不均匀收缩。这样基托内部的巨大应力就会使其从模型上翘起,密合性变差。

7. 打磨 在打磨抛光过程中应采用间断打磨,防止局部产生高热引起基托变形。

（五）使用注意事项

1. 基托中产生气泡 在基托的制作过程中,若不遵守操作规程,会导致基托中出现气泡。气泡的出现,不仅影响美观,导致基托强度下降,而且细菌等微生物也容易附着于基托表面。产生气泡的原因有以下几点。

1）热处理升温过快、过高 升温过快、过高,大量单体蒸发,会在基托内部形成许多微小的球状气孔,分布于基托较厚处。且基托体积越大,气孔越多。

2）粉液比不当

（1）牙托水过多:树脂聚合时体积收缩大且不均匀,可在基托表面形成不规则的大气泡。

（2）牙托水过少:牙托粉未完全溶胀,可形成微小气孔,均匀分布于整个基托内。多见于调和时单体过少,或调和杯未加盖使牙托水挥发,或因石膏模型未浸水或未涂分离剂,牙托水渗入石膏所致。

3）充填时机不准

（1）填塞过早:容易因黏丝而人为带入气泡,而且调和物流动性过大,不易压实,容易在基托各部形成不规则的气孔。

（2）填塞过迟:调和物变硬,可塑性和流动性降低,细微部分无法充全,可形成充填缺陷。

4）压力不足:会在基托表面及内部产生不规则的较大气泡,尤其在基托细微部位形成不规则的缺陷性气泡。

2. 基托变形

1）装盒不妥,压力过大 若上下型盒仅石膏接触受力,加压过大时,引起石膏模型变形或破碎,导致基托变形。

2）填胶过迟　调和物超过面团期,可塑性下降,强行加压成形,常使模型变形或破损,导致支架或人工牙移位,基托变形。

3）升温过快　基托树脂是热的不良导体,若升温过快,基托表层聚合速度比内部要快,产生的聚合性体积收缩不均匀,也会导致基托变形。

4）冷却过快,开盒过早　如果型盒在冷水中被迅速冷却,则在石膏和树脂间发生不均匀收缩,这样义齿内部出现巨大应力,使得义齿基托局部从模型上翘起。开盒过早,还易使未充分冷却固化的基托变形。

5）基托厚薄差别大　基托较厚处与较薄处收缩不一致,也会使基托变形。

6）磨光时操作不慎,产生高热,引起基托变形。

二、室温固化型基托树脂

室温固化型基托树脂又名化学固化型基托树脂,简称自凝树脂。所谓"自凝",是对于加热固化而言,即在室温下能够自行固化,不必额外提供热量的意思。自凝树脂分子量为 20 万左右,比热凝树脂小。

（一）组成

自凝树脂也是由粉剂和液剂两部分组成。

粉剂又称自凝牙托粉,主要成分是甲基丙烯酸甲酯的均聚粉或共聚粉,还含有少量的引发剂 BPO 和着色剂。液剂又称自凝牙托水,主要成分是甲基丙烯酸甲酯,还有少量的促进剂（芳香叔胺）、稳定剂及紫外线吸收剂。自凝树脂常用的引发剂一般为过氧化苯甲酰。促进剂的种类很多,主要有两类:一类是有机叔胺;另一类为对甲苯亚磺酸盐,如对甲苯亚磺酸钠。用这类促进剂聚合的树脂,色泽稳定性好。自凝树脂的粉剂和液剂混合时,粉剂中的过氧化物 BPO 和液剂中的还原剂芳香叔胺接触,在常温下发生化学反应,生成活性自由基,进而打开牙托水甲基丙烯酸甲酯的双键,引发其聚合,聚合过程与热凝树脂相同。

$$\underset{过氧化苯甲酰}{\overset{O\qquad\qquad O}{\underset{}{\langle\bigcirc\rangle - C - O - O - C - \langle\bigcirc\rangle}}} + \underset{芳香叔胺}{CH_3 - \langle\bigcirc\rangle - N\overset{CH_3}{\underset{CH_3}{\big\langle}}} \xrightarrow{\text{室温}} 自由基$$

（二）性能

用模压成形法制作的自凝树脂基托,其力学性能,例如弯曲强度与热凝树脂是不同的。其分子量低,为 8 万~14 万,而且甲基丙烯酸甲酯经氧化还原引发体系引发聚合后,所形成的聚合物的平均分子量也较热凝树脂低,聚合物分子为短链状结构。分子量小,机械性能相应变差。

自凝树脂中残留单体含量较高,对黏膜有刺激性,易引起过敏反应。这一反应会随着残留单体从树脂中挥发而消失。自凝树脂在聚合过程中,与热凝树脂类似,也会产生热量,反应热对黏膜同样具有刺激性。

树脂的残留单体会影响色泽稳定性,自凝树脂的色泽稳定性比热凝树脂差,容易变色。

（三）应用

自凝树脂主要用来制作正畸活动矫治器、腭护板、牙周夹板、个别托盘、暂时冠桥以及义齿修理、重衬等,也可用来制作简单义齿的急件。常用的方法有以下几种。

1. 糊塑成形法　先在石膏模型上涂分离剂,或将石膏模型用水浸透,按粉液比 2∶1（质量比）或 5∶3（体积比）取适量材料调和,加盖放置。待调和物呈稀糊状时,将调和物在模型上糊

Note

塑成形。此期流动性好,不黏丝,不粘器械,容易塑形。若塑形过早,调和物流动性太大;若塑形过迟,调和物已进入丝状期,易粘器械,不便于操作,也容易带入气泡。初步固化后与模型一起放入 60 ℃ 热水中浸泡半小时,可使固化完全,减少残留单体。

2. 灌注成形法 把稀糊期的自凝树脂灌入型盒的石膏材料转换腔内,然后将型盒放入压力锅水浴中,在 0.1～0.2 MPa 下加热至 55～60 ℃ 聚合 30～45 分钟。也可用硅橡胶或琼脂制作义齿的材料转换腔。自凝树脂的灌注成形法与热凝树脂相比有如下优点:①聚合时间较短;②不必加温到 100 ℃ 后进行冷却,从而可避免石膏和树脂相应的冷却收缩。因此通过灌注成形的自凝树脂基托的尺寸稳定性更好,也就是说自凝树脂基托适合性更好。但是基托树脂与人工树脂牙的结合力较差,需要对人工牙进行预处理。

3. 模压成形法 与热凝树脂的应用方法相同,在面团期填塞到事先准备好的型盒中,压紧,无需热处理,让其在室温下聚合,或将型盒置于 37 ℃ 温水中,使反应热迅速散去,减少单体挥发以避免形成气泡。

4. 口内直接衬垫法 按适当比例调和树脂,在面团早期或丝状末期置于已磨出新面的旧义齿基托的组织面,然后放入患者口腔内做正中咬合。由于聚合过程中放热,可能会灼伤黏膜,且单体对黏膜有一定的刺激性,此法操作前,应在衬垫区软组织表面涂布液状石蜡或甘油,起到保护作用。若口腔内有组织倒凹,应注意及时取出,以免树脂完全硬固后无法取出。口外固化后磨改至适合。

自凝树脂在聚合反应完成后,其残余单体含量高于热凝树脂,数值为 2%～5%,如果使型盒中的树脂在大约 60 ℃ 的温度下进行后续聚合,残余单体含量可被降低到 1%～2%。

三、光固化型基托树脂

市售的光固化型基托树脂(light-curing denture base resin)是单组分、片状可塑物,可以直接在石膏模型上制作义齿或在已有义齿上重衬(图 4-19)。

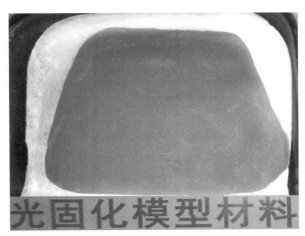

图 4-19　光固化型基托树脂

（一）组成

光固化型基托树脂由双酚 A-二甲基丙烯酸缩水甘油酯(Bis-GMA)、活性稀释剂、超微填料及光引发体系组成。其多为单糊剂型,预制成片状或条索状面团样可塑物。

（二）性能

1. 固化特性 此类型树脂,通常需要放入专用的箱式固化器内,经波长为 400～500 nm 的蓝光照射 1～3 分钟后固化。固化深度在 3～5 mm 范围内,照射停止,固化停止。

2. 机械性能 与热凝树脂和自凝树脂相比,光固化型基托树脂硬度高、刚性大、受力不易变形,但材料脆性大,研磨、抛光困难。

3. 操作性能 由于材料多为单组分,使用前不需要调和,有充足的操作时间,固化时间短,可操作性好。

4. 聚合收缩 收缩率只有热凝树脂的一半。

5. 与人工塑料牙的结合 结合较差,需在塑料牙盖嵴面磨出固位用的沟槽。

（三）应用

当这种材料还是柔软态时,将其压入模型,在光固化箱中用波长 400～500 nm 的蓝光照射固化,用于制作记录颌位关系的暂基托或全口义齿及种植义齿用的个别托盘,也可用于义齿修复。如在基托上添加人工牙,在光固化箱中,义齿边旋转边受到光照射,以使光照均匀。目前有多种配方的光引发丙烯酸树脂被用于口腔修复。

（王建超）

第四节　成品树脂牙及造牙树脂

一、树脂牙的性能

树脂牙密度小,约为瓷牙的一半,线胀系数大,弹性模量和硬度均较低,韧性和耐热性好。但吸水后尺寸略有改变,耐磨性差,有蠕变性,不宜用于对颌为金属牙、瓷牙的义齿。因树脂牙与基托树脂的成分相似,为化学结合,所以结合强度高于瓷牙与基托树脂的结合强度。由于采用了多层成形法,目前大多数树脂牙具有多层色的特点,使天然牙色泽的层次及半透明性得到再现。

二、常用成品树脂牙

（一）成品树脂牙

亦称塑料牙,只由厂家批量生产的人工牙,分不同大小、形态、颜色和牙位,通过不同规格及型号加以标识区分(图 4-20)。

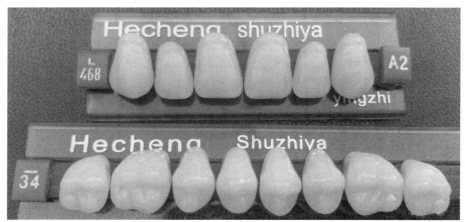

图 4-20　成品树脂牙

（二）成品树脂牙列

制作材料和工艺与树脂牙基本相同，分为全口牙列和局部牙列，有不同型号及规格供选择。根据正常人的测量参数，选择制作钢模具，将塑料经调和、充填、加压、修整等工序处理后，置于烘箱中加热聚合成形，然后修整、磨光、抛光，即成。

（三）成品树脂牙面

制作材料和工艺与树脂牙基本相同，但只有牙齿的唇面形态（图4-21）。

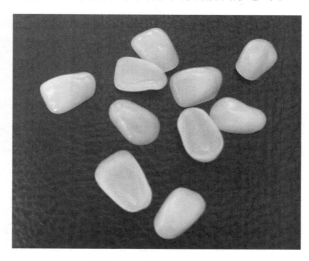

图4-21 成品树脂牙面

三、造牙树脂

造牙树脂分为加热固化型和室温化学固化型两种。

1. 加热固化型造牙树脂 又称热凝造牙材料，由造牙粉和造牙水组成。其材料组成与热凝树脂基本相同，只是聚合物粉粒大小、分子量和所加填料不同。造牙粉为粒度大于120目的聚甲基丙烯酸甲酯均聚粉、共聚粉或与硬质填料复合形成的硬质造牙粉，再加入适量颜料染色即可。

2. 室温固化型造牙树脂 又称自凝造牙材料，一般在热凝造牙材料的造牙粉中加入引发剂BPO，造牙水中加入促进剂DMT，即成自凝造牙材料。使用方法及注意事项同自凝树脂。

（王建超）

第五节 纤 维 桩

桩核（post-cone）是临床中对根管内的桩和上部的核的总称。核为修复体提供良好的固位形，桩为核提供良好的固位支持力，并将咀嚼压力传递给牙根及牙周组织。

（一）组成

纤维桩，又称纤维增强型树脂桩，由纤维增强型环氧复合树脂组成，其纤维沿着桩长轴排列，弹性模量与牙本质接近，因此具备一定的弹性和抗力。目前有以下几种纤维增强型树脂桩：①碳纤维增强桩（图4-22）：以环氧树脂为主体，中间加有同向排列的碳纤维，两者有机结

Note

合,弹性模量与牙本质相近,生物相容性好,抗腐蚀能力强。由于外观呈黑色,与牙齿颜色不匹配,透光性差,限制了其在全瓷冠等修复中的应用。②玻璃纤维增强桩(图4-23):主要成分为SiO_2,在桩体中以非晶态形式存在,其他还有Al_2O_3和B_2O_3等。白色或半透明,与全瓷修复体共同使用时,产生良好的美观效果。③石英纤维增强桩(图4-24):这种与玻璃纤维增强桩并没有本质区别,其纤维主要成分都是SiO_2。石英是纯结晶态SiO_2,石英纤维具有良好的光传导性,有利于表面粘接剂的固化,桩体半透明,具有更优越的机械、粘接和美学性能。④聚乙烯纤维增强桩:聚乙烯纤维增强桩是在树脂基质中加入聚乙烯纤维来增加强度、韧性、硬度及抗疲劳性。与玻璃纤维增强桩相比,聚乙烯纤维增强桩密合性好,但弯曲强度较差。

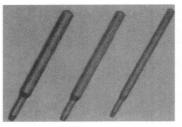
图4-22 黑色碳纤维增强桩

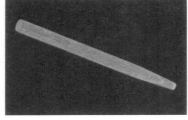
图4-23 半透明玻璃纤维增强桩

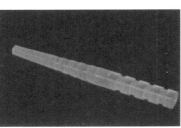
图4-24 半透明石英纤维增强桩

(二) 性能

（1）良好的生物相容性和光学美容性。

（2）理想的韧性、硬度和耐疲劳性,与牙本质相似的弹性模量。

（3）治疗失败时可取出桩。

（4）合适的成本。

(三) 临床应用

牙体结构丧失过多时需要进行修复治疗以恢复牙体外形,对于此类破坏严重以及经过牙髓治疗的患牙普遍的方法是进行桩核修复。现代牙体牙髓治疗技术的不断发展为残根残冠的长期保留提供了保障。桩核系统能够给这类残根残冠提供垂直向和水平向的支持和固位(图4-25),并且在此基础上进行的冠桥修复能够承受垂直和侧方咬合力,保证远期修复效果。

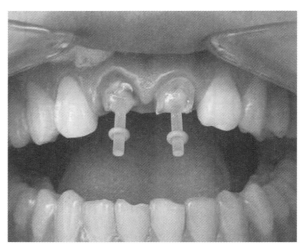
图 4-25 纤维桩粘固于残根

（王建超）

第六节 金 属 材 料

一、概述

金属材料作为口腔临床医学的基础材料在口腔临床应用的历史悠久,古代就有用金属丝将人牙或象牙、竹、木等雕刻的人工牙与天然牙栓固在一起修复缺失牙的记载。目前金属材料仍然是口腔材料学中最重要的一大类材料。金属材料包括纯金属和合金,具有一定的生物相容性和良好的物理机械性能,目前被广泛应用于口腔修复、口腔正畸器材以及口腔医疗设备等。随着冶金技术和医学的发展,金属材料在口腔医学中的应用将越来越广泛。本节主要介绍口腔修复用金属材料。

(一)金属的特性

根据金属的理化性能,其特性大致归纳为以下几个方面:①多数金属常温下是固态,有特殊金属光泽,密度大,不透明;②具有导电性和导热性;③塑性变形较大,富有延展性;④溶液中能被电离而释放出离子,离子化时多形成阳离子;⑤易被氧化,氧化物多呈碱性;⑥合金化后性能发生改变。

(二)金属的结构

根据物体内部原子排列状态的不同将物体分为晶体和非晶体。原子呈规则排列的物体称为晶体,反之则称为非晶体。通常状态下,金属和合金的原子排列形成晶体,假设将金属原子视为一个几何点,然后假设将这些点连接起来,就会构成空间格子,视为晶格,各个连线的焦点称为"结点",组成晶体的最基本的集合单位称为晶胞(图 4-26)。

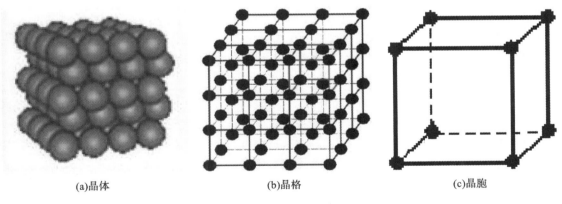

(a)晶体　　　　　　　　(b)晶格　　　　　　　　(c)晶胞

图 4-26 金属结构示意图

金属中的原子以"金属键"的形式结合,金属键的键能很高,足以将这些几何点牢固地连接起来形成金属晶格,并在金属发生变形时不被破坏。

金属晶格的常规结构为体心立方晶格、面心立方晶格和密排六方晶格(图 4-27)。晶格的类型与金属及其合金的性质密切相关。属于体心立方晶格类型的金属有铁、铬、钼等;属于面心立方晶格类型的金属有铝、铜、镍、银和金等;属于密排六方晶格类型的金属有镁、锌、镉和铍等。

Note

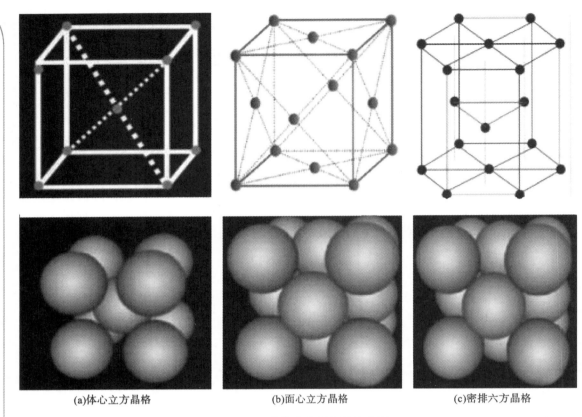

| (a)体心立方晶格 | (b)面心立方晶格 | (c)密排六方晶格 |

图 4-27　三种常见金属晶格示意图

（三）金属的熔融与凝固

金属由固态向液态转变的过程称为熔融,从液态向固态转变的过程称为凝固。纯金属的熔点和凝固点均恒定不变,且两点温度几乎相同,这是纯金属都具有特点的共同。绝大部分金属材料是在液态中纯化、去杂质、调整成分等,然后浇铸成锭,再加工成型材,或直接铸造成可使用的用品。

（四）金属的变形

1. 应力和应变　当材料受到外力作用时,材料内部所产生的与外力大小相同而方向相反的抗力称为应力。此时材料内部原子间产生的距离变化称为应变。

2. 弹性变形和塑性变形　当应力较小时,材料可产生与原来外形不一致的现象。当去除外力后,材料可以恢复原来形状,称为弹性变形。当应力达到某种程度,去除外力后,材料不能完全恢复原形而产生永久变形,称为塑性变形。

（五）合金的结构和性质

合金(alloy)为合成金属的简称,它是由两种或两种以上的金属元素或金属元素与非金属元素熔合在一起所组成的具有金属特性的物质。例如钢,它由铁、碳、铬、镍和硅等数种金属元素与非金属元素所组成。由于纯金属的性能在很多方面达不到口腔修复的要求,而合金的许多特性均优于纯金属,故在口腔临床应用的金属材料大多数为合金。

1. 合金的结构　组成合金的独立的最基本的单元称为"组元"或"元"。组元可以是金属元素或非金属元素,也可以是稳定的化合物。

合金中化学成分一致、物理状态相同,且与其他部分有明显分界的部分称为相。例如,水和冰虽然化学性质相同,但物理性质不同,为两个相。一般组成合金的各个元素相互作用,形成多个相,而合金的性能是由组成合金的各相的组织结构和性能所决定的,不同的相具有不同的性能。合金相有三种基本结构类型:混合物合金(共熔混合物)、固溶体和化合物。

1)混合物合金 当液态合金凝固时,构成合金的各组分分别结晶组成合金,如锡焊合金。

2)固溶体 一种组元均匀地溶解于另一种组元中所形成的晶体相称为固溶体。与液体溶液一样,固溶体中也有溶剂和溶质之分,保持晶格不变的组元称为溶剂,晶格消失的组元称为溶质。所以固溶体的晶格就是溶剂的晶格。这类合金如金银合金、钯银合金、铜镍合金等。固溶体提高了合金抵抗塑性变形的能力,降低了合金的导电性能。

3)化合物 以金属化合物的形成构成合金的晶体相。化合物的元素全部由金属元素组成的称为金属化合物,但化合物的元素也可由金属元素与非金属元素组成,如 Fe_3C。化合物不能单独构成合金,只能作为组元弥散地分布在固溶体或纯金属的基本组织中,提高合金抵抗塑性变形的能力和耐磨性能,并能有效改善合金的机械性能和热处理性能。

2. 合金的性质

1)熔点和凝固点 纯金属的熔点和凝固点是相同的,这是所有纯金属共有的特点,而合金没有固定的熔点和凝固点。通常合金的熔点是其开始熔化的温度,凝固点则是其开始凝固的温度,而且多数合金的熔点一般比各成分金属的熔点低。

2)延性、展性和韧性 延性是指金属具有能抽成丝的能力;展性是指金属被锤塑成薄片而不破裂的能力;韧性是指金属在拉伸时抗断的能力。合金的延性和展性一般较其所组成的金属低,而韧性则增强。

3)硬度 硬度是金属抵抗硬性物体压入表面而致变形或破坏的能力。合金的硬度较其所组成的金属高。金属和合金热处理后均可改变其原有的硬度。

4)导电性和导热性 合金的导电性和导热性一般较原有金属差,其中尤以导电性减弱更为明显。

5)色泽 合金的色泽与组成金属有关,但也有例外,如金合金中加入 1/24 的银已足以改变其颜色。

6)耐腐蚀性 纯金属一般不易被腐蚀,合金的耐腐蚀性一般视其结构及组成的不同而异。在合金中加入一定量的耐腐蚀性元素如铬、镍、锰和硅等,可提高合金的耐腐蚀性。口腔临床所用合金,绝大部分要求具有良好的耐腐蚀性能。

7)铸造性能 合金在熔融和凝固过程中表现出一定的流动性和收缩性,这种在铸造过程中,合金表现出的流动性能的好坏、收缩的大小以及机械性能的改变等特性,称为铸造性能。

（六）金属的冷加工和热处理

1. 金属的冷加工 室温条件下金属材料的塑性变形,也称为冷加工,包括轧压、伸拉、锤击等机械加工方法。冷加工后材料在性能和内部结构上都会随之发生改变,性能上一般表现为金属的硬度、强度、脆性、磁性增加,延展性、塑性和耐腐蚀性降低,这种现象称为加工硬化,是强化金属的重要手段之一。

2. 金属的热处理 在低温条件下,原子活动能力很低,加热后温度升高,金属原子活动能力增大,使其结构还原,这种对金属加热处理的方法称为热处理,这种加热引起的结构还原称为再结晶。再结晶后,材料在性能上同样会发生变化,表现为材料的硬度和强度下降,可塑性增大。

（七）金属的成形法

金属是非常坚硬的,目前金属大致有五种成形法:铸造、切削、选择性激光烧结、锻造和电铸。

1. 铸造（失蜡法） 这是传统的加工方法。大约在 2500 年前,古人就用失蜡法铸造青铜器。1907年美国人将其引入牙科领域。通常由口腔医生采集患者口腔的印模,灌制成石膏模型后,再由技工在模型上完成义齿蜡型,经过包埋、除蜡,获得材料转换腔(即铸模腔),最后将熔化的金属浇铸到材料转换腔中形成铸件,这一过程称为铸造,可获得高精度的修复体。整个操作过程比较复杂和烦琐,并且它依赖于技工的手工操作,对技工的操作水平有较高的要求。另外,取印模、灌模型的过程中存在尺寸误差,制作蜡型和包埋铸造也存在收缩与膨胀的问题,这些都会对修复体最终的精度产生影响。

2. 切削(去除法) 由于传统方法存在诸多弊端,20世纪70年代初期,义齿制作开始采用先进的CAD/CAM系统,即计算机辅助设计(computer aided design)和计算机辅助制作(computer aided manufacturing)。它通常由数据采集系统、数据处理系统和数控机床三部分组成。CAD/CAM系统分为椅旁型和技工室型,区别在于数据采集对象。椅旁型是对患者口腔内的患牙及其邻牙进行扫描,获得数字印模;技工室型则是通过印模或模型进行扫描,获得数字印模。印模转化为三维数字模型,然后技工室设计人员利用相关程序在数字模型上完成修复体的设计,生成一个可供数控机床执行的程序文件。最后数控机床按照程序自动加工,切除块状原料坯上多余的材料,获得形状、尺寸精度和表面质量都符合要求的修复体。目前切削成形技术主要用于嵌体、冠、桥、精密附着体、金属支架及个性化种植体基台的加工,能加工的材料有钴铬合金、纯钛、二氧化锆及树脂。数控机床采用五轴系统,切削的刀头除了上下、前后、左右的运动,增加了左右旋转和加工件的前后旋转。加工精度可以达到头发丝直径的1/4(约0.01 mm)。用数控机床加工义齿,无须制作蜡型和包埋铸造,不仅加工精度高,不污染环境,而且节约时间、人力和成本。

3. 选择性激光烧结(叠加法) 这也是一种CAD/CAM技术,不过切削成形是减法,所用原材料是块状的;而选择性激光烧结成形是加法,所用原材料是粉末状的。

首先用三维激光扫描患者的口腔或模型,获得相应数据后,在计算机上重建三维模型,技师完成修复体的设计后,再进行"成形方向"等工艺参数选择和切片处理,得到义齿的一系列截面轮廓的数据,将数据传递给激光烧结成形机,按顺序形成义齿的一层层截面轮廓薄片,并将这些薄片叠加合成三维实体义齿工件。可用于口腔金属冠桥、义齿支架和基托的制作。

4. 锻造(冷加工法) 金属或合金在再结晶温度以下通过加工外力(拉、压、锤等)而产生的塑性变形称为锻造,口腔临床常用的不锈钢丝、镍铬合金片、锤造冠等均是锻造而成的。

5. 电铸(沉积法) 这是指利用电解过程,在导电性物质上镀上所需金属的方法。制作烤瓷冠的金属基底冠时所用的镀金法和金沉积都是电铸。

(八)金属的腐蚀和防腐蚀

口腔是个湿润的环境,呈弱碱性,唾液里有各种电解质。口腔中的金属修复体一旦发生严重腐蚀,不但使其力学性能下降,还可能给人体带来危害。

1. 金属产生腐蚀的原因

(1)大气环境的影响,如氧气和硫化氢气体对金属的侵蚀。

(2)在高温时金属发生氧化或形成硫化物。

(3)酸、碱、盐溶液对金属的电化学腐蚀作用。

2. 腐蚀对金属义齿的侵害

(1)义齿表面发生的化学侵蚀(氧化和硫化等)会使义齿表面的颜色发生变化。唾液溶解的一些金属成分会影响人的味觉,也可能引起一些病变,如口腔黏膜发炎、胃肠病、肾病及神经系统的病变。

(2)两种不同的金属或合金在口腔中接触可形成原电池,发生电化学腐蚀,使材料表面变色或被破坏。

（3）金属内部有残余应力的部分将成为原电池负极而被腐蚀，它会使金属义齿产生裂纹，表面变粗糙，从而增加修复体断裂的危险。

（4）金属表面的裂纹、铸造缺陷和污物的覆盖可降低该处唾液氢离子的浓度而成为原电池正极，金属为负极，由此产生腐蚀。

（5）晶粒边界侵蚀会使金属义齿的强度或可塑形性下降，脆性增加。

（6）成分与结构的不均一导致选择性侵蚀，会改变义齿合金的成分，进而改变合金的性质。

3. 防腐蚀的措施

（1）避免不同金属的接触。

（2）通过热处理减小或消除冷加工后产生的应力。

（3）对工件表面进行良好的抛光。

（4）避免工件表面出现缺陷，若有孔洞等缺陷应加以消除。

（5）在金属内加入某些抗腐蚀元素，如在钢中加入一定量的镍和锰，可减少钢内部的电化学腐蚀。

（6）使用组织结构均匀的金属材料。

（7）采用氧化法在金属表面形成钝性氧化膜。如钛的表面常有一层高度致密的膜，就是氧化钛和氮化钛。钛表面的氧化膜可以对钛起到保护作用，抵御电化学侵蚀。

二、锻制合金

锻制合金是指在再结晶温度下，通过冲压、拉伸、锻压和锤击等机械方法所形成的合金。目前口腔常用的锻制合金有合金丝（正畸弓丝、结扎丝和弯制卡环用不锈钢丝）、杆（舌杆和腭杆）、片（镍-铬合金片）等。

（一）贵金属锻制合金丝

1. 种类 主要有铂-金-钯合金、金-铂-钯合金、金-铂-铜-银合金、金-银-铜-钯合金。

2. 性能 贵金属锻制合金丝具有良好的力学性能，优异的生物学性能和耐腐蚀性能。

3. 应用 贵金属锻制合金丝主要用于制作高弹性的卡环及正畸弓丝。

（二）非贵金属锻制合金

1. 18-8 不锈钢丝 这是在口腔临床中广泛使用的一种锻制合金丝，经拉拔而成，横断面为圆形或半圆形。

1）组成 19%～21%的铬、9%～11%的镍以及少量的碳、钼、硅、锰等元素，铁为余量。当合金中的铬含量超过13%时，便具有优良的耐腐蚀性能，可称为不锈钢。

铬能明显提高钢的耐腐蚀性能，改善钢的抗氧化性，使合金的硬度和强度明显增加，是不锈钢的主要元素。

镍是提高钢的耐腐蚀性能的第二重要元素，并能提高合金的强度、韧性和延展性。

碳是不锈钢中不可缺少的重要元素之一，它能提高合金的硬度和强度，降低韧性。

锰具有增加合金硬度和强度的作用。

硅能除去合金中的氧化物，提高耐腐蚀性能。

铁是不锈钢的主体，占70%左右，起溶解元素作用。

2）性能 ①机械性能：口腔用18-8不锈钢丝具有强度高、坚硬而富有弹性的特点。②耐腐蚀性能：18-8不锈钢丝化学性能稳定，耐腐蚀性能良好。③生物学性能：18-8不锈钢丝具有良好的生物安全性，对组织、细胞无明显毒性。

3）应用 直径较粗的18-8不锈钢丝（直径>0.9 mm）主要用于弯制可摘局部义齿卡环，

直径较细(直径<0.9 mm)的主要用于制作正畸矫治器的唇弓、舌弓、双曲舌簧、辅助弹簧及其附件。直径为 0.25 mm 的钢丝用作结扎丝。

4)注意事项　用不锈钢丝弯制卡环或矫治器的过程是冷变形加工过程,会产生加工硬化现象。因此,在弯制过程中,应掌握材料的特点,缓慢弯曲,使变形程度尽可能小些,同时应注意用力均匀,切忌用暴力和反复多次弯制,以减少加工硬化的程度。弯制时注意避免弯制工具对钢丝表面的损伤。

2. 镍-钛合金丝　镍-钛合金丝是目前口腔正畸广泛使用的正畸丝材料。

1)组成　镍-钛合金丝一般含有 55% 的镍和 45% 的钛。

2)类型　目前临床使用的镍-钛合金丝有两种类型。①超弹性型:该合金丝质脆而易折,不能弯制成形,可焊接性较差,没有形状记忆功能。②形状记忆型:又称为热激活弓丝,该合金丝在室温下刚性低,柔软,回弹性好,同时具有超弹性,但加工性能和焊接性较差。

3)性能　镍-钛合金丝具有质轻、强度高、弹性好、耐腐蚀性及良好的生物学性能等优点。因其回弹性及弹性恢复能较大,残余变形小,因此临床上加力和换弓的次数较少,有利于减少复诊次数及缩短疗程。

4)应用　镍-钛合金丝主要用作正畸弓丝,特别是用于固定矫治器的弓丝。

3. β-钛合金丝

1)组成　钛(70%~78%)、钼(11.5%~13%)、锆(6%~9%)及锡(4.5%~9%)。

2)性能　β-钛合金丝的强度、弹性模量、刚性及回弹性介于镍-钛合金丝与 18-8 不锈钢丝之间,但它具有较好的可弯制性和可焊接性。β-钛合金丝同样具有优良的耐腐蚀性能,其与金属托槽的摩擦系数大于 18-8 不锈钢丝及镍-钛合金丝。

3)应用　β-钛合金丝主要用作正畸弓丝。

4. 钴-铬-镍合金丝

1)组成　以 Elgiloy 锻造钴-铬-镍合金丝为例,其组成包括 40% 的钴、20% 的铬、15% 的镍、7% 的钼、2% 的锰、15.4% 的铁、0.15% 的碳、约 0.4% 的铍以及微量其他成分,其中加入少量的铍可降低合金的熔点,易于加工。

2)性能　钴-铬-镍合金丝耐腐蚀性强,可焊接性良好。在软化状态下,具有较好的加工性能,有利于制作形状复杂的各种矫治附件。在 482 ℃条件下经 7 分钟热处理后,可使应力释放,改善合金的性能,并得到不低于不锈钢丝的强度和弹性。

3)应用　主要用作正畸弓丝和活动义齿的卡环。

5. 镍-铬合金片　又名白合金片,简称 SPM,主要用于制作锤造冠,现已很少使用。

三、铸造合金

铸造是将合金加热熔化,浇铸入预先制备好的铸型腔内成为铸件(成品)的过程,适用于铸造工艺的合金称为铸造合金。铸造技术避免了冷加工所导致的金属内部应变硬化等缺点,且铸件精确,结构均匀,使用持久性高,能根据临床的不同要求制作出复杂而精细的铸件,目前已广泛应用于口腔修复领域。

由于临床对铸件要求较高,细小的变化都会影响修复体的精确度,铸造工艺较复杂,因此用于口腔的铸造合金应具备以下要求:良好的机械性能、理化性能、耐腐蚀性能、生物学性能和优良的铸造性能,其中铸造性能包括液体合金的流动性好、铸造收缩率小和铸件易打磨抛光等。

根据铸造合金的熔点不同,可将其分为三类:高熔铸造合金(熔点 1100 ℃以上)、中熔铸造合金(熔点 501~1100 ℃)和低熔铸造合金(熔点 500 ℃以下)。根据合金中贵金属元素的含量将其分为两类:贵金属铸造合金和非贵金属铸造合金。

（一）贵金属铸造合金

1. 分类　根据美国牙科协会（ADA，1984 年）标准，根据合金中贵金属元素的含量可将口腔用贵金属铸造合金分为高贵金属铸造合金和贵金属铸造合金两大类。

高贵金属铸造合金主要包括：①金-银-铂合金，其中金含量约为 78%，银和铂的含量大致相等；②金-铜-银-钯 I 型合金，其中金含量约为 75%，银和铜各约占 10%，钯占 2%～3%；③金-铜-银-钯 II 型合金，其中金含量为 50%～65%，银含量相应增加。

贵金属铸造合金主要包括：①金-铜-银合金，其中金含量为 40%，银含量相应增加，铜和钯的含量基本与金-铜-银-钯 II 型合金相同；②金-银-钯-铟合金，其中金含量只有 20%，钯 20%，银约 40%，铟 15%；③钯-铜-镓合金，几乎不含金，但含钯 75%，铜和镓的含量大致相同；④银-钯合金，不含金，含钯 25%，银 70%。

2. 性能

1）硬度　大多数贵金属铸造合金的硬度比牙釉质低，相比非贵金属铸造合金的硬度也低，如果合金的硬度超过牙釉质的硬度，会造成对颌牙釉质的磨耗。

2）生物学性能　口腔用贵金属铸造合金的生物学性能与其理化性能一样重要，一般认为贵金属铸造合金的生物学性能良好，基本对人体无明显的毒性和刺激性。

3）化学性能　一般认为贵金属铸造合金的化学性能相对比较稳定，耐腐蚀性能优良，但这种特性会因组成合金的元素结构、种类、含量以及所释放出的元素性质等而不同。

4）铸造性能　与其他铸造合金一样，贵金属铸造合金从液相至固相的冷却过程中伴随着体积收缩现象，合金的熔点越高，这种收缩程度就越大。铸造合金所致的铸造收缩可通过包埋料的膨胀得以补偿。

3. 应用　贵金属铸造合金种类较多，已广泛应用于口腔临床修复，目前主要应用于烤瓷冠桥、铸造冠桥、嵌体、桩核、精密附着体、种植义齿和活动义齿支架等。

（二）非贵金属铸造合金

非贵金属铸造合金是指不含金、银、铂或钯等贵金属元素的合金。其应用于口腔临床主要有镍-铬铸造合金、钴-铬铸造合金、钛及钛铸造合金等。

1. 镍-铬铸造合金　镍-铬铸造合金属于高熔铸造合金，我国在 20 世纪 50 年代末以其取代黄金修复体，曾经广泛应用于临床。

1）组成　根据机械性能及耐腐蚀性要求，可将不锈钢分成很多种类。按铬-镍铸造不锈钢中含耐腐蚀元素铬的多少，大致可分为三类：第一类低铬不锈钢（马氏体不锈钢），含铬 12%～17%，主要性能是热处理后呈现马氏体结构，使不锈钢硬化，常用于制作医疗器械，特别是刀类工具；第二类高铬不锈钢（纯铁素体不锈钢），含铬 12%～27%，含碳量少，耐腐蚀性高于第一类，而硬度、强度稍低，多用于制作设备；第三类铬-镍不锈钢（奥氏体不锈钢），含铬 16%～26%，含镍 6%～22%，具有优良的耐腐蚀性能和延展性，加工后迅速硬化，其中含铬 17%～19%、含镍 8%～12%的不锈钢又称为 18-8 铬-镍不锈钢。口腔临床使用的铸造不锈钢多属于此类，它可分为修复用 18-8 铬-镍不锈钢和种植用 316L 不锈钢两类。本章主要介绍修复用 18-8 铬-镍不锈钢。

2）应用　18-8 铬-镍不锈钢具有良好的拉伸强度和屈服强度、较好的延展性、不易折断、硬度适中等特点，可用于制作固定修复体，如嵌体、冠、桥；还可用于制作可摘修复体的卡环、支架、基托以及𬌗垫等。由于镍的致敏性较大，目前大部分固定义齿和局部义齿不再使用镍-铬合金。

2. 钴-铬铸造合金　钴-铬铸造合金是一种以钴和铬为主体的合金。它的密度较小，机械性能优良，耐腐蚀性与金合金相似，价格较金合金便宜。

Note

1）组成 钴-铬铸造合金的组成中,钴、铬和镍元素总量不应超过85%。我国将钴-铬铸造合金分成硬质、中硬质和软质三类,软质钴-铬铸造合金以镍为主,实际属于镍-铬铸造合金。

2）性能 ①物理性能:熔点为1290～1425 ℃,属高熔铸造合金。②化学性能:耐腐蚀性等化学性能极为稳定,如表面经高度的抛光,在口腔内不会引起化学变化。③机械性能:强度和硬度高,超过牙釉质的硬度,延伸率稍低,耐磨性好,因此使研磨及加工修整较困难。④生物学性能:对人体无毒、无刺激性。⑤收缩性能:铸造收缩较大,铸造后线性收缩率为2.13%～2.24%。

3）应用 临床上可根据钴-铬铸造合金的组成及性能选择应用。

（1）硬质:可用于可摘义齿大支架的整体铸造。

（2）中硬质:可用于卡环、垫、基托、冠和桥的铸造修复。

（3）软质:可用于各类固定修复体。

由于钴-铬铸造合金的熔点高,最好用高频铸造机铸造;又因其铸造收缩较大,需用磷酸盐等高熔合金铸造包埋料的膨胀加以补偿。

3. 钛和钛铸造合金 钛和钛铸造合金具有重量轻、密度低、弹性模量低等优良性能,在机械性能、耐腐蚀性及生物学性能方面优于不锈钢和钴-铬合金,是目前应用较多,具有发展前途的金属材料。钛合金能形成一层致密的氧化膜,这层氧化膜是钛合金耐腐蚀和具有良好生物相容性的基础。

1）组成 市售纯钛不仅仅含有钛元素（99%）,还含有微量的氧、氮、碳、氢、铁等杂质元素,这些元素的微量变化能明显影响材料的物理和机械性能。与钛形成合金的元素有铝、钒、铌、铁、锆、钼等。

2）性能 钛和钛铸造合金具有良好的生物安全性,较强的耐腐蚀性,稳定的化学性能和适当的机械性能。纯钛具有一定的强度和延伸率,是口腔临床较好的金属材料,但为了改善其加工性能和提高强度,还可将其合金化,主要的钛合金有Ti-Al、Ti-Ni、Ti-Pd以及Ti-Cr等。①物理性能:纯钛属高熔铸造合金,其熔点为1600 ℃。②耐腐蚀性:钛及其合金具有稳定的化学性能,对大部分介质具有较强的耐腐蚀性。在口腔内其耐腐蚀性优于钴-铬合金和镍-铬合金。其在与其他金属构成的原电池系统中,处于高价电位,因此当在口腔中与其他金属接触时首先使其他金属腐蚀。③机械性能:纯钛的强度和硬度受其所含杂质元素的含量影响很大,杂质元素含量越多,强度越大。钛合金的强度显著高于纯钛。④生物学性能:由于钛表面极易形成一层厚度小于1 mm的稳定氧化膜,因而具有良好的生物学性能,其细胞毒性小于钴、铬和镍。与生物体有良好的组织相容性,能与骨组织发生骨性结合。⑤铸造性能:钛及钛合金的熔点高,化学性质活泼,不能使用传统的牙科金属的熔化、铸造方法及设备。目前大多采用在真空或惰性气体保护下通过电弧加热的方法来熔化钛及钛合金,而且不能使用传统坩埚和包埋材料,需要用专用的包埋材料。

3）应用 由于钛及钛铸造合金的各种性能优良,临床可用作各种修复体,如嵌体、冠、桩、固定桥、可摘义齿的支架,以及烤瓷修复体、种植体和正畸材料等。

四、烤瓷熔附合金

烤瓷熔附合金是用于制作烤瓷熔附金属修复体冠、桥基底的合金,其表面熔附一层烤瓷,也称为烤瓷合金。烤瓷熔附合金兼有金属材料的强度以及陶瓷材料的耐磨和美观性能,在口腔冠桥修复中应用广泛。

（一）性能

对于烤瓷熔附合金的性能,除要求具备常规铸造合金的性能(如理化性能、生物学性能、机械性能、铸造性能,合适的铸造收缩率等)外,还必须具备以下特殊要求:①合金的熔点应比瓷烧结温度高,与瓷烧结时不发生热变形;②合金与瓷的线胀系数必须相匹配,在全部温度范围内,其差必须在 0.1％以内;③合金与瓷能牢固结合并耐久;④不能生成有色的氧化物。

（二）分类

烤瓷熔附合金可分为两大类,即贵金属烤瓷合金和非贵金属烤瓷合金。

常用贵金属烤瓷合金有三种:①含金 80％左右的金合金(黄铸金);②含金 50％左右的金合金(白铸金);③不含金的钯-银系合金。

常用非贵金属烤瓷合金有三种:①镍-铬合金;②钴-铬合金;③钛及钛合金。

1. 贵金属烤瓷合金的性能　具有优良的性能,易铸造、易焊接、适合性好、耐腐蚀、无毒、与瓷结合良好、铸件与基牙密合性好。

2. 非贵金属烤瓷合金的性能

1）镍-铬合金　镍-铬合金比贵金属合金的硬度高,屈服强度较低,弹性模量较高,制作的金属基底可以薄一些。镍-铬合金烤瓷义齿,特别是烤瓷冠的边缘,因为 Ni^{2+} 的释放容易造成相邻的牙龈组织颜色"染灰",形成龈缘"黑线",影响美观。含铍的镍-铬合金对牙龈组织有一定的刺激性。

2）钴-铬合金　钴-铬合金的强度和硬度均比贵金属合金和镍-铬合金高,生物相容性优于镍-铬合金,由其制作的烤瓷义齿不易出现牙龈"染灰"现象。

3）钛及钛合金　钛及钛合金具有优异的强度、耐腐蚀性和生物相容性。但是钛及钛合金高温下不稳定,线胀系数显著低于普通瓷的线胀系数,不能在金-瓷界面形成压缩应力结合。因此,用于钛及钛合金的瓷材料是专用的烤瓷粉。由于其优异的生物相容性,由其制作的瓷义齿不会出现牙龈"染灰"现象。

（三）合金与瓷的结合

瓷与基底金属间的牢固结合是烤瓷熔附金属修复体修复成功的关键。良好的结合可以提高烤瓷的抗压碎性能。其结合方式有四种:化学结合、机械结合、压缩结合和范德华力结合。

1. 化学结合　化学结合是金属通过表面预氧化形成的氧化物与烤瓷材料中的氧化物发生化学反应,界面形成一种新的物质,从而产生牢固的结合。

金属表面氧化物的成分必须与瓷的氧化物成分相同或相似,而且与金属基底结合牢固,其厚度不能太厚或太薄,太厚或太薄都会影响金-瓷结合。

2. 机械结合　烤瓷粉熔化后流入粗糙的金属表面的小凹坑内,凝固后形成互相嵌合的机械锁结作用,称为机械结合。

3. 压缩结合　当烤瓷的线胀系数略小于基底金属时,冷却过程中基底金属的收缩略大于烤瓷,对界面处的烤瓷形成轻度的压缩力,能够增强界面的机械嵌合作用,进而加强金-瓷结合。

4. 范德华力结合　瓷分子与金属表面氧化物分子间的作用力,即范德华力。要形成较强的范德华力结合,要求烤瓷粉熔化后能在金属表面充分润湿。

上述四种结合方式中化学结合对金-瓷结合贡献最大,其次是机械结合和压缩结合,范德华力结合贡献最小。

（四）金属的表面处理

金属表面的处理方法有磨削、喷砂、清洗及排气预氧化等。表面处理的效果关系到金-瓷机械结合与化学结合的强度。

五、其他金属材料

（一）CAD/CAM 快速成形金属

目前用于 CAD/CAM 快速成形的金属材料主要有钛及钛合金和钴-铬合金。CAD/CAM 快速成形的金属修复体可免除金属铸造过程中形成的气孔、缩孔、夹杂杂质、成分偏析以及铸件冷却过程中由于应力作用而发生的铸件变形问题。采用 CAD/CAM 快速成形技术，可以制作后牙的冠桥修复体、烤瓷基底冠桥以及可摘义齿支架等。

（二）选择性激光烧结成形金属

选择性激光烧结成形技术可使用一些非反应性金属或合金，目前主要有不锈钢、钴-铬合金和钛合金。

选择性激光烧结成形的钛合金修复体避免了钛铸造合金在铸造过程中与包埋材料的反应，修复体表面没有表面材料反应层。

（三）电铸成形金属

目前用于口腔临床的电铸成形金属主要是纯金，电铸在临床上又称为金沉积。电铸成形的金冠具有优异的边缘密合性和生物相容性，黄色的金冠在颜色上接近牙本质的颜色，因此在其上瓷后美学效果能与全瓷冠媲美。

电铸成形的金冠主要用于单个烤瓷熔附修复体的基底冠和活动义齿附着体的套筒冠。

（四）焊接合金

焊接是通过加热或加压，或者两者并用，或用填充材料，使金属修复体结合在一起的方法。通常有熔焊、压焊和钎焊三种。焊接合金是指用于钎焊的钎料。

理想的焊接合金必须具有以下性能：①焊接合金的成分、强度、色泽等应尽量与被焊接的金属相近；②焊接合金的熔点必须低于被焊接的合金（以低于 100 ℃为宜）；③焊接合金熔化后流动性大、扩散性高，能均匀地到达焊接界面，且与被焊接合金牢固结合；④焊接合金在口腔内稳定，有良好的耐腐蚀性和抗污染能力。

口腔临床上应用的焊接合金有金焊合金、银焊合金和锡焊合金等。

1. 金焊合金 金焊合金的主要成分是金、银和铜。为了降低熔点，金焊合金还加有少量的锌和锡。主要用于各种贵金属合金的焊接，也可用于 18-8 铬-镍不锈钢、钴-铬合金及镍-铬合金的焊接。焊媒为硼砂。

2. 银焊合金 银焊合金又称白合金焊，是以银（75％）为主要成分的焊接合金的总称，加入适量的铜、锌、锡、镉。银焊合金除焊接银基合金外，还可用于不锈钢或其他非贵金属修复体以及矫治器等的焊接。含金和钯的银焊合金还可用于焊接金-银-钯合金。焊媒为硼砂。

3. 锡焊合金 锡焊合金的主要成分为锡（66％）和铅（33％），也可用纯锡。锡焊合金仅用于不锈钢丝卡环连接体之间的焊接，以防卡环及支托等支架部件在填充树脂时移位。

（苏光伟）

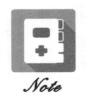

第七节 口腔陶瓷材料

一、概述

传统概念中，"陶瓷"一词是陶器和瓷器的总称。随着科学技术的发展，"陶瓷"的概念已扩大到整个无机非金属材料，即以氧化物、氮化物、碳化物等为原料制成的无机固体材料，总称为陶瓷。陶瓷材料具有物理和机械性能好、化学性能稳定及美观等优点。1774 年法国 Duchateau 采用陶瓷材料进行义齿修复，陶瓷被正式应用于口腔临床，至今陶瓷材料应用于临床已有 200 多年的历史。由于陶瓷材料脆性大、强度不足等性能缺点没有得到很好地解决，其在口腔临床应用受限。直到 1960 年，人们初步解决了金属陶瓷相互匹配技术，使陶瓷应用进入了一个新阶段，并且研究出许多新型陶瓷，特别是生物陶瓷，使口腔修复技术得到极大发展。随着各种高科技新型功能陶瓷的不断涌现及修复技术的提高，陶瓷已广泛应用于口腔领域。

（一）口腔陶瓷材料的分类

口腔陶瓷材料种类较多，按应用可分为金属烤瓷材料、全瓷修复材料、种植陶瓷及成品陶瓷牙，其中全瓷修复材料按成形工艺可分为烧结全瓷材料、热压铸全瓷材料、可切削陶瓷材料、粉浆堆涂玻璃渗透全瓷材料；按性质可分为单纯陶瓷和陶瓷基复合材料、吸收性陶瓷和非吸收性陶瓷、氧化物系陶瓷和非氧化物系陶瓷、惰性陶瓷和反应性陶瓷；按临床使用部位还可分为植入体内陶瓷和非植入体内陶瓷；按成分又可分为长石质陶瓷（feldspathic ceramic）、玻璃陶瓷（glass ceramic）、氧化铝陶瓷（alumina ceramic）、氧化锆陶瓷（zirconia ceramic）等；根据熔点可分为高熔烤瓷材料（1200～1450 ℃）、中熔烤瓷材料（1050～1200 ℃）、低熔烤瓷材料（850～1050 ℃）、超低熔烤瓷材料（小于 850 ℃）。

（二）口腔陶瓷材料的结构和性能

1. 陶瓷材料的结构 陶瓷是多晶多相聚集体，其显微结构通常由三种不同的相组成，即晶相（结晶相）、玻璃相（玻璃基质）及气相（气孔）组成。

（1）晶相：陶瓷材料最主要的组成相，构成陶瓷体的骨架，是陶瓷中原子、离子和分子按照周期性的、有规律的空间排列而成的固体相。晶相决定了陶瓷的物理和化学性质。陶瓷材料的晶体结构比较复杂，晶相的结构与配料矿物质的种类和制作工艺有关。晶相不同，陶瓷的机械性能及光学性能也不同。其中立方、四方和六方晶系比较重要。

（2）玻璃相：陶瓷显微结构中非晶态结构的低熔点固体部分，起到填充晶粒间隙、提高致密度、增加陶瓷材料的透明性及粘接晶粒等作用，还可以降低烧结温度，也可抑制晶粒长大，改善工艺。玻璃相的化学成分大多是 SiO_2，对于不同的陶瓷，玻璃相的含量是不同的。

（3）气相：即陶瓷材料中的气孔，大部分气孔是在加工过程中形成并保留下来的，有些气孔可通过特殊工艺方法获得。陶瓷的许多性能随着气孔率、气孔尺寸及其分布的不同有很大范围的变化。气相的存在对陶瓷通常是有害因素，它可使陶瓷的机械性能、透光率显著下降，合理控制陶瓷中气孔的数量、形态和分布可以影响陶瓷材料的性能。

2. 陶瓷材料的性能

1）物理性能 口腔陶瓷材料是热的绝缘体,热膨胀系数与人的牙齿较接近,但陶瓷材料在烧结过程中,存在较大的体积收缩而影响修复体的精度,在操作时应采取必要的措施减少收缩,如烧结前尽量去除水分、振荡、压缩成形、真空烧结等以减小其收缩。陶瓷材料色泽美观,有一定的透明度,是目前美学性能最好的修复材料。陶瓷中的石英含量多,气孔多,瓷粉颗粒大,则透明性下降;反之,则透明性较好。而其他一些性能如热膨胀系数、光透过率、吸水率及热导率等,在厂家生产出成品瓷粉时已确定,选择质量较好、合适类型的瓷粉是提高修复质量的关键之一。口腔陶瓷材料的主要物理性能见表4-8。

表4-8 口腔陶瓷材料的主要物理性能

物 理 性 能	大　　小
热膨胀系数	$6\times10^{-6}\sim8\times10^{-6}$ ℃
吸水率	$0\sim2\%$
热导率	0.042 J/(cm·s·℃)
光透过率	50%(2 mm板)
线性收缩率	$13\%\sim70\%$
体积收缩率	$35\%\sim50\%$
密度	4.2 g/cm³

2）机械性能 口腔陶瓷材料的主要机械性能见表4-9。

表4-9 口腔陶瓷材料的主要机械性能

机 械 性 能	大小/MPa
压缩强度	$345\sim3000$
弯曲强度	$55\sim1300$
拉伸强度	$24.8\sim37.4$
努氏硬度	$4600\sim5910$

口腔陶瓷材料的机械性能是影响其应用的主要因素,口腔陶瓷材料的硬度、压缩强度非常高,耐磨性好,但其冲击强度、拉伸强度及弯曲强度较低。陶瓷材料是一种脆性材料,在常温且静拉伸载荷下,不出现塑性变形阶段,弹性变形阶段过后立即发生脆性断裂,因此口腔陶瓷材料质脆易折,如何解决陶瓷材料质脆易折的问题,是当今研究的重要课题。

3）化学性能 口腔陶瓷材料在口腔各种环境条件下非常稳定,可耐受多种化学作用而不出现变性、变质。长期在口腔环境中,能耐受唾液、微生物及各种食物的影响,不出现变性、变质。但氢氟酸可使陶瓷材料的溶解度增加。

4）生物学性能 口腔陶瓷材料具有良好的生物学性能,在口腔内安全,对组织无刺激,无毒。还可以和机体组织形成某种结合,作为植入材料使用。

5）美学性能 口腔陶瓷材料具有较好的美学性能。口腔陶瓷材料制作的口腔修复体,其透光性、色泽及其过渡变化很接近自然牙,表面光洁度高,是目前美学性能最好的修复材料。

（三）口腔陶瓷材料的制备

1. 口腔陶瓷材料(陶瓷粉)的制备 陶瓷粉由厂家专门生产,采用天然或人工合成材料作

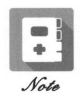

为原料加工而成。工艺过程为高温熔融、淬冷、粉碎及混合等。

2. 瓷制品的制备

1）烧结 将经过初步烧结的陶瓷粉，在低于熔点的温度下加热，使固体粉粒熔合在一起，以获得高强度的致密结晶体的过程。烧结是陶瓷制作过程中的重要步骤，它决定了最终制品的性能。烧结过程通常伴有气孔减少、体积收缩。经烧结后理化性能发生了很大改变，因此有严格的工艺要求，而且不同的材料烧结的条件和方法也不相同。

2）表面涂层 选用一定的工艺方法，将陶瓷材料均匀、等厚、紧密结合在另一种基底材料上的技术。其工艺方法包括高温熔烧、离子沉积、电泳沉积、喷涂、浸蚀等。烤瓷熔附金属修复体的制作，即是采用这种工艺技术。

3）铸造 在一定温度下将陶瓷材料熔融后注入铸模中，冷却后成为预备体，再在特定温度下经过结晶化处理，析出结晶相而瓷化，使材料获得足够强度得到制品的过程。目前多采用玻璃陶瓷为原料进行铸造，采用失蜡铸造法制取修复体。

（四）几类口腔用陶瓷材料的特征

1. 长石质陶瓷

1）结构组成 主要成分为长石（feldspar），口腔所用的长石质陶瓷为钾长石（$K_2O \cdot Al_2O_3 \cdot 6SiO_2$）或钠长石（$Na_2O \cdot Al_2O_3 \cdot 6SiO_2$）或两者的混合物与石英、白陶土、少量硼砂及着色剂等成分配合烧结而成的一种陶瓷材料。长石是一种使石英和白陶土紧密结合的结合剂，熔化温度为 $1250 \sim 1500$ ℃。石英可增加陶瓷材料的强度，减少透明性，熔点达 1800 ℃，可较好地维持形状，缺点是可增大热膨胀系数，当含量超过 30% 时，变得不透明。白陶土便于成形，并增加陶瓷的韧性和不透明性，缺点是失水后收缩程度很大。着色剂为多种金属氧化物，各种金属氧化物调配后，可获得所需颜色。硼砂可起到助熔作用，其用量多时，熔点降低，孔隙减少；用量少时，熔点增高，孔隙增多。

2）主要性能和用途 长石质陶瓷是较早应用的陶瓷材料之一，对机体无毒无刺激性，性质稳定，在临床上常用来制作烤瓷牙和成品瓷牙等。

2. 羟基磷灰石陶瓷

1）结构组成 磷灰石有人工合成和天然的两种，羟基磷灰石是其中的一种，其分子式为 $Ca_{10}(PO_4)_6(OH)_2$，临床上应用的羟基磷灰石陶瓷一般采用人工合成的方法获得。

2）主要性能和用途 羟基磷灰石的结构成分和人体牙及骨组织的相似，生物相容性较好，不易引起机体的免疫反应，材料本身无毒、无刺激性和致癌性，性质相对稳定，能和骨组织结合，常用作种植材料。

3. 玻璃陶瓷

1）结构组成 又称微晶玻璃，具有类似玻璃的结构和成分，并添加了 CaO 和 P_2O_5 等。经铸造加工而成的制品为非结晶结构体，类似普通玻璃结构，再进行第二次加温，结晶化处理后，可以显著提高强度，色泽和透明度更接近自然牙，且其生物学性能得到改善。

2）主要性能和用途 玻璃陶瓷有较高的强度，同时它还可析出磷灰石等结晶相，具备良好的生物学性能。玻璃陶瓷在临床上可以制作修复体，也可以作为种植材料。

4. 氧化铝陶瓷

1）结构组成 氧化铝陶瓷的主要成分为 Al_2O_3，Al_2O_3 含量在 45% 以上的陶瓷均可称为氧化铝陶瓷。氧化铝陶瓷分为单晶氧化铝陶瓷和多晶氧化铝陶瓷，均属六方晶系。单晶氧化铝陶瓷的各种性能优于多晶氧化铝陶瓷。

2）主要性能和用途 氧化铝陶瓷，特别是单晶氧化铝陶瓷表面存在一层水化膜，亲水性好，无毒无刺激性，具有良好的生物学性能。在其他陶瓷中加入 Al_2O_3 后，随着含量的增加，

Note

陶瓷的物理和机械性能逐渐提高,但其透明度也随之下降。氧化铝陶瓷主要用作种植材料或作为烤瓷冠的内层。

5. 氧化锆陶瓷 以斜锆石或锆英石为主要原料,通过成形、烧结等系列工艺制得的陶瓷制品。氧化锆陶瓷具有优良的力学性能,其断裂韧性可达 1000 MPa,高于氧化铝陶瓷,可用于制作全冠、桩核材料,还可以用作其他陶瓷的增强相,氧化锆会降低瓷的半透明性,制作修复体时需要与色泽效果较好的陶瓷材料联合使用。

以上几种口腔陶瓷材料的物理和机械性能见表 4-10。

表 4-10 几种口腔陶瓷材料的物理和机械性能

名 称	密度 /(g/cm³)	热膨胀系数 /(×10⁻⁶·K⁻¹)	硬度 /MPa	压缩强度 /MPa	弯曲强度 /MPa	弹性模量 /MPa
长石质陶瓷	2.4	6～8	3800	345	55	60000
羟基磷灰石陶瓷	3.16	10.4	4600	950	100～130	35200
玻璃陶瓷	2.6～2.8	9.9	6170	350～500	210～250	10000
氧化铝陶瓷	2.87	4.1	5910	3000	210～1300	35800
氧化锆陶瓷	6.0	10.1	8500～9000	1850	690	410

二、金属烤瓷材料

口腔修复过程中,为了克服单纯烤瓷材料本身强度不足和脆性较大的问题,利用金属制作基底冠,在金属基底冠上熔附一种性能相匹配的烤瓷材料,这种烤瓷材料称为金属烤瓷材料,又称金属烤瓷粉(porcelain-fuse-to-metal-powder),这种修复技术称为烤瓷熔附金属(porcelain-fuse-to-metal,PFM)工艺,制作的修复体称为烤瓷熔附金属修复体。采用该技术制作的烤瓷熔附金属修复体兼有金属的强度和烤瓷的美观性能的优点,现已广泛应用于临床牙体缺损、牙列缺损的修复。瓷层脱落和瓷层断裂是造成烤瓷熔附金属修复体失败的主要原因。因此,促进金-瓷结合和提高瓷层抗折强度是烤瓷熔附金属修复的主要攻关课题。

(一) 组成

金属烤瓷材料主要由长石、石英、助溶剂、着色剂等原料组成,其基本化学组成见表 4-11。金属烤瓷粉在组成上和其他瓷粉的主要区别在于:①为了使烤瓷粉的烧结温度低于基底冠合金的熔点,烤瓷粉必须使用低熔瓷粉;②烤瓷粉和金属的熔点、热膨胀系数及结合等要相匹配;③在与金属接触的底层瓷中还需要加入提高金-瓷结合力的氧化物以及遮挡颜色的不透明物质。

目前,在烤瓷熔附金属技术中使用的烤瓷粉主要是石榴石增强改性的长石质陶瓷,较常用的有德国的 Vita 和日本的 Noritake 金属烤瓷粉。我国近年来也对金属烤瓷材料进行了研究开发。

不同厂商所生产金属烤瓷材料在成分比例上略有差异。金属烤瓷材料根据部位和作用不同又分为以下几种:①底瓷(不透明遮色瓷);②体瓷(透明瓷);③颈部瓷(龈瓷);④釉瓷;⑤透明瓷;⑥切端瓷等。以上各种金属烤瓷粉在组成和含量范围上的差异,形成各层瓷的特点,如底瓷(不透明遮色瓷),强调具有良好的遮盖金属色作用,同时又能和金属产生较强的结合。

表 4-11 金属烤瓷材料的基本组成

成 分	含量范围/(%)	含量/(%)	作 用
SiO₂	55～60	58.0	基质

续表

成 分	含量范围/(%)	含量/(%)	作 用
Al_2O_3	12～15	14.2	增加强度
Na_2O,K_2O,CaO,Li_2O	15～17	15.2	碱化作用
ZrO_2,SnO_2,TiO_2	6～15	8.0	增加不透明度,并能促进与烤瓷合金氧化物的结合
B_2O_3,ZnO	3～5	2.9	助熔作用
Fe_2O_3,MgO,NaF	微量	微量	添加剂

金属烤瓷材料是以长石为主要原料,并与石英、白陶土、少量硼砂及着色剂(金属氧化物)等成分配合经高温熔烧、淬冷、粉碎及混合等工艺制得的。

1. 长石 金属烤瓷材料的主要成分,为了使烤瓷材料烧结后光泽良好,多选用钾长石(硅铝酸钾)$(K_2O \cdot Al_2O_3 \cdot 6SiO_2)$或钾长石和钠长石(硅铝酸钠)$(Na_2O \cdot Al_2O_3 \cdot 6SiO_2)$混合物。生产企业将上述原料放入特殊的容器中在高温下(1200 ℃以上)烧至熔化,大部分的长石熔融后形成玻璃质,少部分与金属氧化物一起生成白榴石晶体,占 15%～25%(体积分数)。然后将熔融物倒入冷水中淬冷,使其碎裂成小颗粒,再经过粉碎后加入颜料,混匀后就是口腔工艺常用的烤瓷粉。

2. 石英 主要成分为 SiO_2,是陶瓷的基本成分,在陶瓷中起骨架作用。石英占烤瓷材料的比例仅次于长石,起到增加硬度的作用,石英比例越大,硬度越大,但会影响透明度。在烧结过程中,一部分石英溶解在长石玻璃中。

3. 白陶土 化学成分为 $Al_2O_3 \cdot 2SiO_2 \cdot 2H_2O$,陶土是一种黏土,与长石结合可增加陶瓷的韧性和不透明性,易于塑形,烧结后变硬而致密。其缺点是烧结脱水后体积收缩较大。

4. 助熔剂 在烤瓷材料烧结中起助熔的作用,主要有硼砂、碳酸钠、碳酸钾和碳酸钙等,可降低烤瓷粉熔点,改善流动性,减少孔隙作用。助熔剂用量越少,则熔点越高,孔隙越多;助熔剂用量越多,则熔点越低,孔隙越少。

5. 着色剂 通常将金属氧化物作为调和口腔烤瓷的色素使用。不同的金属氧化物使烤瓷呈现的颜色不同。氧化铁(使烤瓷呈棕色)、氧化锰(使烤瓷呈红色)、氧化镍和氧化铂(使烤瓷呈灰色)、氧化钴(使烤瓷呈蓝色)、氧化钛(使烤瓷呈黄色)。不同的氧化物配合使用还可调出其他色,如氧化钛和氧化铁混合,调制出黄红色;锡和金的氧化物调制出粉红色等。使用时要按光学原理,加上丰富经验才能调出满意的色泽。

6. 其他 玻璃改性剂,如在中、低熔烤瓷粉中加入氧化硼或碱性碳酸盐,可减小其黏度,降低软化温度或熔点。

(二) 性能

金属烤瓷材料的性能应与金属的性能相匹配,使两者达到最佳结合,满足临床对烤瓷熔附金属修复体的各项性能要求。金属烤瓷材料的主要性能见表 4-12。

表 4-12 金属烤瓷材料的主要性能

物理和机械性能	大 小
拉伸强度	23～33 MPa
弯曲强度	60～110 MPa
压缩强度	630～1500 MPa
硬度 KHN	450～540 MPa

物理和机械性能	大　　小
弹性模量	8.4×10^5 MPa
热膨胀系数	$12 \times 10^{-6} \sim 15 \times 10^{-6}$/℃
体积收缩	33%～43%
密度	2.4 g/cm³
透明度	0.27
热导率	0.01256 J/(cm・s・℃)

（三）烤瓷材料与金属的结合

烤瓷材料与金属之间的结合是烤瓷熔附金属修复体修复成功的关键。目前，一般认为烤瓷材料与金属之间存在四种结合形式：机械结合、物理结合、压缩结合、化学结合。

1. 机械结合　烤瓷材料熔融后流入经粗化处理后凹凸不平的金属界面，形成相互嵌合的机械锁结作用。金属表面进行打磨、喷砂及腐蚀后表面凹凸不平，接触面积扩大，有助于机械结合。但金属表面过于粗糙，烤瓷材料的润湿效果变差，还可能留有杂质和空气，影响金-瓷结合。机械结合占总结合力的一小部分。

2. 物理结合　当熔融的烤瓷材料覆盖在合金表面时，两者密切接触，将产生范德华力，即分子间的吸引力。范德华力是两个极化的分子或电子密切接触时所产生的静电吸引力。金属表面必须非常清洁，熔融的烤瓷粉能较好地湿润，烤瓷熔融后具有很好的流动性。为了增强金-瓷结合，还可在贵金属中加入微量非贵金属元素，以增加金属的表面能，从而增强分子之间的结合力。物理结合所占比例也很小，有研究表明，此结合力占金-瓷结合力的3%左右。

3. 压缩结合　烤瓷材料与金属的热膨胀系数存在的差异而产生的。当烤瓷材料热膨胀系数略小于金属时，在烧结冷却时，金属的收缩大而快，烤瓷材料受到金属收缩的影响，所受到的压缩力大于牵引力，使内部产生压缩力。在烤瓷熔附金属修复体中，瓷附着在金属表面的这种压缩力大于牵引力，当烧结降温后，就会产生压缩效应，从而增强了烤瓷材料与金属之间的结合力（图 4-28）。

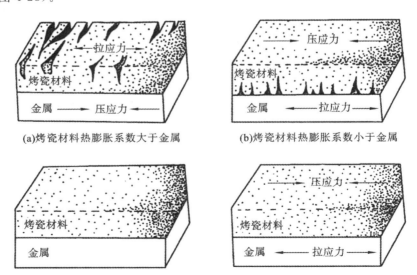

(a)烤瓷材料热膨胀系数大于金属　　　(b)烤瓷材料热膨胀系数小于金属

(c)烤瓷材料热膨胀系数等于金属　　(d)烤瓷材料热膨胀系数稍小于金属($0 \sim 0.5 \times 10^{-6}$/℃)

图 4-28　金属与烤瓷材料热膨胀系数的关系

烤瓷材料与金属热膨胀系数的匹配对金-瓷结合具有重要影响。当烤瓷材料的热膨胀系数大于金属的热膨胀系数时,在烧结冷却过程中,烤瓷材料产生拉应力,金属产生压应力,而烤瓷材料的拉伸强度远低于压缩强度,当内部产生拉应力时,容易造成烤瓷层产生龟裂、破碎。当烤瓷的热膨胀系数小于金属的热膨胀系数时,在烧结冷却过程中,烤瓷材料产生压缩力,而金属受到拉应力,此时,两者界面的烤瓷侧产生裂隙,导致瓷层剥脱。当两者的热膨胀系数相同时,界面稳定,结合良好,但实际上这种状态很难达到,又因为烤瓷材料的压缩强度大于拉伸强度,所以,一般情况下,要求烤瓷材料的热膨胀系数略小于金属的热膨胀系数,两者之差在$(0 \sim 0.5) \times 10^{-6}/℃$的范围内最为理想,此时,烤瓷材料与金属之间的结合能保持稳定,金-瓷之间还可产生压缩结合力。

为了使金属与烤瓷材料的热膨胀系数相匹配,可在烤瓷材料中加入负热膨胀系数的物质,如硅酸铝锂,以降低烤瓷材料的热膨胀系数,或在烤瓷材料中加入热膨胀系数大的物质,如白榴石晶体(又称斜长石,即$K_2O \cdot Al_2O_3 \cdot 4SiO_2$晶体),以增加烤瓷材料的热膨胀系数。通过调整烤瓷材料的热膨胀系数,达到适应与不同金属结合的目的,从而增强金瓷结合力。

在烤瓷熔附金属修复体中,金属的热膨胀系数相对恒定,而烤瓷材料的热膨胀系数可能因为烧结温度、烧结次数、冷却速度等的不同有较大的变化。多次烧结可能使瓷体中白榴石晶体含量增加,导致烤瓷材料的热膨胀系数变大,使原本匹配的金属烤瓷体系不匹配,降低了金-瓷结合强度,引起瓷层脱落。

所以,热膨胀系数是影响金-瓷结合的重要因素,而烧结温度、烧结次数、冷却工艺等可通过影响热膨胀系数来影响金-瓷结合。

4. 化学结合 金属表面氧化层与烤瓷材料中的氧化物和结晶质玻璃界面发生化学反应,通过金属键、离子键、共价键等化学键所形成的结合。在烤瓷材料与金属的所有结合力中,化学结合是一种重要的结合力,化学结合起关键作用,约占金-瓷结合的 2/3。

金属合金表面氧化形成氧化膜是化学结合的必要条件,合金中一些能被氧化的微量元素,如锡、铟等扩散到金属表面,形成氧化膜,在烧结过程中和烤瓷材料中的一些氧化物产生原子间的结合。但是,氧化膜越厚,结合力反而越小。贵金属烤瓷合金如金-铂-钯合金,不易被氧化形成氧化膜,故不能与瓷产生化学结合。所以在贵金属合金中通常添加 1% 左右的非贵金属元素,如铁、锡等,当烧结时,这些微量元素在合金中扩散,集于金属表面,形成氧化膜,可与烤瓷中的氧化物形成化学结合。对于非贵金属合金,如镍-铬合金,其基本成分 Ni、Cr 本身加热时极易形成氧化物,其中的添加元素 Be、Ti、Sn、Mo 等也能形成氧化膜。

(四)制作工艺和应用

烤瓷熔附金属修复体的制作包括金属冠核的制作及烤瓷材料熔附于金属表面并成形两个部分。下面介绍烤瓷熔附金属修复体的一般制作工艺过程。

1. 金属冠核的制作 选择与烤瓷材料相匹配的合金制作金属冠核,其制作方法和常规铸造金属修复体相同。由于在金属表面还要烧附烤瓷材料,并保证必要的厚度,因此金属冠核应尽可能薄而小,预留足够的烤瓷熔附空间。

2. 金属冠核结合面的预处理 为了使烤瓷材料烧附后能和金属冠核牢固结合,金属冠核表面必须进行预处理,以提高烤瓷材料对金属的润湿性,增加接触面积,并获得致密的金属氧化膜,从而增强金-瓷结合。

(1)粗化处理:首先采用物理、机械或化学的方法,如喷砂和打磨、超声清洁、电解等方法,去除表面杂质,磨平金属冠核表面,以获得清洁的表面并使表面粗糙化,然后用蒸馏水、无水酒精等进一步清洁。

(2)排气和预氧化:将清洁后的金属基底冠自然充分干燥后,放入 800 ℃ 真空烤瓷炉中加热,温度升至 1100 ℃后放气,在空气中预氧化 5 分钟,使金属基底冠表面形成一薄层均匀、致密的氧化膜,以增强金-瓷结合力。预氧化的温度根据不同材料略有区别。除去金属在铸造过程中留下的少量气体,防止发生瓷泡;预氧化可使金属冠核表面形成一层致密的非贵金属氧化膜,从而使烤瓷和金属之间产生牢固的化学结合。氧化膜过薄或过厚均会使结合强度降低。

3. 涂瓷和烧结　先选用底瓷瓷粉和瓷粉专用液或蒸馏水按一定比例调和呈糊状,充分振荡后涂于金属冠核表面,干燥后按相应程序放入烤瓷炉进行烧结,烧结后在底瓷表面涂体瓷和龈瓷,加压雕刻成型,干燥后把成形的烤瓷体放入瓷炉中按程序烧结,取出后再修整或补瓷烧结,最后上釉瓷,制作出烤瓷熔附金属修复体。

烤瓷熔附金属修复体,因具有瓷的美观和金属的强度,是目前临床应用较广的修复方法之一。烤瓷熔附金属修复体的制作并不十分复杂,但要制作出让临床医生及患者满意的修复体,需要对所用材料性能充分了解,并具备熟练的技术和经验。

三、全瓷材料

烤瓷熔附金属修复体因具有瓷的美观和金属的强度,从而被广泛应用,但其存在金属底层,使得烤瓷材料的透明性受到影响,从而影响美观;而某些金属离子的释放影响了材料的生物学性能,随着烤瓷材料的弯曲强度、拉伸强度、韧性的提高,全瓷冠制作有了很大的发展空间。

全瓷材料种类很多,根据制作工艺不同,目前常用的全瓷材料有烧结全瓷材料、铸造全瓷材料、粉浆堆涂玻璃渗透全瓷材料、可切削全瓷材料。

（一）烧结全瓷材料

烧结全瓷材料是采用瓷粉烧结技术制作全瓷修复体的材料。为了使全瓷修复体获得足够的强度和韧性,通常使用各种晶相作为增强剂。按照增强晶相种类的不同,烧结全瓷材料可分为氧化铝增强陶瓷、烧结全氧化铝瓷、镁基核瓷、白榴石增强长石质烤瓷氧化铝质烤瓷。

1. 氧化铝增强陶瓷

1）组成　在传统长石质烤瓷中加入质量分数为 40%～50%（体积分数 35%）的粒径小于 30 μm 的氧化铝晶体。氧化铝具有高弹性模量和高断裂韧性,可显著提高瓷的强度。

2）性能　氧化铝增强陶瓷的强度与氧化铝晶体的含量有关,含量越大,瓷的强度越高,透明性越低,因此氧化铝晶体含量高的陶瓷只能用于制作全瓷修复体的基底冠。其弹性模量可达 123 GPa,弯曲强度可达 135 MPa。氧化铝晶体的线胀系数与玻璃基质接近,因此两者结合得非常好,有助于增强瓷的强度。

3）应用　可用于制作前、后牙单冠的基底冠。

2. 烧结全氧化铝瓷

1）组成　由纯度达 99.9%以上的氧化铝粉末组成。

2）制作流程及性能　首先扫描工作代型,然后将数据传输到加工厂,经计算机处理后磨削成一个放大 20%的代型,再将高纯氧化铝粉体以极高的压力干压在放大代型上,形成修复体基底冠的坯体。巨大的压力使得材料具有高堆积密度、低气孔率,可减少烧结时间,减缓晶体长大。取下修复体坯体,在高于 1550 ℃的温度下致密烧结,烧结收缩率为 15%～20%（体积分数）。烧结后氧化铝基底冠为半透明状,弯曲强度可达 700 MPa,有很好的边缘适合性。

3）应用　氧化铝瓷系列中强度最高者,可用于制作后牙冠桥,典型的产品为瑞典全瓷冠（Procera all-ceramic crown）。需要注意的是,不同烤瓷的收缩率及烧结温度不同,一定要按产品说明要求操作。

3. 镁基核瓷　该瓷成分与氧化铝基烤瓷基本相同,但由镁取代了铝,玻璃基质中含镁,因此强度明显提高,烧结后未上釉的镁基核瓷的弯曲强度达 131 MPa,上釉后的压缩强度达 269 MPa。该瓷适合制作大多数前牙冠,美观。缺点是不能用于桥体制作。

4. 白榴石增强长石质烤瓷

1) 组成　与金属烤瓷材料相似,只是在长石质烤瓷中加入体积分数为 35%～45% 的四方晶系白榴石增强晶体,均匀分布于玻璃相中。

2) 性能　弯曲强度(可达 104 MPa)、断裂韧性和压缩强度都较高。白榴石晶相强度较高,可阻止玻璃相中裂纹的扩展或者裂纹方向偏转,以增强瓷的强度。由于白榴石晶体的折射率与玻璃基质相近,所以白榴石增强长石质烤瓷具有很好的透明性。

3) 应用　可用于制作单个前牙冠、贴面及后牙嵌体、高嵌体。

5. 氧化铝质烤瓷　其一般组成(除微量杂质)见表 4-13。

表 4-13　氧化铝质烤瓷的一般组成(除微量杂质)

	高熔		中熔		低熔		低熔(真空)	
	体瓷	釉瓷	体瓷	釉瓷	体瓷	釉瓷	体瓷	釉瓷
SiO_2 /(%)	72.9	65.1	63.1	64.3	68.1	67.6	66.5	64.7
Al_2O_3 /(%)	15.9	19.4	19.8	19.1	8.8	9.7	13.5	13.9
CaO /(%)	—	—	—	—	3.5	3.7	—	—
Na_2O /(%)	1.68	2.4	2.0	2.4	4.7	4.5	4.2	4.8
K_2O /(%)	9.3	12.8	7.9	8.4	8.4	8.1	7.1	7.5
B_2O_3 /(%)	—	0.15	6.8	5.2	6.4	6.3	6.6	7.3
ZnO /(%)	—	—	0.25	0.25	—	—	—	—
烧结温度/℃	1300	1300	1100	1100	960	960	980	950

(二) 铸造全瓷材料

利用铸造工艺成形的陶瓷材料,目前有铸造玻璃陶瓷和热压铸造陶瓷。

1. 铸造玻璃陶瓷　利用玻璃的可铸造性将玻璃料用石蜡铸造法制得所需修复体的预成体,再将预成体置于特定温度下进行结晶化处理,使玻璃体内部出现晶核,并进一步生长结晶化,最后使预成体部分或全部玻璃相转化为结晶相,形成类似陶瓷的修复体,使材料获得足够的强度。这种利用铸造工艺成形的陶瓷称为铸造陶瓷。

1) 种类和组成　玻璃陶瓷按其玻璃基质的组成常分为硅酸盐、铝硅酸盐、硼硅酸盐及磷酸盐四种。应用于口腔修复的主要有以 Dicor 瓷(商品名,美国登士柏公司生产)为代表的云母系铸造陶瓷,其玻璃基质中 SiO_2 含量较多,结晶化后主晶相为硅氟云母;另一种是以 Cerapearl 瓷(商品名,产于日本)为代表的磷酸钙结晶类玻璃陶瓷,其玻璃基质属磷酸盐玻璃,瓷化后主晶相为磷灰石类结晶。铸造玻璃陶瓷的组成如表 4-14 所示。

表 4-14　口腔修复体用铸造玻璃陶瓷的组成

主晶相为硅氟云母的铸造玻璃陶瓷		主晶相为磷灰石的铸造玻璃陶瓷	
成　　分	含量/(%)	成　　分	含量/(%)
K_2O	10～18	CaO	45
MgO	14～19	P_2O_5	15
Al_2O_3	0～2	MgO	5

续表

主晶相为硅氟云母的铸造玻璃陶瓷		主晶相为磷灰石的铸造玻璃陶瓷	
成　　分	含量/(%)	成　　分	含量/(%)
SiO_2	$55\sim65$	SiO_2	34
F	$4\sim9$	其他	1
其他	$0\sim7$		

铸造玻璃陶瓷实质上是在某些玻璃基质中加入成核剂,获得既有玻璃相又有结晶相的玻璃陶瓷。在组成中,MgO的作用主要是提高瓷粉熔化后的流动性。Al_2O_3 和 SiO_2 可提高铸造玻璃陶瓷的强度和硬度。CaO、P_2O_5 和氟化物可改善铸造玻璃陶瓷的生物学性能,ZrO_2、TiO_2 和 P_2O_5 起结晶成核剂的作用。

2)性能

(1)物理和机械性能:见表4-15。

表 4-15　铸造玻璃陶瓷与牙釉质的物理和机械性能

性　　能	Dicor 瓷	Cerapearl 瓷	牙　釉　质
密度/(g/m³)	4.1	3.0	3.0
折射率	1.52	1.63	1.65
热导率/(W/(m·K))	0.0167	—	0.0084
热膨胀系数/($\times10^6 \cdot K^{-1}$)	8.3	10.6	11.4
压缩强度/MPa	530	590	400
弯曲强度/MPa	152	—	77
拉伸强度/MPa	—	150	14
弹性模量/GPa	70	103	84
努氏硬度/MPa	3620	3500	3430

口腔铸造玻璃陶瓷的密度、折射率、热导率、热膨胀系数、压缩强度、努氏硬度等与天然牙釉质接近,与牙体组织具有较好的力学适应性。用该材料制作修复体,因采用失蜡铸造法,收缩小,修复体精确,边缘密合性好,铸造玻璃陶瓷具有与天然牙相似的色泽,具有牙质的透明和半透明性,与烤瓷熔附金属修复体相比,去除了不透明的金属层,更加美观自然。铸造玻璃陶瓷的机械性能与晶体的大小、分布、种类等因素有关。晶体的转化率越高,裂纹在玻璃相中扩散时,受到结晶相阻止的概率越大,材料的强度越大。

(2)化学性能:铸造玻璃陶瓷的化学性能稳定,在口腔环境内无降解、无溶出、无刺激性离子释出。

(3)生物学性能:铸造玻璃陶瓷具有良好的生物安全性、无毒、无刺激性,特别是含有 CaO、P_2O_5 的铸造玻璃陶瓷,更具有较好的生物相容性。

3)制作工艺　不同品种的铸造玻璃陶瓷,由于材料组成成分的不同,制作工艺技术要求有所区别,但一般制作工艺都包括牙体预备、蜡型制作、铸造、结晶化处理、试戴、着色、上釉和粘接等步骤。

铸造玻璃陶瓷作为修复材料制作全瓷修复体,具有颜色逼真、与牙体组织吻合等优点,具有广泛的应用前景。但其存在制作技术和工序复杂、耗时较长等缺点。开发制作工艺简便、耗时短并有较大强度的新品种铸造玻璃陶瓷及提高临床成功率是今后的主要发展方向。

2. 热压铸造陶瓷 又称注射成形玻璃陶瓷,简称铸瓷。它是采用注射成形方法将玻璃陶瓷在高温、高压下注入型腔并烧结、制作全瓷修复体的陶瓷。高温高压使材料致密化,减少了陶瓷的烧结收缩,提高了强度。根据铸瓷材料中增强晶相种类的不同可分为白榴石增强铸瓷和二硅酸锂增强铸瓷。

1) 白榴石增强铸瓷

(1) 组成:在玻璃基质中分散有体积分数为 35%～55% 的白榴石晶体,晶体大小为 1～5 μm。其代表是 IPS Empress Ⅰ 陶瓷(义获嘉公司和苏黎世大学共同研制出一种白榴石强化的热压铸造玻璃陶瓷,命名为 IPS Empress),市售的瓷块为圆柱体或块状瓷化的玻璃块。

(2) 性能:在长石质陶瓷中加入白榴石晶粒,采用热压铸造工艺,白榴石陶瓷晶粒分散在长石形成的玻璃相中,可阻止裂纹的扩展,从而提高强度。压铸成形的瓷体内气孔极少,致密度高。制成的修复体透明度与牙齿接近,弯曲强度为 112 MPa,断裂韧性为 1.3 MPa·m$^{1/2}$,维氏硬度为 5.6 GPa,与牙釉质接近,对颌牙的磨损较小。

(3) 应用:适用于制作单冠、贴面、嵌体与高嵌体。

2) 二硅酸锂增强铸瓷

(1) 组成:市售的二硅酸锂增强铸瓷主要由 SiO_2(60%～80%)、Li_2O(11%～19%)、K_2O(5%～13%)、P_2O_5(3%～11%)、ZrO_2(2%～8%)组成。其中 P_2O_5 为成核剂。

(2) 性能:二硅酸锂晶体的线胀系数和折射率与玻璃基质接近,有较好的透明度,但不如白榴石增强铸瓷。压铸温度为 890～920 ℃,压铸后瓷的强度高于白榴石增强铸瓷。弯曲强度为 380～420 MPa,断裂韧性为 2.7 MPa·m$^{1/2}$,弹性模量为 95 GPa,维氏硬度为 5.5 GPa。

(3) 应用:可用于制作单冠、贴面、嵌体、高嵌体及前牙(包括前磨牙)三单位桥。

(三) 粉浆堆涂玻璃渗透全瓷材料

粉浆堆涂玻璃渗透全瓷材料又称粉浆涂塑全瓷材料、玻璃浸渗核瓷、浸渗陶瓷。将耐高温的微晶体粉浆涂塑在多孔的耐火代型上,代型的孔隙将粉浆中的水分吸收后连同代型一起在高温下烧结,烧结使晶体微粒初步形成具有一定强度的多孔骨架结构,随后放入炉内加热,在高温下将镧系玻璃粉熔融后通过毛细管作用渗透进入骨架结构中,形成相互渗透的复合材料。渗透后材料的结构致密,气孔率和缺陷较传统烤瓷材料少。渗透玻璃与晶体骨架之间的线胀系数差异产生的压应力进一步提高了材料的强度。材料中晶体的含量约为 75%(体积分数),其余为渗透玻璃。晶体骨架在烧结过程中体积收缩很小,因此修复体具有优异的边缘密合性。根据晶体种类的不同,玻璃渗透全瓷可分为氧化铝基玻璃渗透全瓷、尖晶石基玻璃渗透全瓷及氧化锆增韧氧化铝玻璃渗透全瓷。

1) 氧化铝基玻璃渗透全瓷

(1) 组成:基体瓷粉为纯氧化铝粉末,粒度为 2～5 μm。渗透玻璃粉为含有着色剂的镧-硼-硅系玻璃。

(2) 性能:玻璃渗透后具有较高的强度,弯曲强度为 450 MPa,断裂韧性高达 449 MPa·m$^{1/2}$,维氏硬度为 9.4 GPa,弹性模量为 95 GPa。由于透明性较差,通常用于做内冠,表面还需饰瓷。

(3) 应用:可用于制作单冠或前牙三单位桥。

2) 尖晶石基玻璃渗透全瓷

(1) 组成:以镁铝尖晶石($MgAl_2O_4$)为主晶相。

(2) 性能:由于镁铝尖晶石的光折射率与玻璃基质接近,因此尖晶石基玻璃渗透全瓷的透明性较高,弯曲强度约为 300 MPa。

(3) 应用:可用于前牙单冠。

3) 氧化锆增韧氧化铝玻璃渗透全瓷 粉体由氧化铝基玻璃渗透全瓷粉中加入 33% 氧化

Note

铈稳定的四方相氧化锆组成,其中四方相的氧化锆具有应力诱导相变增韧效应,弯曲强度提高至 650 MPa,是玻璃渗透全瓷中强度最高的,但颜色更不透明。推荐用于对美观度要求不高的后牙冠和桥。

(四)可切削全瓷材料

可切削全瓷材料是指可进行机械加工的陶瓷材料。随着工艺技术的发展,目前采用计算机辅助设计/计算机辅助制作(computer aided design/computer aided machining,CAD/CAM)技术加工。长石类玻璃陶瓷、云母基玻璃陶瓷、氧化锆类陶瓷、氧化铝类陶瓷瓷块均可采用CAD/CAM 技术加工为修复体。采用 CAD/CAM 技术制作修复体的成本较高,修复体的边缘密合性需进一步提高。

四、成品陶瓷牙

成品陶瓷牙是由工厂加工生产的各种型号和色号的陶瓷牙,主要用于牙列缺损和牙列缺失的修复。

(一)原料组成

成品陶瓷牙(图 4-29)主要是由石英和长石组成,基料的基本组成:长石 24.2%,石英47.2%,硼酸 19.7%,硼砂 7.8%,硫酸钠 1.1%,将各种配料混合,经高温熔烧、淬冷、粉碎等工艺制备基料。在基料中加入不同的成分以获得色泽相当于牙本质的体瓷或相当于牙釉质的釉瓷,体瓷和釉瓷部分成分和比例略有不同。

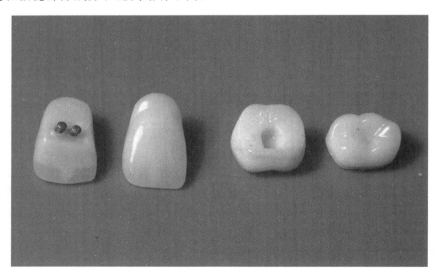

图 4-29 成品陶瓷牙

体瓷料、釉瓷料的配方如表 4-16 所示。

表 4-16 体瓷料、釉瓷料的配方

成　　分	体瓷料/(%)	釉瓷料/(%)
基料	93~94	97~98
石英	4~5	—
高岭土	2	2
玻璃粉	0.75	0.15

为获得满意的修复效果,在瓷料中需掺入某些着色剂、荧光剂和结合剂。在体瓷中添加了氧化钛、氧化铁及氧化铜等金属氧化物着色剂,添加了荧光剂氧化锶、氧化锗等,添加了结合剂如蜡、硬脂酸、羧甲基纤维素等。

(二) 种类和性能

1. 种类 成品陶瓷牙按数目分为全口牙、部分牙和个别牙;按固位形式分为有孔瓷牙、无孔瓷牙和固位钉瓷牙;按加工形式分为双层瓷牙和多层瓷牙。另外,成品陶瓷牙根据殆面形态又分为解剖式、半解剖式和无尖式;根据前牙唇面形态又分为尖圆形、椭圆形和方圆形。成品陶瓷牙有多种色型供选择。

2. 性能 陶瓷牙具有硬度大、耐磨性好的优点,其耐磨性是塑料牙的 $10 \sim 20$ 倍,与天然牙相同或略大于天然牙;其化学性能稳定,在口腔环境中几乎任何事物都不对其造成侵蚀。但陶瓷牙与塑料基托仅为机械结合,由于两者热膨胀系数的差异,陶瓷牙易脱落。陶瓷牙的脆性大,易折裂,且硬度大不易调改。在使用时,如殆关系及颌位处理不当,易引起组织损伤,加速牙槽吸收。因此,成品陶瓷牙多用于颌间距离较大,殆关系正常的局部义齿或全口义齿。

树脂牙、陶瓷牙与牙釉质性能比较见表 4-17。

表 4-17 树脂牙、陶瓷牙与牙釉质性能比较

性 能	树 脂 牙	陶 瓷 牙	牙 釉 质
密度/(g/cm³)	1.2	2.4	3.0
线胀系数/($\times 10^{-6} \cdot K^{-1}$)	80	7	11.4
弹性模量/GPa	2.5	80	84
努氏硬度/GPa	20	5000	3430

(三) 制造工艺

成品陶瓷牙由工厂批量生产,其制作工艺分为三个流程,即配料、成形和烧结。

用天然或人工合成材料经高温熔融、淬冷、粉碎后得到类似瓷粉原料,按比例将各成分混合,这是第一步配料。

采用赋形剂将配料赋形,使其具有一定强度,然后模塑、成形。

最后一步烧结,烧结过程与前面所述的其他陶瓷修复体略有不同。先在 600 ℃氧化,将赋形剂和脱模用的油脂充分氧化去除;下一阶段升温至 825 ℃,瓷粉颗粒开始软化,相互凝聚变得致密,体积明显收缩;再升温至 925 ℃,瓷粉颗粒互相熔接而结合成牢固的结晶,此阶段体积趋于稳定。冷却后进行修整,再上釉烧结即获得成品陶瓷牙。

(郭建康)

第八节 铸造包埋材料

一、概述

(一) 概念

口腔铸造修复体一般采用失蜡铸造法制作,修复体制作过程中包埋蜡型所用的材料称为

铸造包埋材料。口腔金属铸造修复体(以金属单冠为例)的制作过程如图 4-30 所示。

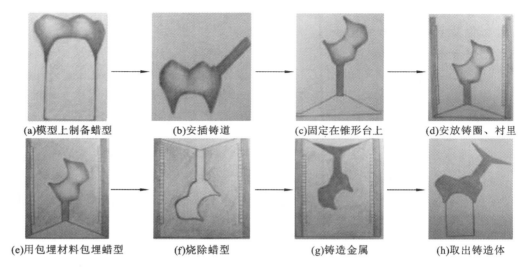

| (a)模型上制备蜡型 | (b)安插铸道 | (c)固定在锥形台上 | (d)安放铸圈、衬里 |
| (e)用包埋材料包埋蜡型 | (f)烧除蜡型 | (g)铸造金属 | (h)取出铸造体 |

图 4-30　口腔金属铸造修复体制作过程示意图

由图 4-30 可见,包埋材料应为流动性糊状(需耐受一定温度),将修复体的蜡型以一定的方式包埋起来,待凝固后,通过加热使铸型腔内的蜡型材料熔化并挥发,在包埋材料中形成具有一定强度的铸型腔(材料转换腔),然后向铸型腔灌注熔融状态的铸造金属,冷却,去除包埋材料,即达到用金属替换蜡型,获得所需要金属修复体的目的。

（二）性能

理想的铸造包埋材料应符合以下要求。

（1）调和时呈均匀的糊状,并具有良好的流动性,有合适的凝固时间。

（2）粉末粒度适当。粉末粒度可影响铸件表面的光洁度,粒度越小,铸件表面越光滑。另一方面,在离心铸造时,包埋材料应当有良好的透气性,以利于铸模内的气体逸出。

（3）具有合适的热膨胀系数。因为金属从熔融状态冷却到室温时会产生体积收缩,所以需要包埋材料的膨胀来补偿蜡型及金属的收缩量,以保证修复体的精密度。

（4）耐高温。高温加热时不易被分解,不与液态金属发生化学反应。

（5）凝固后具有合适的强度。能承受铸造压力及冲击力,不因此而产生裂纹。但强度不宜过高,以免铸造后清除包埋材料时修复体变形。

（三）分类

1. 按包埋材料中的结合剂种类分类

（1）石膏结合剂包埋材料。

（2）磷酸盐结合剂包埋材料。

（3）硅胶结合剂包埋材料。

（4）其他,如氧化铝水泥。

2. 按包埋材料的用途分类

（1）中、低熔合金铸造包埋材料。

（2）高熔合金铸造包埋材料。

（3）钛铸造包埋材料。

（4）陶瓷铸造包埋材料。

（四）组成特点

铸造包埋材料主要由耐火填料和结合剂组成。常用的耐火填料有二氧化硅、氧化锆、氧化铝及氧化镁等。耐火填料的作用主要是提高包埋材料的耐高温性能,并赋予其凝固膨胀、加热膨胀等性能。常用的结合剂有石膏、磷酸盐、氧化镁、硅酸乙酯、氧化铝水泥及氧化镁水泥等,其主要作用是将耐火填料结合在一起,赋予其可凝固性,使铸模具有一定的强度,并且使包埋材料产生凝固膨胀,以便补偿铸造金属的收缩。另外还有凝固时间调节剂、膨胀剂、着色剂以及专用调和液等。

二、中、低熔合金铸造包埋材料

中、低熔合金铸造包埋材料是一类包埋金合金、银合金等铸造温度不超过 1000 ℃ 的合金的包埋材料。该类包埋材料以石膏作为结合剂,因此,又称为石膏类包埋材料。

（一）组成

中、低熔合金铸造包埋材料的主要成分是二氧化硅（耐火填料）、石膏（结合剂）、石墨和硼酸以及着色剂等。二氧化硅主要是石英和方石英,石膏主要是 $\alpha\text{-}CaSO_4 \cdot 1/2\ H_2O$。石膏和硼酸用于调节凝固时间。

我国医药行业标准中将中、低熔合金铸造包埋材料分为两种类型。

Ⅰ型:用于嵌体及冠的铸造,凝固前的流动性较大,便于包埋复制含有微小结构的蜡型。

Ⅱ型:用于全口和局部义齿金属基托的铸造,凝固后的压缩强度较大。

（二）性能

1. 凝固时间 包埋材料的凝固时间是指包埋材料从调和开始到凝固成形的时间。凝固时间主要由结合剂石膏所决定,因此水粉比、水温、调和速度及时间是影响石膏类包埋材料的凝固性能及其工作特性的重要因素。

2. 膨胀性能 膨胀是包埋材料的重要性能,可以补偿蜡型及金属铸造过程中的收缩。石膏类包埋材料的膨胀主要有凝固膨胀、吸水膨胀和热膨胀等三种形式。

（1）凝固膨胀:在凝固时发生的膨胀,主要由石膏的凝固膨胀所引起。包埋材料的凝固膨胀率比纯石膏的凝固膨胀率大,因为包埋材料中二氧化硅粒子的存在有利于二水硫酸钙形成针状结晶及相互挤压,有利于包埋材料的体积膨胀。

（2）吸水膨胀:又称水合膨胀,是石膏类包埋材料的另一特性,是指临床上若在石膏类包埋材料的初凝阶段,向正在凝固的石膏类包埋材料中加水或者把材料浸入水中,包埋材料的凝固膨胀将比在空气中大很多。将包埋材料的这种特性应用在金属铸造过程中,使铸造收缩得到补偿的方法称为吸水膨胀法。

吸水膨胀率与包埋材料的成分及粉末粒度有关,石英砂含量与吸水膨胀率成正比。石英砂粉末粒度越小,吸水膨胀率越大。另外,吸水膨胀率的大小也可以通过操作方法来调节,水粉比小、长时间接触水、水量大及水温高等,均可使吸水膨胀率增大。

（3）热膨胀:包埋材料在一定温度下进行加热处理,呈现出的膨胀性能,这是包埋材料一个非常重要的性能。热膨胀由石膏的热膨胀与二氧化硅的热膨胀共同产生,而且以二氧化硅的热膨胀为主。根据对包埋材料加热过程的膨胀变化的情况得出结论,对已经加热到一定温度的铸型不能中途冷却,而应继续加热至铸造温度后立即完成铸造,以保证修复体的铸造质量。

热膨胀也与水粉比有关,水粉比小,则热膨胀量大。石英含量越高,热膨胀量越大。

3. 机械强度 机械强度是指包埋材料在加热铸造过程中,能够抵抗铸型在膨胀、移动过程中受到的压力、磕碰、振动以及液态金属注入时产生的冲击力而不被破坏的能力。一般要求在加热过程中应有足够的强度,这种强度既不能太高,也不能太低。而冷却后强度也不宜过高,以便于包埋材料的清除。石膏类包埋材料的机械强度与石膏的种类、石膏的含量及水粉比

Note

有关。采用硬质石膏的强度高于普通石膏,石膏所占比例越大则强度越高,而水粉比越大则压缩强度越低。

4. 透气性 包埋材料的粒度分布、石膏含量以及水粉比是影响透气性的重要因素。粒子尺寸均一,粒度大,可提高包埋材料内的空隙率,改善其透气性。减小石膏含量,增加水粉比,也可使透气性增加。

5. 耐热性 耐热性是指包埋材料在一定高温下不易被分解破坏,能够保持其物理和机械性能以及形态的特性。作为铸模腔形成的材料,铸造包埋材料必须具有一定的耐热性,才能保持铸模腔的稳定,保证铸造的完成。石膏类包埋材料中二氧化硅在其熔点(1700 ℃)以下可保持稳定,但无水硫酸钙在 750 ℃ 左右便开始分解,且在 750 ℃ 时,可出现显著的收缩倾向,所以,铸造时石膏类包埋材料的加热温度必须在 700 ℃ 以下。

（三）应用

1. 应用范围 适用于铸造温度在 1000 ℃ 以下的中、低熔合金,如贵金属金合金、银合金,非贵金属铜基合金等的铸造。

2. 应用注意事项

（1）水粉比是影响包埋材料的固化时间、固化膨胀、热膨胀以及透气性等特性的重要因素,所以调和包埋材料时要严格按照既定的水粉比操作。

（2）搅拌工具要求清洁,搅拌要均匀。

（3）包埋材料的加热过程不宜间断,应按程序完成操作。

（4）包埋材料中的石膏吸潮后,会导致固化时间等特性的变化,所以包埋材料应保存在密封防潮的容器中。

三、高熔合金铸造包埋材料

大多数局部义齿支架和烤瓷熔附金属修复体具有较高的熔化温度（1080 ℃ 以上）,石膏类包埋材料不能耐受如此高的温度,不适用于此类合金的铸造,而需要使用高熔合金铸造包埋材料,常用的高熔合金铸造包埋材料有磷酸盐结合剂包埋材料和硅胶包埋材料。

（一）磷酸盐结合剂包埋材料

磷酸盐结合剂包埋材料简称磷酸盐包埋材料,除了用于高熔合金铸造及带模整体铸造外,也逐渐用于高精度的种植义齿上部结构的铸造、钛合金支架的铸造和陶瓷材料的铸造包埋。

1. 组成 磷酸盐包埋材料由耐火填料和结合剂组成。

（1）耐火填料由石英、方石英或两者混合组成,占总质量的 80%~90%。

（2）结合剂由磷酸二氢铵或磷酸二氢镁和金属氧化物氧化镁组成,占总质量的 10%~20%。

使用时,将二氧化硅、结合剂与水或专用液（硅溶胶悬浮液）调和。调和后成为糊状,逐渐凝固成适合金属铸造的铸型。

2. 性能

1）凝固时间 包埋材料的凝固时间是影响包埋材料操作性能的一个重要因素,其长短主要由凝固反应的快慢所决定的,而影响这一反应速度的因素除了磷酸盐和氧化镁的含量和相对比例外,还包括包埋材料的粒度、水粉比、环境温度、搅拌时间等,一般来说,粒度越细,水粉比越小,环境温度越高,搅拌时间越长,凝固越快。临床使用的磷酸盐包埋材料的凝固时间一般为 8~11 分钟。

2）膨胀率 磷酸盐包埋材料的膨胀包括凝固膨胀、吸水膨胀和热膨胀,其综合膨胀率为 1.3%~2.0%,可以补偿金属的铸造收缩。

（1）凝固膨胀：凝固膨胀受磷酸盐和氧化镁的含量和相对比例、水粉比、调拌液浓度、环境温度等的影响。磷酸盐和氧化镁的含量越高，凝固膨胀就越大。水粉比对凝固膨胀的影响是，在水粉比较大的情况下，凝固膨胀随水粉比的减小而增大，但减小到一定程度后，凝固膨胀随水粉比的减小而减小。

（2）吸水膨胀：与石膏类包埋材料一样，磷酸盐包埋材料在材料凝固过程中也存在吸水膨胀的现象，但主要发生在含有硅溶胶的调和物，以水调和的包埋材料则可以忽略不计。

（3）热膨胀：磷酸盐包埋材料的耐火材料二氧化硅（主要是方石英）在加热过程中也会发生类似于其在石膏类包埋材料中的体积变化。磷酸盐包埋材料的加热膨胀比凝固膨胀稳定，相对固定在 1.2% 左右。热膨胀与材料中石英和方石英的总含量以及方石英所占比例有关，总含量越大，热膨胀率越大。热膨胀率也与原材料粒度分布有关，小颗粒的石英只能获得小的膨胀系数，大颗粒的石英则能获得大的膨胀系数，因此，当粒度分布适当时，小颗粒的石英恰好嵌在大颗粒石英之间，能获得较大的膨胀率。同样，也可以通过改变硅溶胶浓度来改变热膨胀率，并且能够在一个较大的范围内调节膨胀率，调拌液浓度越高，形成的石英、方石英也越多，膨胀率越大。

3）压缩强度　磷酸盐包埋材料的压缩强度明显大于石膏类包埋材料，调和 24 小时后可达到 9～30 MPa。经加热冷却后，达 2～14 MPa。包埋材料在固化后以及升温后铸造时都有不同的强度。固化后有一定强度可保证在铸造前的操作中铸型和蜡型不会损坏变形，升温后有一定的强度可保证在铸造时铸型不会破裂。磷酸盐包埋材料固化后的强度与结合剂的含量有关，结合剂的含量越大，强度越高，水粉比越小，堆集密度越高，强度越大。磷酸盐包埋材料的压缩强度也不宜过高，以免给铸件脱模造成困难。

4）透气性　磷酸盐包埋材料的透气性小于石膏类包埋材料，透气性与加水量成呈正相关，水多则凝固后的结构疏松。磷酸盐包埋材料在1000 ℃以上时，石英、方石英颗粒表面熔融，使其透气性下降，易使铸件产生气泡，因此包埋材料时常附加气孔以减少铸件内气泡的产生，或者在包埋材料中加入纤维以增加透气性。

5）耐热性　磷酸盐包埋材料的耐热性能较石膏类包埋材料明显提高。在使用温度下，材料经各种反应后，组成成分的熔点均在 1000 ℃以上，所以具有较高的耐热性能，可以满足高熔合金铸造的温度要求。

3. 应用　磷酸盐包埋材料可用作高熔合金铸造的内包埋材料，也可进行整体包埋，多用于需要带模整体铸造的蜡型包埋。此外，磷酸盐包埋材料还特别适用于复制需要进行带模铸造的耐高温模型。

（二）硅胶包埋材料

硅胶包埋材料也是一种高熔合金铸造包埋材料，与磷酸盐包埋材料的应用范围相同。硅胶包埋材料分为正硅酸乙酯包埋材料和硅溶胶包埋材料。后者常以硅溶胶悬浊液的形式与磷酸盐包埋材料合用。下面仅介绍正硅酸乙酯包埋材料。

1. 组成　正硅酸乙酯包埋材料是以正硅酸乙酯作为结合剂与高纯度石英组成的高熔铸造包埋材料。

2. 性能

（1）膨胀性能：由于正硅酸乙酯包埋材料中的耐火材料及结合剂均含有硅，故此类材料具有较大的热膨胀率及综合膨胀率。

（2）耐高温（1200～1400 ℃）。

（3）机械强度：显著高于石膏类包埋材料，而低于磷酸盐包埋材料。

（4）透气性：由于正硅酸乙酯包埋材料中硅溶胶颗粒细腻，加热后石英粉的颗粒间隙容易被结合剂中的微粒堵塞,所以透气性比石膏类包埋材料稍差。

3. 应用 正硅酸乙酯包埋材料一般用作内层包埋材料,用氨气处理后,可使其加速凝固。内层包埋材料凝固后,用少量硬质石膏(10%)与粗石英粉配制的外层包埋材料进行外层包埋,可以缩短包埋时间和节约材料。

四、其他特殊包埋材料

(一)铸钛包埋材料

钛及钛合金是临床上常用的铸造合金。钛的熔点高(1668 ℃),高温下化学性质活泼,容易与包埋材料发生反应,使铸造后的铸件表面形成化学反应层,影响其性质和精度。另外,钛及钛合金铸造收缩率为 1.8%~2.0%,因此要求铸钛包埋材料的综合膨胀率能补偿此收缩率。而普通磷酸盐结合剂包埋材料不能满足其要求,要获得精良的铸钛修复体,就必须选择专用的包埋材料,即铸钛包埋材料,其中包括耐火填料(二氧化硅、氧化镁、氧化铝和氧化锆)和结合剂(磷酸盐或氧化铝水泥、氧化镁水泥)。主要用于钛及钛合金的铸造。

(二)铸造陶瓷包埋材料

铸造陶瓷价格适中,在全瓷修复中占有较大的比重。目前市场上铸造陶瓷的铸造温度大约在 920 ℃,铸造收缩率在 1%左右,所以磷酸盐包埋材料的性能特点可以满足陶瓷的铸造要求,临床上多为磷酸盐包埋材料。

(苏光伟)

第九节　切削和研磨材料

切削(cutting)和研磨(grind)是口腔修复治疗过程中不可缺少的加工手段,切削是指用各种形态的磨具修整物体表面和外形,使一部分材料脱离工作对象的本体,去除多余部分,以减小物体体积或改变其外形为目的的过程。研磨是指用各种磨具对物体表面进行平整,以减少物体表面粗糙度为目的的过程,研磨实质上也有微量的切削。切削和研磨材料是指应用于口腔修复治疗中的各种切削刀具、刃具及研磨用的磨料、磨具等。

一、切削与研磨的特点

(一)切削

口腔治疗中进行的牙体预备,以及对修复体表面进行的打磨都是切削过程。切削的目的是去除多余部分,减小物体体积或改变其外形。影响切削效率的因素有刀刃的锋利程度,切削工具的转动速度以及切削工具的直径等。在切削中应该注意避免切削产热。切削压力与切削产热有直接的关系,压力越大,产热量越多。在高速切削状态下,较小的切削压力,也可获得高效率的切削。但高速摩擦会使产热加剧,所以需要在降温条件下进行。如在口腔操作时,采用冷水降温,在口腔内和口腔外时采用间歇操作。

(二)研磨

1. 研磨的生理意义 研磨的目的是减小物体表面粗糙度,在口腔修复治疗中,研磨具有重要的作用。

（1）使义齿表面光洁、平整，以减少修复体在口腔中的异物感。

（2）防止食物残渣和细菌在修复体表面沉积，以保持口腔内的清洁和美观。

（3）降低修复体发生着色、金属变色的概率，提高耐腐蚀性和美观性。

2. 研磨的方法 常用的研磨方法有机械研磨、电解研磨、化学研磨、喷砂研磨，其中机械研磨是最主要的研磨方法。

1）机械研磨 利用各类研磨磨具与磨料，通过电机的高速旋转，使被磨物体表面平滑光亮的方法。

2）电解研磨 常指电解抛光，也称电化学抛光，它是利用电化学的腐蚀作用，将被研磨的金属铸件接在电源的正极，铅板接在电源的负极，一同置于电解液中，在适当的温度与电流下，通电一段时间后，被研磨物体表面的凸起部分被溶解下来，从而变得光滑光亮。不同的合金铸件需要配备不同的电解液。电解抛光一般用于金属精细的抛光。

3）化学研磨 将金属置于强酸、强碱的溶液中，在一定温度下，浸渍适当的时间，通过适度腐蚀去除金属修复体表面的氧化膜，产生清洁平滑的效果。不同的合金铸件需配备不同的化学研磨液（金属清洁剂）。

4）喷砂研磨 由压缩空气带动摩擦剂微粒从喷嘴中喷出，产生较大的冲击力，从而达到使物体表面清洁和抛光的效果。

3. 影响机械切削研磨的因素

1）磨具的质量 磨具与被切削研磨物体直接接触，磨具的质量直接影响研磨的效率和质量。磨具的质量包括以下几个方面。

（1）磨具的硬度 磨具（料）的硬度必须大于被磨物体，被磨物体硬度高，则选用的磨具硬度应更高。当磨具硬度过低甚至低于被磨物体时，磨具损耗就会过大，效率降低。

（2）磨具的形状 磨具的形状对切削研磨效率有很大影响，根据不同的部位和用途选用不同形状的磨具。若选择不当，则可能磨到不该磨的部位，破坏了被磨物体的外形，甚至报废，或是切削研磨效率过低。

（3）磨具（料）的粒度 磨具刃口宽而深，磨料颗粒大则磨平的速度快，但磨痕也深；反之则磨平速度慢，磨痕也浅。一般要求磨具刃口多，磨料颗粒呈不规则状，磨平效率才高。

（4）其他因素 用磨料制作的磨具许多是通过特殊粘接而成的，耐高温性、耐湿性、抗扭力和粘接机械强度要适应各种切削研磨环境条件，磨具才能经久耐用。

2）磨具的工作转速 磨具的工作转速快，切削和研磨效率高，物体表面磨痕浅；磨具的工作转速慢，则效率低，物体表面磨痕深。磨具的工作转速与机器的输出速度、扭力大小有关，磨具直径大小也决定其表面线速度。

3）工作压力 切削研磨时压力一般要求小，便于控制磨具，减少对被磨物体的损坏，同时，也起到保护磨具和机器的作用，延长使用寿命。工作压力大，切削和研磨的阻力也大，则机器的转速降低，工作压力和效率并不一定成正比关系，工作压力应控制在一定范围内。在正常情况下，粗磨时的工作压力大于细磨，细磨时的工作压力大于抛光。

在研磨操作过程中应遵守循序渐进的原则，研磨时，按照磨料的硬度，从硬到软逐级研磨，或按照磨料粒度，从大到小进行，否则，不但效率降低，而且无法获得理想的表面状态。

二、切削、研磨材料的种类及性能

（一）切削、研磨工具

切削材料主要分为两大类，一类是切削牙体组织的各类钻针，另一类是切削修复体的各类钻针、磨头、磨轮和磨片。这两类材料加工成的磨具形态不同，但材料组成大部分相似。

1. 钨钢钻　口腔使用的车针中,很多是用高速钢制成的,高速钢加入了钨、钼、铬、钒等合金元素,其中钨、钼占10%～20%,铬占4%,钒占1%,他们与碳形成高硬度的碳化物,提高了钢的耐磨性。

钨钢钻的主要成分为碳化钨(WC),它是一种硬质合金。碳化钨磨具是一种性能较好的全钢磨具,碳化钨磨具的切削端是用碳化钨硬质合金采用粉末冶金技术制成的钨系高速钢。为提高其质量,还添加了其他合金,常用钨钢钻的材料组成:碳化钨＋钴(WC＋Co),碳化钨＋碳化钛＋钴(WC＋TiC＋Co),碳化钨＋碳化钛＋碳化钽＋钴(WC＋TiC＋TaC＋Co)等。钨钢钻有慢速和高速用的裂钻、圆钻和倒锥钻,也有各种慢速用的磨头(图4-31)。钨钢钻可以用来切削牙体组织、铸造支架和义齿基托。高速车针有较高的硬度,耐高温,还具有较高的耐腐蚀性,适用于口腔的各种消毒方法,但在消毒液中浸泡时间过长会影响其切削性能。

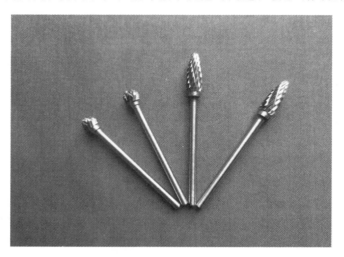

图 4-31　钨钢钻磨头

2. 普通钢钻　采用碳素工具钢制成的车针。一般加工成裂钻、圆钻和倒锥钻,切削端的切刃按一定方向排列,既可提高切削效率,又利于碎屑排出,避免刃部淤塞。这类钻针耐磨性差,寿命短,也易腐蚀。不适用于高速切削,可用作电机车针,切削牙体及金属制品。

3. 金刚砂钻　金刚砂的成分为碳化硅(SiC),又称为人造金刚石,具有较高的硬度,仅次于金刚石。可与陶瓷粘接剂按一定比例混合,制成不同颗粒大小和不同形态的钻针、磨轮、磨片,或粘接做成砂布、砂纸,有时和刚玉一起制成磨具使用。粘接质量影响其质量和使用寿命,研磨时发热过高或用力过大易折裂。也可以用电镀法将表面活化处理后的金刚砂颗粒沉积在不锈钢车针、盘和头上,便于使用,质量也较好,价格相对也稍高。可以用于切削牙体组织、金属及塑料。钻针的切削端是用粘接剂粘接在钻针柄上的,所以使用时应避免施加弯曲力。磨片较薄,使用时横向力过大易脆裂。

金刚砂磨头是将氧化铝(Al_2O_3)、碳化硅等物质的粉末状颗粒,用陶瓷粘接剂按一定的比例混合,制成不同粒度、不同硬度的切削研磨工具,有柱状、刀刃状、子弹头状、砂片状等形态(图4-32)。粉末颗粒具有较高的硬度、强度和耐磨性,但冲击强度较差。因此,在切削过程中,颗粒因冲击而脱落,形成新的尖锐外形。通过颗粒的脱落,避免了磨头表面的淤塞,提高了工作效率。用砂石制成的树脂砂片较薄,易脆裂,使用时不要施加过大的横向力。

4. 金刚石钻　金刚石为碳(C)的结晶体,为等轴晶系,晶体结构为立方面心格子,这种结构C原子间形成极其牢固的共价键。金刚石具有极高的硬度和良好的热稳定性,非常适用于切割牙体硬组织。金刚石钻针,也称车针(图4-33)一般采用电镀方法把精选的金刚石粉末颗粒,精确且均匀地固定在各种形态的金属针、柄等切削端表面上,制成车针、磨片和磨头。对切

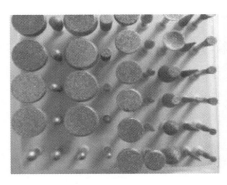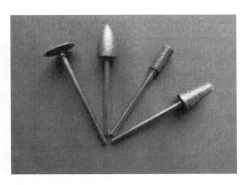

图 4-32 金刚砂钻针及磨头

削发挥重要作用的是粉末颗粒的锐角角度、粒度分布、电镀后的厚度、层数等因素。由于它不能像一般的磨料颗粒那样可以通过旧颗粒的脱落以及新颗粒的露出，来保持颗粒的外形尖锐，所以钻针表面容易被切削物淤塞。一般只能用于在冷水冲刷的条件下切削牙体硬组织、陶瓷等硬而脆的材料，对于金属和塑料等韧性、塑性较大的材料，易引起表面淤塞，不宜加工。金刚石车针分为低速和高速两种，可用于牙体制备的粗磨与精修，切削端形状有圆柱形、针形、火焰形、倒锥形等。

另外，还有用碳化硼（B_4C）、刚玉（Al_2O_3）制成的磨头等。碳化硼硬度接近金刚石，为有光泽的黑色晶体，采用粘接方法制备成磨具。刚玉硬度次于金刚石，用粘接方法制成磨头、砂柱及水砂纸使用。

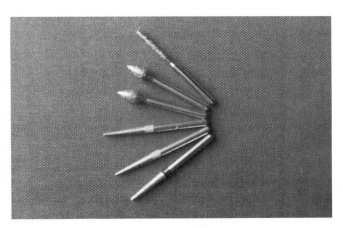

图 4-33 金刚石钻针

（二）研磨抛光材料

1. 研磨砂石

1）石英砂　主要成分为 SiO_2，除了用于制作砂纸和研磨剂外，还以不同的粒度用于对修复体表面进行喷砂处理。

2）石榴石　一种含有 Mg、Fe、Mn、Al 等复杂成分的硅酸盐矿石，可制成砂纸、磨具。常用于研磨硬质合金。

3）刚玉　主要成分为 Al_2O_3 和 Fe_2O_3。硬度高，筛分出不同粒度的粒子，可制成各种标号的水砂纸，也可制成磨具使用。

4）碳化硼　碳化硼（B_4C_3）为有光泽的黑色晶体，硬度接近金刚石，可制作成各种形态和规格的磨头，研磨金属和塑料修复体。

5）碳化硅　碳化硅（SiC）俗称金刚砂（图 4-34），无色晶体，硬度为莫氏 9 度，粉状颗粒用

Note

于制备各种形态和规格的磨头、砂片、砂纸等,研磨金属和塑料修复体。

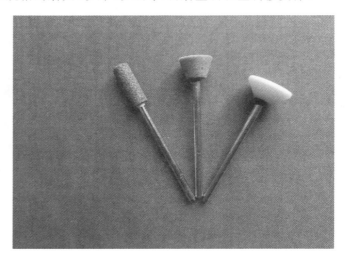

图 4-34　碳化硅磨头

6）金刚石　碳的结晶体,在已知的物质中,硬度最大,为莫氏 10 度。金刚石微粒可制成各种切削、研磨工具,是切削牙釉质最有效的材料。

2. 抛光膏剂

1）氧化铬　氧化铬(Cr_2O_3)粉末与蜡和硬脂酸铝等混合后制成块状抛光膏(图 4-35),呈绿色,俗称抛光绿粉,适用于各种金属材料的抛光。

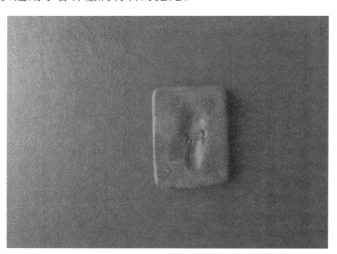

图 4-35　氧化铬抛光膏

2）氧化铁　氧化铁(Fe_2O_3)俗称红铁粉,一般是将红色的 Fe_2O_3 细粉末与蜡和硬脂酸等混合后制成抛光膏,主要用来抛光贵金属。

3）氧化锌　氧化锌粉末与水混合后成糊状,用来抛光塑料。

4）氧化锡　将氧化锡(SnO_2)与水、乙醇、甘油混合成糊状,又称油灰粉。用于在口腔内抛光金属、塑料和牙体组织。

5）碳酸钙　颗粒状 $CaCO_3$,白色,用沉淀法制备出各种粒度的粉末。碳酸钙与水、甘油混合制成抛光膏,用于抛光牙体组织和修复体。也用作牙膏中的摩擦磨光剂,牙膏也是一种抛光材料。

6）浮石粉　主要成分为 SiO_2,另含有 Al_2O_3、Fe_2O_3、Na_2O、K_2O 等成分,为颗粒硬度较低

的细磨料,和水、甘油制成糊剂抛光牙体组织、塑料和金属。

7) 石英砂 用特别细的石英砂(粒度到 200 目)和水或甘油混合呈糊状,用于塑料和牙体组织的抛光。

(三) 抛光工具

抛光材料一般不能直接使用,要借助一些工具作为载体才能发挥作用。常用的工具有以下几种。

1. 抛光布轮 常为白布制成,直径约为 10 cm,配合石英砂抛光塑料,也可用于金属粗抛光,也可配合抛光膏或糊剂抛光塑料和金属。抛光材料颗粒较粗时,有一定的切削效应(图 4-36)。

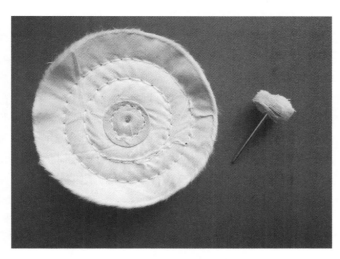

图 4-36 抛光布伦

2. 毡轮 又称绒毛轮,有轮状和锥状等各种大小、规格的制品,可以抛光义齿各个部位,一般配合各类抛光膏使用。

3. 毛刷轮 用猪鬃或马鬃制成,有多种规格的毛刷轮,可配合各类抛光材料抛光金属或塑料,也可采用专用小毛刷配合抛光材料抛光牙面或清洁牙面。

4. 橡皮轮 把原料混合后在模具内加压而成,有以下两种类型(图 4-37)。

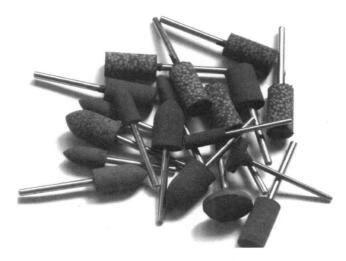

图 4-37 橡皮砂轮抛光磨头

（1）粗磨橡皮轮：含有碳化硅等研磨材料，用于金属的研磨抛光，使用时易产热。另有一类各种形态的橡皮砂轮磨头，含有研磨材料，质地稍硬，用于口腔内金属修复体、烤瓷和复合树脂的研磨。

（2）细磨橡皮轮：含有碳化硅和氧化锌等，制成各种形态的磨头，配合抛光膏或糊剂金属、烤瓷、复合树脂及牙体组织。

三、各类修复体的常用研磨方法

不同材料制作的修复体的研磨方法不同，同一种修复体的研磨方式也可能因人而异，因条件而异。各类修复体常用的研磨方法如下。

（一）金属修复体的研磨

临床常用的金属修复体主要分两大类：高熔合金和中熔合金。不同的金属修复体所用研磨材料和工具不同。

1. 高熔合金　主要是钴-铬合金和镍-铬合金，先用金刚砂片或普通砂片切除铸道，表面进行喷砂处理，然后用金刚砂磨头进行粗打磨，修整出形状，去除多余部分，表面尽量平整，厚薄适中，调整好咬合与邻接关系；再用粒度较细的金刚砂磨头或碳化钨磨头进一步平整，特别是精细部位的修整，还可用粒度较细的砂布把表面研磨平滑；抛光先用橡皮轮抛光，然后用布轮或毛刷加抛光膏最后抛光，有时也可先用粒度较细的石英砂等进行粗抛光。对于有些复杂的支架可先进行电解抛光，然后常规抛光处理。在打磨过程中应防止过度发热，特别是用橡皮轮时需更加注意，防止金属表面出现研磨硬化现象。

2. 中熔合金　中熔合金的硬度明显低于高熔合金，研磨抛光的步骤和要求基本一致，研磨工具可以用碳钢磨头或砂石磨头，抛光膏为氧化铁。

3. 塑料　硬度较低，可以用金刚砂、碳化钨磨头打磨，也可用砂石、砂轮或碳钢磨头打磨，修去多余部分，修整出外形，厚薄适中，表面尽量平整，调整好咬合和邻接关系。细磨可用各种粒度较细的磨具修整细部位，进一步平整表面，再用砂布、砂纸研磨平滑。抛光可用布轮、毛刷加氧化锌糊剂或粒度较细的石英糊剂等。

4. 陶瓷　陶瓷修复体表面的光泽是通过最后上釉而得到的，因此，陶瓷的研磨目的是使表面尽可能平整光滑，解剖形态清晰，𬌗关系及邻接关系调整完备。先用氧化铝等砂石磨头或金刚砂磨头进行粗打磨，铸造陶瓷还应先用细粒度的氧化铝喷砂处理。粗磨应使陶瓷修复体外形合乎要求，调整好咬合和邻接关系，解剖形态准确清晰。细磨选用粒度较细的金刚砂磨头、钻针或砂石磨头，平整表面，进一步修整好解剖标志。抛光选用碳化硅橡皮轮，使表面初具光泽，超声清洗后上釉。陶瓷材料质脆易折，研磨时用力稍轻，磨具和机器质量要好，以减少震动。

（二）电解研磨

电解研磨又称电解抛光，也称电化学抛光，是指利用电化学的腐蚀作用，溶解金属表面的凸起粗糙部分，使其平滑，提高光洁度。电解抛光仅用于金属铸件的抛光。

1. 电解抛光原理　电解抛光的工作原理是将金属铸件与电解槽的正极相连，并置于电解液中，通电后产生电解作用，被溶解的金属在铸件表面形成一层黏性薄膜，凸起部分覆盖较薄，因而电阻小，电流密度大，铸件表面溶解迅速；而凹陷部位覆盖薄膜较厚，电阻较大，电流密度小，铸件表面溶解较少。这样使铸件凹凸不平的表面逐渐变平整，形成光滑的表面。

2. 电解液的组成　电解液有多种配方，对不同金属铸件配方不尽相同，使用要求也不相同。临床上常用的电解液有以下几类。

1）钴-铬合金电解液

配方：正磷酸　　200 mL

　　　硫酸　　200 mL

　　　无水铬酸　　5 g

使用要求：液温 40～50 ℃，电流密度 100～250 A/dm²，电解时间为数分钟。

2）镍-铬合金电解液

配方：正磷酸　　500 mL

　　　琼脂　　10 g

　　　苛性钠　　5 g

使用要求：液温 100 ℃，电液密度 250 A/dm²，电解时间 2～10 分钟。

3）不锈钢电解液

配方：硫酸　　200 mL

　　　水　　150 mL

　　　甘油　　200 mL

使用要求：液温 40～50 ℃，电流密度 50 A/dm²，电解时间 2～10 分钟。

4）金及金合金电解液

配方：硫酸　　50 mL

　　　酒石酸　　0.5 g

使用要求：液温 82 ℃，电流密度 1.8～9.5 A/dm²，电解时间为数分钟。

（三）化学研磨

化学研磨与电解研磨相似，主要是指将金属置于强酸或强碱溶液中浸渍，通过氧化还原等化学反应，使金属表面变平整。化学研磨作为一种研磨方法很少单独使用。临床上常用的清除金属表面氧化物的方法，其实质也是一种化学研磨方法。不同金属的电解液有差异，需适当调整。

化学研磨 18-8 不锈钢电解液的参考配方如下：

硝酸　　2%～8%

盐酸　　4%～15%

硫酸　　3%～18%

氢氟酸　　2%～12%

水剩余量

使用要求：将金属置于电解液中，液温 70～85 ℃，浸渍 10～15 分钟。

（郭建康）

第十节　口腔修复其他材料

口腔修复其他材料主要包括排龈材料及药物、比色材料、分离剂、清洁材料、义齿稳定材料、咬合调整材料、义齿软衬材料、牙齿漂白材料等。

一、排龈材料及药物

修复体边缘位置的设置有许多争论，大多数学者认为龈上边缘最符合生理要求。但某些情况下,龈上边缘不能满足修复要求和美学效果,例如:前牙区唇面,龈下龋坏及充填体,冠折至龈下,临床牙冠过短需增强固位等情况,我们需要考虑采用龈下边缘。这时就需要有一种材料可以将游离龈推开,暴露牙颈部,使术野清晰,牙体预备到位,印模精确,这就是排龈材料。

（一）排龈材料

常用的为排龈线（图 4-38）、排龈膏等。排龈线具有多种类型,如编织排龈线、双股搓捻排龈线等,有的排龈线含有药物如肾上腺素、硫酸铝。排龈膏中常用的药物为硫酸铝、明矾、氯化铝等。0.1％的肾上腺素可收缩血管,使牙龈组织产生暂时性收缩,有止血作用,但禁用于有心血管疾病、高血压、糖尿病、甲亢或已知对肾上腺素高度敏感的患者。硫酸铝是温和的收敛剂,无毒,通常配制成饱和溶液使用。明矾浓度为 14％（饱和）时具有较好的牙龈收缩效果。氯化铝是一种广泛使用的收敛剂,有较好的止血作用,它能迅速打开龈沟而不损伤上皮附着,龈沟无出血无渗出,见效较快且无痛。排龈膏通常为 15％氯化铝与高岭土制成,采用专用注射器注入龈沟内。

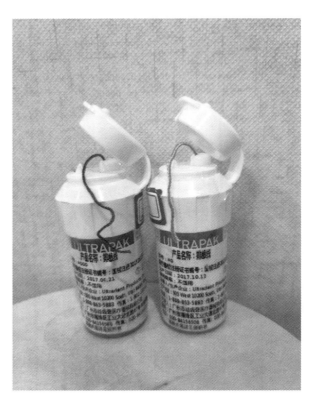

图 4-38　排龈线

（二）排龈方法

1. 机械法　使用无药排龈线、钢圈、树脂冠等排龈,靠机械作用推开牙龈组织,但不能很好地控制牙龈出血和龈沟液渗出。

2. 机械化学法　选用浸有止血收敛药物的排龈线或排龈膏排龈,既能推开游离龈,又能减少龈沟内液体渗出,具有止血功能。

3. 激光排龈　用 Nd:YAG 激光排龈,操作简单无痛苦,渗出少。

4. 电刀排龈　使用高频电刀切除增生牙龈,主要用于牙龈形态不佳对美学效果影响明显、牙冠延长术、残根牙龈成形术等情况,具有很好的止血排龈效果。但对操作者技术要求较高,操作不当会引起牙龈永久性退缩。

目前临床上最常用的是机械化学排龈法,即使用含收敛剂的排龈线。

二、比色材料及方法

在烤瓷修复、全瓷修复、美学树脂修复技术中,比色是非常重要的一环,是美学修复的关键步骤。天然牙的颜色是光与牙釉质、牙本质共同作用的结果,是一种复杂的复合光学效果,每一个人的牙体颜色都不尽相同,与光线、性别、年龄、人种都有关系。因此每一个瓷修复体、树脂修复体都需要比色。颜色的三个基本特性是色相、明度、饱和度,在描述颜色时需从此三方面进行。

(一)常用表色系统

有颜色立体、孟塞尔表色系统、CIE XYZ 系统和 CIE $L*a*b*$ 表色系统等。口腔最常用的是 CIE(国际照明委员会)1976 $L*a*b*$ 标准色度系统。$L*$ 代表明度,$a*$ 表示色相,$b*$ 表示饱和度,用此三项可形成一个三维色空间,坐标原点位于 $L*$ 的中点,$L*=0$ 代表完全吸光的黑体,$L*=100$ 代表完全反光的纯白,$0\sim100$ 可表示颜色的明暗程度。用此系统对颜色进行描述分析时,使用色差(ΔE)分析颜色的差异。当 ΔE 为 $0.5\sim1.5$ 个 NBS 时,肉眼不易分辨,在色差值大于 1.5 时,肉眼可以分辨出颜色差异。

(二)比色材料

比色常用材料及仪器设备如下。

1. 比色板 最古老最常用的仪器为人眼,人眼对细微颜色差别有一定的辨别能力,但受到很多因素的影响。在视觉分析比色时,需要使用比色板作为颜色标准与天然牙进行比对。常用比色板如下。①Vita 经典比色板(图 4-39):最初始的产品,共 16 块色片,以色调不同分为 ABCD 四组,分别代表红棕色、红黄色、灰色、红灰色。此比色板无明度显示,且色彩区域较少,难以胜任高精度美学比色要求。②Vita 3D-Master 比色板(图 4-40):1998 年推出的改良版本,目前临床上非常常用。共 29 块色片,按照明度分为 1~5 组,每组内根据饱和度分为1.0、1.5、2.0、2.5、3.0,共 5 类,每组明度中又根据色相分为 L、R、M 组。此比色板使用简单,三步操作即可获得较为准确的比色结果,采用孟塞尔表色系统,符合人眼感知系统的特点,大多数情况下可以获得满意的比色结果。③Vita linear guide 3D-Master 比色板(图 4-41):此比色板将 Vita 3D-Master 比色板进行了新的排列,共 6 块比色板,明度比色板独立出来共 6 块色片,另 5 块根据饱和度、色相排列,共 29 块色片。次比色板着重突出以明度为中心的比色思想,排除饱和度、色相对明度比色的干扰,仅需两步即可完成比色。

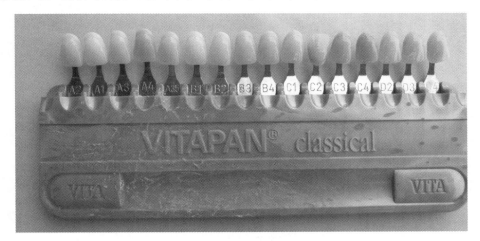

图 4-39 Vita 经典比色板

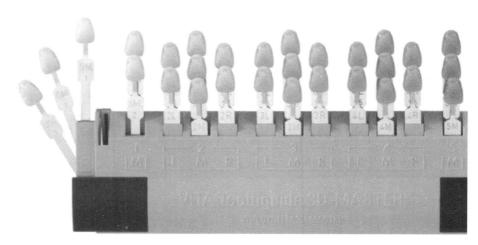

图 4-40　Vita 3D-Master 比色板

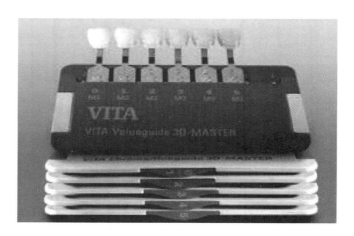

图 4-41　Vita linear guide 3D-Master 比色板

2. 分光光度测色仪　它不直接测量颜色,主要测量物体的光谱反射或光谱透射性。仪器由光源、提供单色光的色散系统、探测器系统(测量通过仪器的光辐射)组成。在口腔测量中,选用天然牙、冠、比色卡等作为参照物,对样品进行比对,所得颜色非常准确。

3. 色度计　原理:测得与颜色的三刺激值成比例的响应数值,直接换算出颜色三刺激值。此仪器操作简便,灵活,但在配色中存在同色异谱现象,需要操作者对比色结果进行确认。

4. 数字化比色系统　将数字成像与色度分析法结合或者与分光光度法结合的产物。优点是可以克服牙齿表面反射对测量的不利影响,全程可监控光线的亮度,获得的数据可以下载到计算机中利用,能够获得高效精确的色彩数据,使用方便快捷,不易受到外界环境和操作者技巧的影响,与 Vita 3D-Master 系统相匹配,技师可还原颜色。

（三）比色方法

1. 比色前的准备

1）光源与环境　以自然光源为最佳,环境色调应柔和,中性色。

2）视角　医生比色时与患者面对面,患者面对光源,医生视线与患者口腔在同一水平面上,用比色板进行比对。

3）比色时间　不宜过长,不要凝视不动,最好不要超过 5 秒,否则易出现视觉疲劳,影响比色结果。最好在备牙前进行比色,以消除治疗过程对牙体颜色的干扰。

4）在比色前去除可能影响比色的外部因素　如让患者擦掉口红和粉底,不要穿着过于鲜艳的衣服,去除头面部反光饰物等,牙体有色素时可以在比色前进行抛光。

2. 比色步骤

1）确定明度 在 Vita 3D-Master 比色板中迅速找出最接近的明度区域,确定明度值（1～5）。

2）确定饱和度 在已知明度组中 M 列中寻找出最接近的彩度（1～3）。

3）确定色相 观察天然牙与 L、M、R 中哪个色片最为接近。此时就可以得到一个具体的颜色值,例如 2M2,代表了比色的结果,传递给技师,在修复体上恢复此颜色。

4）对比记录 如牙齿具有一些特殊色,也应进行局部比对并记录,例如九区法记录色斑、氟斑、隐裂纹等,供技师操作时选用。对于一些颜色复杂的牙,可以对牙切缘 1/3、中 1/3、颈 1/3 分别比色并记录所得到的数值。

牙体颜色的表现形式非常复杂,为了得到更好的比色效果,建议医生与技师一起观察决定烤瓷牙、全瓷牙的颜色。全瓷牙的比色还具有一些特殊性,如基牙为死髓牙,则基牙的颜色会对全瓷牙的整体色泽表现产生影响,因此在比色时需要综合考虑多种因素,若全瓷牙无法纠正基牙的颜色,则可使用具有遮盖基底色的粘接剂来粘接全瓷牙,可获得很好的美学效果。

三、分离剂

分离剂（separation agent）是临床修复常用的辅助材料。其主要作用是用来分离两种相同或不同的材料,从两者间不发生粘连。

（一）分离剂的主要种类

1. 石膏分离剂 用于分离石膏与石膏,包括钾皂水溶液、水玻璃、藻酸盐水溶液。

2. 树脂分离剂 用于分离树脂与石膏,包括藻酸盐水溶液、聚乙烯醇水溶液。

3. 蜡型分离剂 用于分离石膏与蜡,包括水、甘油、乙二醇。

4. 其他分离剂 用于分离金属与非金属,包括硅油、凡士林等。

在使用时根据需要选用不同分离剂。

（二）钾皂

钾皂（potash soap）属负离子类表面活性剂,可与 Ca^{2+} 反应生成不溶性金属皂类物质。由于亲油性原子基团（脂肪族碳氢化合物）排布在这层物质的表面,形成一层疏水分子膜,可以分离亲水材料。因其可溶于树脂单体,不可用来分离树脂材料。钾皂主要用于装盒时分离上、下型盒石膏。

（三）水玻璃（硅酸钠）

水玻璃（sodium silicate）的原理是可与 Ca^{2+} 反应生成硅酸钙薄膜,分离石膏与石膏。一般使用浓度为 30％的水溶液,浓度过高,会使石膏表面粗糙。

（四）藻酸盐

藻酸盐（alginate）为 2％～3％的藻酸钠水溶液,原理是可与 Ca^{2+} 反应生成藻酸钙薄膜,不溶于水和树脂单体,可以用来分离石膏与树脂。

（五）聚乙烯醇

聚乙烯醇（poval,PVA）经过部分皂化后含有大量—OH,是一种具有成膜性质的结晶型聚合体。其形成的膜耐水性一般,但成膜透明、强度高、韧性好、化学稳定性好,因此聚乙烯醇水溶液可作为树脂分离剂。

（六）甘油、乙二醇

甘油（glycerol）、乙二醇（glycol）两者均含有亲水基团,在石膏表面涂布后,亲水基团排列在膜的表面,对疏水性质的蜡起分离作用。甘油也常用于口腔黏膜与自凝树脂的分离。

（七）凡士林、硅油

凡士林和硅油用于无圈包埋时塑料铸圈与包埋材料的分离,也可用于口腔黏膜与自凝塑料的分离。

四、义齿稳定材料

义齿稳定材料(denture stabilizing materials)是暂时性辅助活动义齿固位的材料,主要用于全口固位不良者。该类材料主要增强义齿对口腔黏膜的附着作用。

（一）组成

成分主要有基质树脂(天然梧桐树胶)、填料(氧化镁、二氧化硅)、表面活性剂、防腐剂(尼泊金乙酯)、矫味剂、润滑剂(硬脂酸镁、滑石粉)、载体。使用不同载体,可制成粉剂、糊剂、雾剂和膜剂等。

（二）性能与应用

1. 性能 将义齿稳定材料涂布于义齿组织面,戴入口腔后,可吸收水分产生溶胀,体积增大,充满基托与黏膜之间的间隙,从而产生边缘密合性,增强吸附作用,暂时增强义齿的固位和稳定性,改善患者的咀嚼功能。另一方面,由于稳定材料溶胀后增加了义齿与黏膜之间的厚度,可能导致义齿垂直距离增加;同时由于材料有固位的效果,部分患者会继续使用已经不适合的义齿,导致口腔局部不良影响。

2. 应用 主要适用于以下几种情况。

（1）全口义齿固位不良,尤其是口腔支持组织条件差导致的固位不良;即刻义齿初戴不适者。

（2）由于系统性疾病或化疗放疗后引起的唾液流量减少导致的义齿固位不良。

（3）某些特殊义齿,如难以取得物理固位性的赝复体,腭裂患者的义齿固位。

（4）可用作口腔黏膜用药的载体。将药物添加于材料内,使病变部位与药物直接接触,减少用药量并可保护创面。注意有部分患者对义齿稳定材料的成分存在过敏现象,当发现义齿与患者口腔情况不符合时不应使用,应重做义齿。

五、咬合调整材料

咬合调整材料(occlusal adjustment meterials)是指主要用来检查牙齿、牙列、义齿咬合关系的一类材料,可分为以下两种。

1. 咬合纸 由蓝色、红色的复写材料制成,分为厚型和薄型,主要用于牙面接触点及义齿咬合关系检查调整。

2. 咬合板 一般由蜡或软质塑料制成。有厚薄不同的规格,具有一定的强度和柔软性,外形与牙弓形态近似。主要用于检查、记录口内牙列及义齿咬合关系。

六、义齿软衬材料

义齿软衬材料(denture soft lining materials)是一类聚合后具有柔软弹性特征的材料。主要适用于义齿垂直距离和咬合关系没有改变、牙槽嵴吸收较多、黏膜缺乏弹性而导致固位不良或佩戴义齿反复疼痛的患者。此类材料在衬于义齿组织面后可以吸收并均匀分布殆力,保护受伤的黏膜组织。

（一）丙烯酸酯类软衬材料

丙烯酸酯类软衬材料分为热凝型、自凝型、光固化型。

1. 组成

1）粉剂　聚甲基丙烯酸乙酯均聚粉，或聚甲基丙烯酸乙酯与聚甲基丙烯酸丙酯、丁酯的共聚粉。另含引发剂、调色剂等。

2）液剂　甲基丙烯酸乙酯或丁酯（热凝型），增塑剂、阻聚剂，自凝型含有促进剂。

2. 性能　与 PMMA 有类似之处，二者容易互溶，结合较好。最终产物是柔软具有弹性的凝胶物质。其中聚甲基丙烯酸丁酯的玻璃转化温度为 27 ℃，在室温下类似于橡胶状态，可以减少增塑剂的添加量并保有柔软衬层的特点，因此热凝型丙烯酸酯材料可以作为永久性软衬材料。自凝型由于含有增塑剂，在口腔内环境中，增塑剂会缓慢溶出，导致材料失去弹性变硬，且增塑剂对人体有害，因此只能作为暂时性材料使用，在口腔环境其弹性只能保持数天到数周，之后就变硬变色失去功效。

3. 应用　热凝型主要用作不能忍受硬质义齿基托的患者，尤其是下颌牙槽嵴形态不规则且黏膜弹性不佳的患者。自凝型主要用于临时性义齿软衬材料，需要 3 天或 1～2 周更换一次。光固化型主要是使用方便，添加有增塑剂，固化时间短，可缩短就诊时间，在使用时要先在义齿基托上涂布粘接剂以利于结合。

（二）硅橡胶类软衬材料

硅橡胶类软衬材料（silicone rubber denture soft lining materials）的良好弹性使它成为理想的软衬材料，分为热凝型硅橡胶软衬材料和自凝型硅橡胶软衬材料。

1. 热凝型硅橡胶软衬材料

1）组成　甲基丙烯酸硅氧烷、端羟基聚二甲基硅氧烷为基质；填料主要为气相二氧化硅；引发剂为过氧化物；色素。

2）使用方法　将糊剂涂布于基托组织面，置入口腔内取模，取模后去掉多余部分，经过加热、修整后得到带软衬的义齿。此种材料的抗撕裂强度高，抗老化性能好，可用于永久性软衬，使用期可达一年。

2. 自凝型硅橡胶软衬材料　可分为单组分与双组分糊剂。

1）单组分型　主要成分为端羟基聚二甲基硅氧烷，交联剂，有机锡催化剂，填料。于密闭容器中包装，使用时挤出，接触空气中的水分即可聚合成弹性体，有副产物生成。由于其反应特点，其内层聚合慢于表层，精度不如双组分型。

2）双组分型　分为缩合型与加成型，均由基质糊剂和催化剂糊剂组成，主要成分类似于硅橡胶印模材料。缩合型固化过程中产生乙醇副产物，且需要有机锡催化反应，在口腔内的聚合并不完全，取出后仍然继续反应，从而使尺寸变化稍大。加成型的基质糊剂由乙烯基封端的聚二甲基硅氧烷、交联剂、填料组成，催化糊剂为乙烯基封端的聚二甲基硅氧烷、氯铂酸；反应过程无副产物生成，尺寸稳定性较好，精度较高。

硅橡胶义齿软衬材料的弹性很好，在厚度为 1.5～2.0 mm 时，具有很好的吸收冲击力的能力，缓冲咀嚼压力。但是与基托树脂的结合较差，为增强结合，需要在基托树脂表面涂布粘接剂或偶联剂。此种软衬材料表面无法抛光，易生真菌，最常见为白色念珠菌黏附，真菌可导致材料老化加速，也是义齿性口炎的重要致病原因。

七、义齿清洁材料（denture cleaning materials）

（一）焊媒

焊媒（brazing flux）是用于保证钎焊过程顺利进行的辅助材料，也被称为焊药，钎剂等。

1. 焊媒的作用　焊媒可防止被焊接金属表面氧化，清除金属表面的氧化膜及降低金属表面与液态金属的表面张力。

2. 焊媒的性能 焊媒熔点低于焊接合金约 50 ℃,且容易被去除,不腐蚀被焊接金属。

3. 焊媒的种类 主要有金焊焊媒、金-银-钯合金焊焊媒、高熔合金焊焊媒、银焊焊媒、锡焊焊媒、不锈钢焊焊媒及镍-铬焊焊媒等。

（二）金属清洁剂

金属清洁剂(metal cleanser)主要用于清除金属表面的氧化物。

1. 常见配方

(1) 硝酸 25%,盐酸 75%,加水稀释,配制成稀王水,主要用于清除白合金片制品的表面氧化物。

(2) 盐酸溶液。37%的盐酸溶液,根据需要加水,主要用于银合金铸造修复体。

2. 使用方法及注意事项 使用时,将需要处理的修复体放入室温清洁液中,然后逐渐加热,待清洁液达到沸点后,立即取出,用清水冲洗,即可擦去修复体表面的氧化物。煮沸时间不能过久,否则会引起修复体腐蚀,导致变薄甚至完全溶解。修复体不能直接放入过热的清洁液中,防止清洁液爆溅造成化学性烧伤。

（三）义齿清洁剂

义齿戴入口腔后会受到各种因素影响而在表面沉积污物或色素等。义齿清洁剂(denture cleaner)是指清除义齿上附着的污物、色素、结石、异味等的清洁材料,具有清洁和消毒作用。根据清洗方法,义齿清洁剂可分为机械清洁剂和化学清洁剂。

1. 机械清洁剂 主要靠机械摩擦和超声振荡的方式进行清洁。如牙膏牙粉中含有的碳酸钙成分,可直接摩擦去除义齿上的污渍;苏打水可对水溶性牙菌斑起效果。超声振荡比机械摩擦更能深入义齿细小部位清洁。

2. 化学清洁剂 ①漂白型清洁剂,如次氯酸钠、次氯酸钙等,具有氧化性和漂白作用,可清除义齿上的烟斑、茶垢等,但对金属有腐蚀作用,不得用于金属修复体或硅橡胶软衬的清洁。②稀盐酸型,能使黏液和蛋白质等有机物溶解,使牙石变松脆,易刷掉。③氧化型,由氧化剂和碱性助剂组成,原理是过氧化物可产生氧,通过气泡机械冲击作用,及化学作用、酶制剂的生物作用,对义齿有良好的清洁效果,可用于金属修复体。④酸制剂,主要由氧化剂和微生物酶组成,清洁效率最高。

八、牙齿漂白材料(tooth bleaching materials)

随着生活水平的提升,人们对牙齿美观的追求越来越普遍,对带有色素的牙齿进行脱色、美白牙齿的需求逐年增加。牙齿美白的方法有机械打磨抛光法,树脂贴面修复,瓷贴面修复。牙齿漂白主要是采用漂白材料与牙齿内的色素基团发生化学反应,达到脱色的目的。

（一）组成

主要成分为过氧化物,常用的有过氧化氢、过氧化脲、过硼酸钠。漂白是氧化还原反应过程,由于机制复杂,目前还没有确切的定论。过氧化物分解生成强氧化基团,可以渗透牙釉质到达牙本质小管,与色素基团反应,破坏其双键,色素分子被分解为亲水小分子,扩散到牙齿表面。在使用过程中,采用激光、等离子、冷光等均可增加氧化物的生成量。

（二）分类

根据剂型主要分为糊剂、粉剂、液剂,根据需要选择相应剂型。根据使用场合分为诊室漂白和家庭漂白。

（三）应用

诊室漂白包括牙体漂白和髓腔内漂白,过氧化物浓度可达 35%,在治疗时需要有相应的保护措施,且可以施以激光、冷光、等离子等手段增强效果。家庭漂白采用在家自行佩戴装有漂白材料的托盘进行治疗,所含氧化物浓度较低,主要用来配合临床治疗,或是牙齿着色较轻的患者。注意事项如下。

（1）漂白效果与牙齿结构、着色程度、部位、漂白材料的浓度和漂白时间等均有关系。临床实践证明,低浓度的漂白材料按照说明书使用对牙龈没有伤害,而高浓度漂白材料则会对皮肤黏膜有刺激。

（2）浓度在 30% 以上的漂白材料对牙体表面会产生脱钙效果,使用后牙体表面微观出现孔隙,硬度下降,但经过一段时间可恢复,因此漂白期间可加用含氟牙膏,帮助牙齿再矿化。在漂白过程中也可能出现牙齿敏感症状。

（3）我国规定漂白后牙齿表面的努氏硬度或维氏硬度的降低不得超过 10%,牙釉质或牙本质表面轮廓粗糙度不得超过柠檬酸溶液（pH 3.9）浸泡的牙齿试样的 3 倍。

（4）为保证漂白效果与安全,高浓度过氧化物应在医院内使用,家庭用的也应经过医生辅导。如意外沾染至皮肤,应用大量水立即冲洗。

目 标 检 测

1. 简述热凝树脂调和后的变化阶段及各阶段的特点。
2. 常用的分离剂有哪些? 它们分别可用于哪些情况?
3. 视觉分析法比色的步骤和注意事项有哪些?
4. 在 PFM 中,金属与烤瓷之间存在哪几种结合形式?
5. 在各种口腔临床常用印模材料中,哪些属于不可逆弹性印模材料?
6. 在本章介绍的印模材料种类中,哪些印模材料的固化反应是化学反应?
7. 理想的铸造包埋材料应符合哪些条件?
8. 包埋材料按用途可分为几类?
9. 金属的成形方法有哪些?
10. 金属防腐蚀的措施有哪些?
11. 口腔的铸造合金应具备的要求有哪些?
12. 口腔陶瓷材料由哪几种相组成?
13. 金属烤瓷材料根据部位和作用不同分为哪几类?
14. 研磨的意义有哪些?
15. 影响机械研磨的因素有哪些?
16. 常用的研磨抛光材料有哪些?

（李　静）

知识拓展 4-1

目标检测答案

Note

第五章　口腔预防保健材料

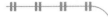

学习目标

　　本章主要介绍牙膏、窝沟封闭剂及防龋氟化物的组成、性能及临床应用,通过本章的学习,掌握口腔窝沟封闭剂的类型、组成、性能及临床应用,熟悉牙膏的组成及含氟材料的种类,了解牙刷的选择及其他牙齿清洁材料的性能和正确使用。

第一节　概　　述

　　临床上按照专业程度把口腔保健分为专业的保健、社会的保健和自我保健三类,专业主要是针对窝沟封闭;刷牙、牙线、牙签和牙间隙刷等的使用都在自我保健范围。

　　窝沟点隙封闭剂(pit and fissure sealant)简称窝沟封闭剂,又称防龋涂料材料,是一种可以固化的口腔含氟液体。使用前首先清洁牙面并且酸蚀需要封闭的区域,将其涂布于𬌗面、颊面或舌面的点隙沟裂处,固化后形成保护膜使窝沟点隙被有效地封闭起来,从而保护牙釉质不受细菌及其代谢产物侵蚀,从而达到防龋的目的。

　　牙刷对口腔保健十分重要,通过刷牙可以机械地去除牙菌斑和软垢,同时具有增进牙龈组织血液循环,按摩牙龈的作用,最终达到促进牙龈上皮角化的目的。随着科技的不断发展,口腔牙刷在种类、形状、刷毛等各个方面都有不断的变化和改进。

　　牙刷的种类很多,按照使用人群分为儿童牙刷和成人牙刷;按照手柄分为直柄牙刷和曲柄牙刷;按照功能分为普通型牙刷和多功能牙刷等。近年来,随着科技的发展,市场上出现了电动牙刷、喷水牙刷、磁疗牙刷、带牙膏的牙刷、指套牙刷和正畸牙刷等。

第二节　牙膏与牙刷

一、牙膏

(一)成分

　　牙膏(tooth paste)的基本成分包括摩擦剂,洁净剂,湿润剂,胶黏剂,防腐剂,甜味剂,芳香剂,色素和水等。

　　1. 摩擦剂　在牙膏中加入多种摩擦制剂使其具有清洁与磨光作用,去除色素沉着、牙菌

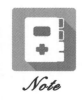

斑沉积与滞留,使牙面清洁、光滑、发亮。理想的摩擦剂具备清洁能力强,但对牙面无损伤,且可以对牙齿高度磨光和防止色素再沉着的作用。常见的摩擦剂有碳酸钙、二氧化硅、硅酸盐、磷酸二氢钙等。碳酸钙主要是使牙齿表面的污物失去黏附性而较容易被刷除;二氧化硅主要起研磨作用。摩擦剂占牙膏含量的 20%～60%。

2. 洁净剂 又称发泡剂或表面活化剂,占 1%～2%。通过降低表面张力,将表面沉积物与色素进行松解,乳化软垢,使其更加容易去除。洁净剂主要是十二醇硫酸钠、椰子单酸甘油酯磺酸钠等。

3. 湿润剂 占 20%～40%,其作用是保持牙膏湿润,防止接触空气而硬化,同时使牙膏剂型可以保持稳定性,主要有甘油、山梨醇和丙烷二醇等。

4. 胶黏剂 占 1%～2%,其作用是保持均质性,防止储存期间固体与液体分离,常用有机亲水胶体,可保持牙膏呈糊状并可控制牙膏的稠度,如藻酸盐或纤维素衍生物。

5. 防腐剂 其作用是防止细菌滋生,延长使用期限,常用酒精、甲醛、二氯化酚等。

6. 甜味剂 提供人们喜欢的各种口味,常用人造无致龋性甜味剂。

此外还有芳香剂和色素等成分,共占 2%～3%,水分作为重要成分,占 20%～40%。

另外,还可根据需要加入其他一些有保健作用的制剂,如氟化物。

（二）作用

1. 基本作用

（1）通过机械的刷牙方法,协助牙刷去除食物残渣、软垢和菌斑,从而保持口腔的清洁、美观、健康。

（2）通过刷牙去除口腔异味,让口腔保持清新。

2. 特殊作用 随着科技的发展,市面上出现了很多功能及品牌的牙膏,如含天然、人工合成药物或矿物的牙膏,品种很多,对脱敏、消炎和预防口腔其他疾病均有一定效果。

1）含氟牙膏 氟与牙齿上的牙釉质层发生作用生成不易溶解、抗酸性较强的氟化物,有较好的防龋作用。目前常见的含氟牙膏主要有单氟磷酸钠牙膏、氟化亚锡牙膏、氟化钠牙膏及氟化铵牙膏 4 种类型。

（1）单氟磷酸钠是一种共价型氟化物,在牙膏中可以与多种摩擦剂相融合,遇到酸或唾液时可以分解,释放出大量的氟离子,氟离子可以与牙齿中的钙合物形成偶合物从而降低牙釉质在酸中的溶解度。此物质对牙体不染色,pH 接近中性且比较稳定,对人无副作用,临床上对新萌出的牙和儿童的后牙防龋效果更显著。

（2）早期的氧化亚锡牙膏由于氟化亚锡的化学不稳定性,在溶液中易水解、氧化,有效期短。现在,经过研究改进,新的氟化亚锡牙膏稳定性和生物活性都非常好,可以延长其保存时间,具有防牙菌斑、牙龈炎和防龋作用。

（3）氟化钠牙膏遇水即刻释放出氟离子,与磷酸钙、正磷酸钙等摩擦剂不相容,可选用丙烯酸塑料或焦磷酸钙、二氧化硅等作为摩擦剂。不会使牙齿染色,pH 接近中性,一般较稳定。

（4）氟化铵牙膏中含有氟化铵,其作为一种有机氟化物在降低牙釉质溶解度方面,相比无机物具有优越性。它是典型的表面活性剂,可使氟快速分布于牙齿表面,增加牙釉质的氟摄取与沉积,增强牙釉质的抗酸能力并促进早期龋损的再矿化,毒性低。氟含量为 0.125%,摩擦剂为不溶性偏磷酸钙或硫酸钡。

选用含氟牙膏要谨慎:在低氟地区使用,高氟地区一般禁用;6 岁以下的儿童,含氟牙膏用量要少,且不可吞食,须嘱咐儿童吐出唾液混合物,避免过多摄入。

2）其他功能性牙膏

（1）氯己定牙膏:氯己定属于广谱抗菌剂类,其作用是可以减少牙菌斑与牙龈炎,没有明显的抗药性,临床使用相对安全、有效、无明显副作用,但长期使用可使牙色素沉着。

（2）"多合一"或"全效"牙膏:主要含有三氯羟苯醚和PVM/MA共聚体及氟化物,其作用主要是兼有控制牙菌斑、牙龈炎、牙石和防龋的功效。三氯羟苯醚是一种广谱抗生素,其抗微生物的主要作用部位是细菌的细胞膜,可有效控制多种革兰阳性菌和革兰阴性菌。PVM/MA共聚体是聚乙烯甲醚顺丁烯二酸,在三氯羟苯醚存在时,有抑制晶体生长的作用,可减少牙石形成。将三氯羟苯醚与柠檬酸锌联合加入牙膏,发挥的功效更佳凸显。目前在国内外广泛推荐使用。

（3）脱敏牙膏:主要含氯化锶和硝酸钾两种成分。其中氯化锶是通过阻塞牙本质小管缓解患者的疼痛。硝酸钾通过直接作用于患者的感觉神经从而缓解疼痛。

增白牙膏的活性成分是氧化剂和特殊的摩擦剂,可使牙石在牙齿表面不易沉积,对轻度外源性因素引起的变色(如烟渍、茶渍等)有效。

二、牙刷

(一) 牙刷的设计

牙刷的设计目前呈现多样性(图5-1),按照使用人群不同,分为儿童牙刷和成人牙刷。按照牙周组织的健康状况不同,分为软毛牙刷、硬毛牙刷和中度毛牙刷。按照功能不同可分为通用型牙刷与特异型牙刷两大类。通用型牙刷以直柄为宜,刷毛软硬适度,排列平齐,毛束排列不宜过多,各束之间要有一定间距。特异型牙刷是为了适应患者的口腔的特殊情况和特殊目的而设计的,如为更好地维护种植牙的清理牙刷等,特异型牙刷的刷毛是按照需要进行设计的,甚至有些牙刷没有刷毛而直接通过牙刷头的水声波清洁牙面。

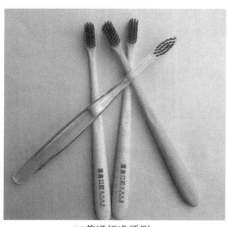
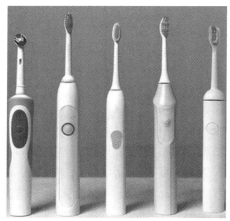

(a)普通标准牙刷　　　　　　　　　　(b)电动牙刷

图 5-1　牙刷

目前多使用优质尼龙丝作为刷毛,直径在0.2 mm以下,细软,回弹力好,耐磨性好,可进入牙邻间隙及龈沟区。刷毛毛端应磨圆,对牙齿的清洁作用及牙龈的按摩作用较好,避免损伤牙龈和减少牙齿磨损。

从清洁作用来说,一般认为硬毛牙刷去除牙菌斑和牙垢的作用较好,但对牙齿的磨损作用和牙龈的损伤也较大,所以建议使用中性毛牙刷或软毛牙刷,同时采用正确的刷牙方法。软毛牙刷相对柔韧度较大、容易弯曲,但是可以进入龈缘以下及牙齿的邻面间隙,从而去除牙菌斑,达到有效清洁牙齿的作用,但对口腔卫生较差、牙菌斑黏附较厚的患者清洁效果相对较差。

牙刷毛设计成波浪形,利于牙间隙的清洁,尤其在竖刷时,尖型的毛束能进入牙间隙,故对牙齿的洁净及牙龈的按摩均有良好效果,但也存在对牙龈及牙齿损伤较大的现象,所以使用要注意方法及力度。

各种类型的电动牙刷,刷头无论是上下方向运动,还是前后方向运动,或者特定的椭圆形运动等,只要患者正确使用,都可获得较好的效果。

（二）牙刷的选择

牙刷的选择首先在于使用是否便利,是否适应个人口腔情况。牙刷的种类繁多,均有各自的特点,选择牙刷时应根据自己口腔牙齿的排列、牙齿牙周健康和饮食习惯等,选择大小、形状、刷毛软硬适度的牙刷,使用适合自己情况的刷牙方法,刷头要适合口腔的大小,不宜过大,刷毛不宜过硬。牙周病患者、戴固定修复体或正畸患者均应在口腔医生的指导下选择牙刷。如固定正畸患者可选用电动声波牙刷或正畸牙刷。手的灵巧性差、吞咽反应较大的人应选择刷头较小的牙刷。残疾人、儿童或其他不能对牙齿进行自我保健的人可使用电动牙刷、喷水式牙刷或喷雾牙刷。

（三）牙刷的清洁、保管

牙刷需要经常保持清洁卫生。每次使用后要用清水反复冲洗牙刷,并将刷毛上的水分甩干,置于通风处充分干燥。每人一把,避免交叉感染。尼龙牙刷不能用沸水或使用煮沸法消毒。牙刷还应该定期更换。一般使用三个月后更换牙刷。

三、其他牙齿清洁材料

（一）牙粉

牙粉主要由磨光剂和发泡剂及矫味剂组成,主要用于清除牙齿表面的食物残渣和牙菌斑。此外还可作为修复体表面抛光剂使用。

（二）邻间清洁刷

邻间清洁刷又称牙间隙刷或邻间刷（图 5-2）。可分为单束毛牙刷、小插式牙刷及丝状牙刷。主要用于清除一般牙刷不易清洁到的部位如牙齿间的邻面、牙颈部、修复体与邻牙的邻接面、正畸治器、种植体、牙周夹板等区域。

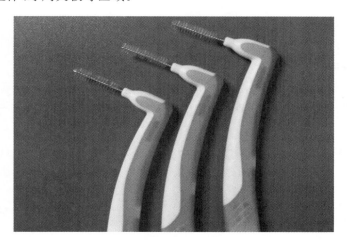

图 5-2　邻间刷

（三）牙线

牙线对牙龈伤害小于牙签,是主要用来清洁牙齿间邻面的一种有效洁牙工具,它针对牙刷不能到达的邻面间隙或牙龈乳头处区域进行清洁。一般有上蜡和不上蜡两种,上蜡牙线一般用于去除牙间隙的食物残渣或软垢,而不上蜡牙线易通过接触区,常用于去除牙菌斑,约能除去 90% 的牙菌斑。近年来口腔医生逐步将牙线的作用与刷牙同等看待,介绍患者经常使用。牙线的材质包括棉、麻、丝、尼龙或涤纶,不宜过粗或太细。一些牙线还有含香料或含氟等。包装有手持式或带柄两种(图 5-3)。

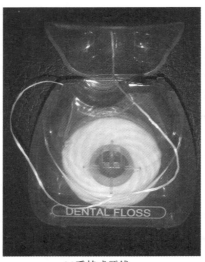
(a)手持式牙线

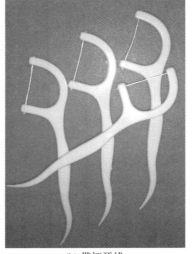
(b)带柄牙线

图 5-3　牙线

第三节　含氟防龋材料

一、含氟凝胶

(一) 组成及性能

含氟凝胶(fluoride gel)的成分主要是酸性磷酸氟(APF),还有氟化钠(NaF)与磷酸。根据含氟浓度不同有两种类型。

(1) 供临床专业人员使用的 APF 凝胶,浓度为 1.23%,pH 为 3~4,氟浓度较高,临床医生在应用时要严格按剂量操作,尽量减少氟的摄入。每年应用 APF 凝胶 1~2 次,可明显降低龋齿发生率。

(2) 供个人自我保健用的凝胶有 0.5% 的 APF 凝胶和 NaF 凝胶,还有 0.1% 的 SnF_2 凝胶,含氟浓度较低。在医院医生可以放在托盘上给患者使用,也可以让患者在家直接用于刷牙。

含氟凝胶的优点是比涂氟方法更便于操作,可以一次性对口腔所有牙齿起到良好的应用效果,患者花费的时间少。

(二) 应用范围

含氟凝胶适用于极易感龋齿的患者、正畸治疗期间口腔卫生不良的患者,以及颅面部放射治疗等造成唾液腺功能障碍导致的口干综合征的猖獗龋患者。

(三) 操作方法

具体操作方法为首先清洁牙面,去除软垢、食物等,隔湿操作区域,吹干牙面,在托盘里装入含氟凝胶放入上、下牙列,嘱患者轻咬,使其布满牙面和牙间隙,在口腔内保持 3～4 分钟后取出,吐去口腔残留凝胶,嘱患者半小时不漱口及不进食。含氟凝胶及其使用见图 5-4。

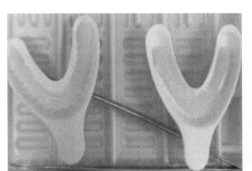
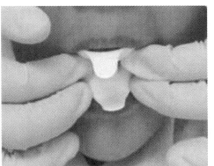

(a)含氟凝胶置于托盘　　　　　　(b)含氟凝胶与托盘放入牙列

图 5-4　含氟凝胶及其使用

二、氟保护漆

(一) 组成

氟保护漆(flouride varnishes)又称含氟涂料,氟离子以较低的浓度(0.1%)加入天然涂料的溶液中,吹干牙面涂布于其表面,形成一薄层含氟薄膜从而发挥作用。

(二) 性能

使用氟保护漆后 1 小时,氟离子在牙釉质中的浓度足够影响牙菌斑代谢并与牙面的钙合物形成偶合物,即形成再矿化层(患者口腔内即使作用时间很短也有一定的防龋功效)。局部使用氟保护漆的目的是增强牙齿表面的硬度,通常牙釉质对氟化物的摄取主要取决于氟化物的浓度和同牙体接触的时间,氟化物涂膜和其他局部使用氟化物方法相比,能明显延长氟化物与牙釉质表面的接触时间和接触浓度,从而取得较好的防龋效果。此外,由于浓度较低,氟保护漆也可用于幼儿。

(三) 操作方法

先清洁牙面。制造干燥的工作区域(如使用棉卷或脱脂面团)。将所需用量置于调药盘或者类似容器中,并关闭药瓶。使用涂药器或刷子涂敷薄层的保护漆。让保护漆干燥 1 分钟,之后移除棉卷,嘱患者半小时不漱口及不进食。

三、含氟漱口液

(一) 组成及性能

含氟漱口液(flouride mouthwash)一般使用的是中性或酸性氟化钠配方,根据浓度的不同,使用频率也不同,一般浓度为 0.05%～0.2%,少数含氟化亚锡或氟化铵。其防龋效果与含氟浓度、与牙面接触的时间和年龄有关。当浓度低时应该增加含漱的时间和频率。此法可使龋齿发生率降低 20%～40%。

(二) 适应人群

含氟漱口液适合中等或高发龋地区患者使用,如易发龋患者、口腔正畸患者,还可在学校中作为公共卫生项目应用,亦可用于日常生活不能自理或者手脚不便的患者。龋齿低发地区或高氟地区不适用,5 岁以下儿童不推荐使用。

（三）使用方法

儿童应该在监护下每周使用含氟 0.2％的氟化钠水溶液 10 mL 含漱 1 次,每次 1 分钟。或者用含氟 0.05％的氟化钠水溶液每日漱口 1～2 分钟。每次使用应严防咽下。含漱 1 分钟后吐出。半小时内不进食和不漱口。

四、含氟充填材料

含氟充填材料(fluoride containing restorative materials)是在玻璃离子粘固粉、聚羧酸锌粘固粉等洞衬剂或其他充填材料中加入适量氟化物,如氟化钙等。这些材料凝固后能缓慢释放出氟离子,达到保持局部氟离子浓度,促进接触部位的牙釉质矿化和预防继发龋的目的,巩固治疗效果,从而长期有效地保护牙体组织免受进一步的破坏。

五、其他局部用氟方法

1. 氟化泡沫　一种富含氟离子的泡沫,主要成分是氟化钠、保湿剂、发泡剂、纯化水(图 5-5)。氟化泡沫可增强牙齿抗酸能力,促进牙体组织再矿化,有效预防儿童、老年人以及放射治疗后患者的龋齿。其含氟浓度为 1.23％,pH 3～4。由于氟化泡沫的用量是含氟凝胶的 $\frac{1}{5}$～$\frac{1}{4}$,所以用量及氟的暴露量少,患者反应小,容易接受。

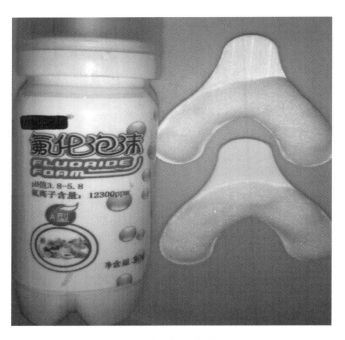

图 5-5　氟化泡沫

氟化泡沫使用方法如下。

(1) 打开瓶盖,轻推瓶嘴,断开连接点,即可开封使用。

(2) 摇动瓶子 3～4 秒。

(3) 将瓶口垂直朝下,置于托盘底。

(4) 将装有氟化泡沫的软质塑料托盘放入上、下牙列,嘱其轻咬使泡沫布满牙面及牙间隙。在口腔内保留 1～4 分钟后取出,拭去残留泡沫,半小时不漱口和不进食。

(5) 每次使用量应控制在 0.6～0.8 g 之间。

氟化泡沫每年至少应使用两次,正畸儿童预防龋齿每月使用一次。

氟化泡沫含氟量较高,应由口腔专业人员操作或在专业人员指导下使用。

2. 含氟涂料(fluoride varnish) 一种应用于局部的防龋制剂,Schmidt 在 1964 年提出,第一代代表产品为 Duraphat;20 世纪 70 年代,出现了 Fluor Protector,可以有效增强牙釉质抗龋能力,目前欧美国家在广泛使用,具有良好的防龋效果。该产品推荐用于残疾人、儿童及老年人。图 5-6 所示为目前常用的 Duraphat 含氟涂料。

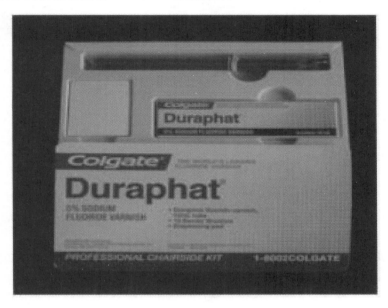

图 5-6 Duraphat 含氟涂料

若干临床研究证实了含氟涂料是一种安全有效的防龋方法。临床研究证明,Duraphat 防龋效果为 30%～40%,Fluor Protector 防龋效果为 1%～17%。Duraphat 强化处理(一周治疗三次),连续 3～4 年,显示龋减少 46%～67%。

含氟涂料的操作要点:用牙刷清洁牙齿表面,用棉球或气枪吹干牙面,使用涂药器或者小刷将涂料均匀地涂在牙面并干燥,需 3～5 分钟,用量为 0.3～0.5 mL,4 小时内不要刷牙,涂料一般保持 24～48 小时,一般推荐每间隔 4 个月做一次涂布,出血的牙龈组织不应使用。

3. 咀嚼齿胶 一种聚乙烯纤维质的咀嚼辅助用品,经氟浸透,每片咀嚼齿胶含0.5 mg氟化物,在牙面产生的氟离子浓度为 0.0005%,并可持续 5 分钟。

第四节 窝沟点隙封闭剂

窝沟点隙封闭剂(pit and fissure sealants)简称窝沟封闭剂,又称防龋涂料、是一种含氟的可固化的医用口腔液体高分子粘固材料。在不去除健康牙体组织的情况下,在牙齿的点隙裂沟处涂布一层粘接性树脂材料(图 5-7),从而保护牙釉质不受细菌及代谢产物的侵蚀,最终达到预防龋齿目的的一种有效防龋措施。

窝沟封闭剂按其材料种类临床上分为树脂型和玻璃离子型两种;按固化方式可分为自凝固化型和光照射固化型两种,也是目前临床中广泛应用的两种类型。

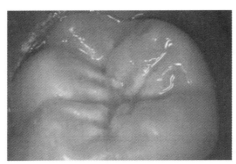
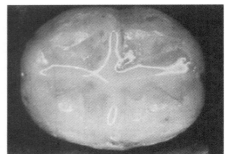

(a)窝沟封闭前的点隙裂沟　　　　　　　　(b)窝沟封闭后的粘接性树脂

图 5-7　窝沟封闭

一、树脂封闭剂

（一）组成

树脂封闭剂主要由高分子树脂、二氧化硅粉、稀释剂、引发剂和一些辅助剂（溶剂、填料、氟化物、涂料等）组成。自凝固化型和光照射固化型的区别是其引发体系不同。自凝固化型通常为双液剂型，一份为基质液体，内含引发剂；另一份为催化液体，内含促进剂。光照射固化型为单剂型，内含有光敏剂及光敏促进剂。

1. 树脂基质　树脂基质为含有端乙烯基的丙烯酸酯类低聚物，其用量为总重量的 30%～50%。主要有 Bis-GMA 及其改性树脂。

2. 稀释剂　在树脂基质中加入一定量活性单体作为稀释剂，以降低树脂黏度。常用的稀释剂主要是低黏度的单、双或多官能团的甲基丙烯酸酯类化合物，如 TEGDMA（双甲基丙烯酸二缩三乙二醇酯），其用量占总重量的 50%～70%。

3. 引发剂　引发剂分为自凝引发剂和光固化引发剂两种。自凝固化体系常由引发剂 BPO（过氧化苯甲酰）和促进剂 DHET（N,N-二羟基乙基对甲苯胺）组成，基质液体中的引发剂 BPO 与催化液体中的促进剂 DHET 在室温下混合后发生氧化还原反应，产生自由基，进而引发树脂基质与活性稀释剂交联固化。

光照射固化引发体系由光敏剂与光敏促进剂组成。常用的光敏剂有樟脑酯、二苯甲酮等，常用的光敏促进剂有 DMAEMA（甲基丙烯酸二甲氨基乙酯）。在光敏促进剂的存在下，光敏剂经过一定波长的光线照射，通过光学反应产生自由基，进而引发树脂基质与活性稀释剂交联固化。

4. 辅助剂　包括颜料、填料、氟化物、阻聚剂等。

不加颜料的封闭剂，几乎为无色透明液体，涂于牙面无法识别涂布范围，因此常加入少量颜料如钛白粉（TiO_2），使材料呈乳白色易于识别。若钛白粉颗粒较粗，在封闭剂中长期存放后会因为重力作用逐渐沉淀，而气相 SiO_2 的粒度极小，加入封闭剂中有助悬浮作用，可阻止钛白粉的沉淀。钛白粉和气相 SiO_2 均需经硅烷化表面处理，以提高其与树脂的结合强度。

在封闭剂中加入一定量的填料，其粘接强度、固化时间和保留率不受影响，且可以增加其压缩强度、硬度和耐磨性。

在封闭剂中加入不同浓度的氟化物，是近年来的新发展。实验表明由甲基丙烯酸氨基乙酯和氢氟酸盐组成的氟交换树脂，每天可释放 $(5～10)×10^{-6}$ 的氟，可以抑制龋齿形成和促进已存在龋损的再矿化。在窝沟封闭剂中还加有微量的阻聚剂，以防止窝沟封闭剂在储存、运输过程中发生聚合，常用对苯二酚、对羟基苯甲醚等。

（二）性能

1. 固化时间 自凝固化型窝沟封闭剂的固化时间一般为 3～5 分钟。如果封闭剂固化太快,在调和后黏度增大,速度较快,封闭剂还未能很好地在窝沟点隙处浸润,渗透就已经固化,封闭效果差,同时操作时间也不足。另一方面,窝沟封闭剂主要用于儿童防龋,若固化时间过长,儿童不能长时间张口配合,受唾液污染的可能性增大,也会影响封闭剂的效果。自凝固化型窝沟封闭剂的固化时间主要受引发剂和促进剂含量、温度的影响。引发剂和促进剂的含量会直接影响固化反应,过多导致速度加快,过少会减慢其固化速度。单纯增大引发剂或者促进剂的用量,也会加快固化反应。固化时间还受气温的影响,气温高反应加快,气温低则速度减慢。在临床应用时,对于双组分自凝固化型窝沟封闭剂,可以根据温度的高低,适当减增催化液体的量从而控制固化时间,以适应临床操作的要求。

2. 黏度 窝沟封闭剂的黏度(viscosity)对其在牙面窝沟点隙处浸润、渗透、就位都有重要的影响。黏度主要受基质和稀释剂比例的影响。封闭剂在窝沟点隙处的渗透与窝沟点隙的形态及深度有关。如果其形态呈 V 形,则容易渗透;若其形态呈倒 V 形,则不易浸润、渗透,操作时要将其尽可能多地渗入牙体内。窝沟封闭剂的黏度应在 500～2500 cP 范围内。黏度小,流动性会增加,固化时体积收缩大,导致其固化后的强度相对较差;黏度太大,流动性就差,涂布时,封闭剂渗透入窝沟点隙内比较困难。光照射固化型窝沟封闭剂和光固化复合树脂一样,固化时间可由医生控制,主要是考虑便于临床操作。

3. 牙釉质的粘接强度 窝沟封闭剂对牙釉质的粘接强度可以直接影响窝沟封闭剂在牙齿上的保留时间和窝沟封闭的效果。酸蚀技术的使用让牙釉质与窝沟封闭剂更加有效地粘接的同时粘接强度大大增加。目前临床多采用 37% 的磷酸对牙釉质进行适度的酸蚀处理(20～60 秒),使其表面轻度脱矿形成微孔结构,树脂与牙釉质的粘接有效面积增大。窝沟封闭剂通过渗透入酸蚀形成的微孔结构,形成大量的树脂突(图 5-8),由这些树脂突与牙釉质表面形成强有力的机械嵌合,从而增大了粘接剂的固位力。

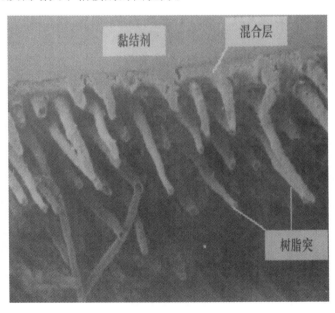

图 5-8 树脂浸透到酸蚀牙釉质的多孔结构,形成树脂突

4. 防龋效果评价 临床上窝沟封闭措施防龋效果的主要指标是窝沟封闭剂的保留率和患者此牙患龋的频率。封闭剂的保留率主要受材料的耐磨性、粘接能力、口腔粘接强度、操作时是否有效隔湿及医生操作技术的影响。研究表明,窝沟封闭剂对预防窝沟龋的发生具有明

确的积极意义。

（三）临床应用

1. 适应范围 口腔中后牙或前牙𬌗面深的点隙窝沟,尤其是针对可以插入或卡住探针的区域(包括一些可疑龋)。如果点隙窝沟处见到可疑龋的牙齿,那么一般患者的对侧同名牙也会患龋或患龋倾向更大,所以一般也要做预防性的窝沟封闭。牙齿萌出后达到𬌗平面接触即适宜做窝沟封闭,临床上推荐牙萌出后 2 年之内做窝沟封闭,一般针对儿童乳磨牙适宜在3～4岁做窝沟封闭,第一恒磨牙在 6～7 岁时萌出后就可以做,第二恒磨牙同样在11～13 岁时萌出后做。假如患者的窝沟点隙处有初期龋损或𬌗面龋坏已经有充填物存在但没有做过封闭的窝沟,要根据临床检查的具体情况决定是否做窝沟封闭。

2. 操作方法(图 5-9)

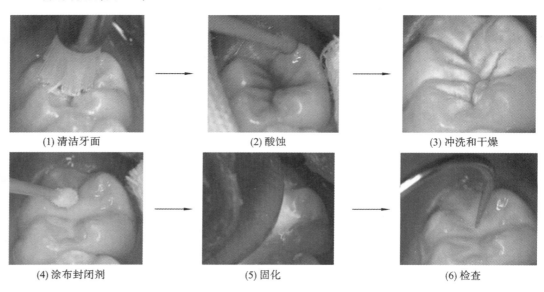

(1) 清洁牙面   (2) 酸蚀   (3) 冲洗和干燥

(4) 涂布封闭剂   (5) 固化   (6) 检查

图 5-9 窝沟封闭的操作流程图

（1）清洁牙面   酸蚀与封闭前首先应对牙面,特别是窝沟点隙底部做彻底的清洁,方法是在低速手机上装好锥形小毛刷或橡皮杯,蘸少量清洁剂清洁牙面(也可采用干刷)。清洁时可以用浮石粉或不含氟牙膏,要注意不使用含有油质或者酚类物质的清洁剂,防止发生干扰封闭剂固化的情况而导致封闭失败。清洁后彻底冲洗牙面,去除清洁剂如乳石粉等,再用探针仔细清除窝沟中残余的清洁剂。

（2）酸蚀   清洁牙面后,立即用棉纱球隔湿,将牙面吹干后用细毛刷、小棉球或小海绵块蘸上酸蚀剂放在要封闭的牙面上。酸蚀剂可为磷酸液或含磷酸的凝胶,临床常用 37% 的磷酸液,酸蚀面积应超过接受封闭的一定范围,一般为牙尖斜面的 2/3。恒牙酸蚀的时间一般控制在 20～30 秒,对于不同的酸蚀剂一定要按照说明书时间操作,乳牙由于牙釉质有机物含量较高,酸蚀时间相较恒牙长,一般是 60 秒。注意酸蚀过程中和酸蚀后不要再擦拭酸蚀牙面,因为这会破坏被酸蚀的牙釉面,造成对牙面形成的微孔的破坏,从而降低粘接力。

（3）冲洗和干燥   酸蚀后用水彻底冲洗,通常用水枪或注射器加压冲洗牙面 10～15 秒,边冲洗边用吸唾器吸干,冲洗后立即交换干棉卷隔湿,随后用无油无水的压缩空气吹干牙面 3～5 秒。

封闭前保持牙面相对干燥,特别是不能被唾液污染。实践证明使用棉卷可以很好地隔湿,现代粘接研究发现,酸蚀牙面不能被过度干燥,过度干燥也容易导致粘接失败。冲洗酸蚀牙面干燥后呈白色雾状外观,如果酸蚀后的牙釉质没有这种现象,应重复酸蚀。操作中如果酸蚀牙

Note

面被唾液污染,则应再冲洗牙面,彻底干燥后重复酸蚀30~60秒。

(4)涂布封闭剂　采用自凝固化型封闭剂时,每次封闭前要取等量A、B组分(分别含有引发剂和促进剂)调拌混匀。调拌时要注意掌握速度以免产生气泡,影响固化质量。自凝固化型封闭剂固化时间一般为1~2分钟,通常调拌10~15秒。A、B组分一经混合,化学反应即可开始,完全混匀后在45秒内即应涂布,此后自凝固化型封闭剂进入初凝阶段,黏度增大,流动性降低,故调拌涂布要掌握好时机,在进入初凝阶段前完成。涂布后不要再污染和搅动。

光照射固化型封闭剂操作方便,直接取出涂布在已经处理好的牙面上,然后光固化20~40秒,由于光照射固化型封闭剂有光敏剂,所以在自然光下也会逐渐固化。如封闭多颗牙时,一定要注意不宜取量过多导致早期固化从而治疗失败。

涂布方法:针对自凝固化型封闭剂需要用涂搽棒、小海绵或制造厂家的专用供应器,将封闭材料涂布在酸蚀牙面上。注意使封闭剂渗入窝沟,使窝沟内的空气排出,并放置适量的封闭材料以覆盖牙面全部酸蚀面。针对光照射固化型封闭剂直接采用注射头涂布在已经处理的牙面上,进行光固化即可。封闭剂建议在不影响咬合的情况下尽可能有一定的厚度,有时可能会有高点,需要调𬌗。如果涂层太薄会缺乏足够的压缩强度,容易被咬碎。

(5)固化　自凝固化型封闭剂在涂布后3~5分钟即可自行固化,前提是没有被患者的唾液污染。光照射固化型封闭剂涂布后,采用光固化灯照射。一般照射距离约离牙尖1mm,照射时间要根据采用的产品类型(说明书上强调的时间)与可见光源性能决定,一般为20~40秒。照射的部位要大于封闭剂涂布的部位。

(6)检查　封闭剂完成固化后,医生要用探针进行全面检查,主要是了解封闭剂固化程度、粘接情况、封闭剂在固化过程中有无气泡存在,同时寻找遗漏或未封闭的窝沟并重新处理后再封闭,观察有无过多封闭材料和是否需要去除,如发现问题及时处理。如果封闭剂没有填料可不调𬌗,如使用含有填料的封闭剂,又咬合过高,应调整咬合。封闭后嘱患者定期(一个月、三个月和半年)复查,主要观察封闭剂保留情况,视具体情况予以治疗或重新再做窝沟封闭。

注意事项如下。

(1)不要与酚类物质(如丁香酚)一起使用,会阻止固化。

(2)接触皮肤可能会引起过敏,操作过程中戴手套以避免皮肤接触,如不慎接触皮肤应及时用水清洗。

(3)可以多次使用,每次使用建议及时盖上盖子并遮光保存。

二、玻璃离子封闭剂

(一)成分

玻璃离子封闭剂是在玻璃离子粘固剂的基础上不断改进形成的,其成分与玻璃离子粘固剂类似,粉剂主要由二氧化硅、氧化铝以及适量的氟化钙粉组成,液剂由聚丙烯酸水溶液以及丙烯酸与衣康酸共聚物的水溶液组成。

(二)性能

玻璃离子封闭剂作为一种粘接材料,本身具有的粘接效果比较理想,现在又具备防龋作用。尽管和一般封闭剂相比,玻璃离子封闭剂单纯在牙面粘接后期的保留率较低,但临床上对窝沟较深的牙齿使用玻璃离子封闭剂封闭所得到的防龋效果已被肯定。

(1)增加牙釉质　牙骨质含氟量使牙体组织矿化效果更好,研究显示,玻璃离子充填材料可以使充填牙面及相邻的牙骨质的含氟量大大提高,当"封闭"丧失时窝沟仍然可保持无龋。

(2)释放氟　氟从玻璃离子封闭剂中的释放可以保持很长一段时间,提高对早期龋的抵抗力并再矿化。

（3）抗菌性　通过释放氟及玻璃离子固化早期的酸性作用,可使细菌数量减少。

（三）操作

清洗牙齿点隙沟裂后,在隔湿干燥环境下,涂布处理剂,清洗吹干,然后把混合后的玻璃离子封闭剂涂布于点隙沟裂处,固化后检查粘固情况,定期复查。

三、窝沟封闭失败的原因及处理方法

（1）适应证选择不当。

（2）术者操作不当;酸蚀效果不佳;压缩空气含有油或水;光照强度不够;自凝固化型封闭剂调拌时各组分的比例不当;封闭剂固化前受触及而移动;涂布封闭剂方法不当;封闭剂涂层太薄;遗漏未封闭的窝沟。

（3）封闭剂的性能差等。

知识拓展 5-1

目标检测答案

目标检测

1. 牙膏的成分主要有哪些?
2. 窝沟封闭剂的主要成分有哪些?
3. 简述窝沟封闭剂临床操作的步骤。
4. 简述牙膏的作用。

（马严俊）

Note

第六章　口腔颌面外科材料

学习目标

本章主要介绍口腔颌面外科材料的性能、种类及临床应用范围。通过本章的学习,掌握口腔植入材料的种类及性能要求、金属种植体改性方法,熟悉牙种植体材料及骨缺损修复材料的种类,了解颌面赝复材料的种类。

口腔颌面外科是一门以外科治疗为主,涉及对口腔器官(牙、牙槽骨、唇、颊、舌、腭、咽等)、面部软组织、颌面诸骨(颌骨及颧骨等)、颞下颌关节、唾液腺以及颈部某些疾病防治的学科。临床中口腔颌面外科使用材料可分为口腔植入材料和口腔颌面外科其他(辅助)材料,由于篇幅所限,本章重点介绍口腔植入材料,对口腔颌面外科其他(辅助)材料只做部分介绍。

本章 PPT

第一节　口腔植入材料概述

口腔植入材料(materials in dental implantology)是指部分或全部埋植于口腔颌面部软、硬组织内的生物材料,可用于为口腔颌面部组织器官缺失、缺损的外形修复、生物功能重建提供固位体,或直接修复口腔颌面部组织器官缺失、缺损或畸形并重建其生理功能,也可作为口腔颌面部疾病防治的装置。

一、性能要求

因植入部位及应用功能不同对口腔植入材料有一些特定的性能要求,但首先应满足如下基本要求。

（一）生物学性能

生物学性能是口腔植入材料最基本、最重要的性能,包括生物安全性、生物相容性和生物功能性三个方面。生物安全性要求材料对人体应无毒性、无刺激性、无致癌性和无致畸变等作用。生物相容性要求材料具有良好的组织亲和性,能长期植入组织中。生物功能性要求材料具备良好的力学性能和与局部组织弹性模量相匹配的性能;植入骨组织的材料最好能够与骨组织形成骨性结合(osseous integration)或对骨具有骨生成、骨引导和骨诱导作用。

（二）力学性能

材料与植入部位组织的力学性能相匹配,特别是弹性模量要相同或接近,以保证材料与其接触的组织所发生的变形彼此协调,从而避免材料对机体的损伤及机体对材料的破坏,导致植入失败。

（三）化学稳定性

按照化学稳定性不同,植入材料可分为生物惰性材料、生物活性材料和可降解生物材料三种。植入材料应具有化学稳定性,在机体正常代谢环境中不腐蚀、变质、变性或老化。

（四）消毒灭菌性

植入材料应易消毒灭菌,消毒灭菌后材料不发生变形,不对材料的性能产生影响,不引起生物学危害等。

（五）加工成形性和临床操作性

材料应具有良好的加工成形性能,方便加工成形,以便用于缺损部位,易于就位并被固定,并且操作简便以便适应不同的临床需求。

（六）生产实用性

植入材料来源应容易获得,能够实现产业化并在经济上让患者能够承受,具有临床推广的使用价值。

二、种类

（一）按材料化学组成分类

1. 金属及合金类　主要有钛及钛合金、纯钽、纯锆、不锈钢、钴-铬合金等。钛及钛合金具有良好的生物学性能和理想的力学性能,是目前应用最多的金属植入材料。纯钽、纯锆和金等也具有良好的生物相容性,但较昂贵。而钴、铬、镍等在体内会产生一定的腐蚀作用。

2. 陶瓷类　按与组织间相互作用的关系,陶瓷类材料可分为以下几种:①生物惰性陶瓷（bioinert ceramic）,在生物体内几乎不发生化学变化或仅发生极小反应（材料周围形成包囊性纤维膜）的材料,与机体组织可形成稳定的界面;②生物活性陶瓷（bioactive ceramic）,能在材料界面诱发特殊生物反应,从而在材料和组织间形成化学键性结合的生物材料;③可吸收生物陶瓷（absorbable bioceramic）,能在生理环境作用下被降解和吸收,并随之被周围新生组织所替代的陶瓷。陶瓷具有良好的生物相容性和化学稳定性（可吸收生物陶瓷除外）,但弹性模量较大,机械强度差,机械加工困难。常见陶瓷类植入材料见表6-1。

3. 有机高分子类　分为生物不可降解材料和生物可降解与吸收材料两类,前者主要有硅橡胶、聚四氟乙烯、高密度聚乙烯、聚甲基丙烯酸甲酯等,后者主要有聚乳酸、聚羟基乙酸、聚己内酯等。缺点是易老化。

4. 复合材料　主要是利用涂层技术将生物活性材料复合于金属材料表面,弥补各种材料自身的不足,使形成的新材料理想化,包括金属与陶瓷的复合材料,如人工牙根表面的磷酸钙涂层复合材料;陶瓷与有机高分子的复合材料,如羟基磷灰石与聚乳酸的复合材料。

表6-1　常见陶瓷类植入材料

种　类	典　型　材　料
生物惰性陶瓷	多晶氧化铝陶瓷、单晶氧化铝陶瓷、氧化锆陶瓷、氧化硅陶瓷、氧化钛陶瓷高结晶羟基磷灰石陶瓷、氮化硅陶瓷、碳素陶瓷（玻璃碳素陶瓷、热解碳陶瓷）

续表

种 类	典 型 材 料
生物活性陶瓷	生物玻璃、 生物玻璃陶瓷(硅玻璃陶瓷、磷酸钙玻璃陶瓷)、 低结晶羟基磷灰石陶瓷(氟-羟基磷灰石陶瓷、 锆-羟基磷灰石陶瓷、硅-羟基磷灰石陶瓷、 钇-羟基磷灰石陶瓷)、 生物压电陶瓷(钛酸盐陶瓷、铌酸盐陶瓷)
可吸收生物陶瓷	铝酸钙陶瓷、 磷酸三钙陶瓷(α-磷酸三钙陶瓷、β-磷酸三钙陶瓷)

（二）按临床用途分类

1. 经皮/穿龈植入材料 主要是金属或陶瓷材料,如人工牙根、颌面赝复体固定桩、种植用支抗螺钉。

2. 骨修复材料 各种不同化学组成的材料都有应用,如骨粉、引导组织再生膜。

3. 软骨修复材料 多为有机高分子和复合材料,如硅橡胶支架修复耳郭、鼻尖、鼻翼、鼻小柱软骨。

4. 软组织修复材料 多为有机高分子材料,如义眼、皮肤、黏膜和组织补片,组织工程皮肤。

5. 治疗用植入材料 不同化学组成的材料都有应用,如颌面骨骨折内固定板和螺钉(图6-1)、骨牵张装置、植入式化疗泵、皮肤扩张器等。这些植入材料在行使功能后,有的需要手术取出,有的可被机体降解吸收。

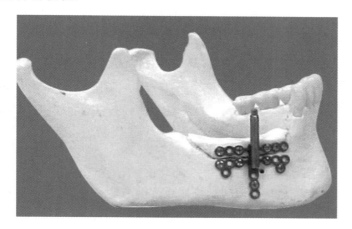

图 6-1 颌面骨骨折内固定板和螺钉

三、植入材料与组织结合

植入材料植入人体后,与体液及相邻组织接触,互相产生影响,最终发生结合。植入材料与组织的结合主要与植入材料和组织间的生物相容性、力学相容性有关,生物相容性受植入材料的成分和结构影响,而力学相容性的影响因素有植入材料的形态和手术操作等。

（一）材料化学组成

植入材料的化学组成是影响界面结合最重要的因素。研究表明,具有与组织相似的化学

Note

成分的植入材料更容易与组织形成良好结合,例如羟基磷灰石或生物玻璃与人体骨组织无机成分相似,直接影响组织细胞的黏附、增殖与分化,形成与骨组织的良好结合。

（二）材料表面性状

1. 植入材料的表面能　材料植入组织后首先与体液相互作用,逐步由表面向材料内部发生浸润、溶解、离子交换等反应。这一系列的反应及反应速度、作用深度,与材料的化学成分、表面结构以及反应产物的性质有关。其中,体液对材料的润湿性对植入材料与机体组织的结合有很大影响,表面能与材料润湿性关系很大。通常组织体液更容易在表面能高的材料表面润湿,细胞则更容易在表面能高的材料表面吸附、增殖与分化,进而形成良好的结合。粗化种植体表面,可以增加骨结合率;化学改性可增加表面亲水性,加快骨结合。种植体接龈部分的表面能与龈附着也有很大关系。

2. 植入材料的孔隙　孔隙具有以下几个方面的作用:①为组织细胞向植入材料中生长提供通道和生长场所;②增大组织液与植入材料之间的接触表面积,加速反应过程;③孔隙有利于局部体液循环,为植入材料内部的新生组织提供营养;④组织长入孔隙后与材料形成机械性锁结作用,显著提高两者的结合强度。

表面有孔隙的植入材料能与组织形成更为良好的结合。一般认为,孔隙直径为 39～78 μm 时,纤维组织可长入,孔隙直径大于 78 μm 时,纤维和骨组织可同时长入。口腔植入材料根据孔隙率大小可划分为致密型和多孔型两种,前者的孔隙率一般要求控制在 5% 以内,后者则大于 5%,多孔型又可分为大孔型和微孔型两种。

3. 植入材料的形态　植入材料的形态对材料与组织的结合反应有较大影响。实验研究表明,块状材料长期植入机体后容易出现材料周围纤维组织瘤样增生,而颗粒状或粉末状材料发生率则相对较低,外形圆钝的材料相比锐利的材料瘤样增生发生率较低,有孔材料相较无孔材料瘤样增生发生率低。材料周围纤维组织瘤样增生,会影响材料与组织结合的长期稳定性。

（三）材料力学性能

植入材料本身的力学性能和在应力作用下的力传导性质,必须与植入区组织的力学性能和力的传导性质相匹配,才能获得良好的力学相容性,从而提高植入材料的植入成功率。如陶瓷和金属材料与天然牙和骨组织相比,弹性模量高、刚性大,在受力时特别是受水平应力时,植入体周围的应力集中,易造成骨吸收和破坏。因此,植入材料的力学性质影响着植入体结合的稳定性。

总之,植入材料的化学组成、形态结构、表面状态、周围组织种类和生理介质的性质,都对结合反应有着极大的影响。如何控制植入材料与组织的结合反应,是研究植入材料与组织结合机制的重要内容。

第二节　牙种植体材料

牙种植体(dental implant),即人工牙根,指埋入骨组织内起支持、固位和传递咬合力作用的装置,其作用是将种植体上部修复体承受的咬合力直接传导和分散到颌骨组织中,用以修复牙列缺损或牙列缺失(图 6-2、图 6-3)。

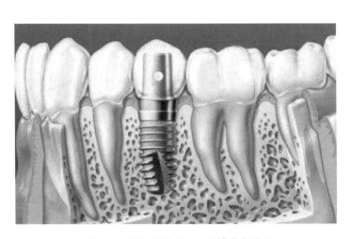

图 6-2 牙种植体（植入牙槽骨部分）

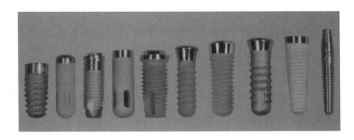

图 6-3 临床常用的种植体

一、金属种植体

（一）种类及性能特点

1. 纯钛及钛合金 目前临床上广泛使用的种植体材料。钛表面可产生一层致密的（厚度仅为零点几纳米）、附着力强的、化学稳定性极高的氧化膜，遭到破坏能很快自愈或重新再生，使得钛具有很强的化学稳定性和生物学性能。纯钛能与骨组织形成骨性结合，与牙龈能形成半桥粒附着。与其他合金相比，钛及钛合金的弹性模量更接近骨组织，有利于外力的传递。钛密度为 4.5 g/cm^3，是钢的 57%，熔点为 1677 ℃，强度较高，破坏强度为 240～550 MPa，屈服强度为 170～480 MPa，弹性模量较低，约为 100 GPa，延伸率约为 20%。钛合金的强度显著高于纯钛，但弹性模量差别不大，延伸率小于纯钛（表 6-2）。

表 6-2 常用铸造钛及钛合金的力学性能

材料	屈服强度/MPa	拉伸强度/MPa	弹性模量/GPa	延伸率/（%）
	不小于	不小于	不小于	不小于
ZTA1	275	343	106	20
ZTA2	373	441	106	15
ZTA3	471	539	106	12
ZTC4	824	892	110	6
钛-6 铝-7 铌	933	1024	116	11
钛-12 锆-3 钼	657	780	103	20
钛-75	775	850	115	13

Note

2. 不锈钢及钴基合金 这些合金具有良好的耐腐蚀性能,但长时间应用后会释放镍元素,生物相容性相较纯钛及钛合金要差,较少用于牙种植体。

3. 纯钽、纯锆和金等 这些材料也有良好的生物相容性,但较昂贵。

4. 钴-铬合金 作为种植体时一般要求碳含量较低,植入人体后有时会出现钴、铬离子在局部蓄积,引起种植体周围纤维组织增生和骨吸收。临床上较少使用。

（二）金属种植体的表面改性

为了进一步改善金属种植体的生物活性、骨传导性、耐腐蚀性和抗摩擦磨损性等性能,目前纯钛及钛合金种植体的表面通常都经过表面处理,处理方法可分为机械方法、化学方法、物理方法和生物化学方法四大类。

1. 机械改性方法 主要有切削、磨削、抛光、喷砂、激光蚀刻等,以及其他一些物理处理、表面清洁方法。使金属钛表面获得特定的形貌和粗糙度,清除表面的污染层。常作为其他表面改性方法的预处理程序。

2. 化学改性方法 主要方法有酸处理、碱热处理、过氧化氢处理、溶胶-凝胶涂层、阳极氧化（微弧氧化）、化学气相沉淀等。通过化学改性方法可以使金属钛表面清洁和均匀,可以改善金属钛表面的生物活性,可以使金属钛获得特定的表面形貌以增强耐腐蚀性和骨传导性,可以提高金属钛的抗摩擦磨损性。

3. 物理改性方法 主要有等离子体喷涂、物理气相沉积、等离子体浸没离子注入和沉积、激光熔覆、激光结构干涉等。通过在金属钛表面形成一层陶瓷涂层,提高钛表面的抗摩擦磨损性和生物活性,或直接在金属钛表面雕刻出特定的表面形貌以增加表面能,提高骨结合强度。

4. 生物化学表面改性技术 生物化学表面改性技术是指将特定骨组织形成过程中的关键生物活性因子（如蛋白、酶或肽）附着于钛种植体表面,提高金属钛表面的生物活性。这些活性因子能促进成骨细胞的增殖分化,从而控制骨整合和组织改建,有利于形成良好的骨性结合。目前可以使用的方法有吸附生物大分子、化学键合和层层自组装等三种方法。

二、陶瓷种植体

（一）性能

口腔种植陶瓷具有良好的生物学性能,化学稳定性强,在生物体内能耐受生理环境的作用。其颜色较金属美观,美学效果好,与自然骨相比,陶瓷材料弹性模量过高,脆性大,抗疲劳强度较差。目前常用的生物陶瓷材料主要有单晶氧化铝陶瓷或多晶氧化铝陶瓷,羟基磷灰石陶瓷及生物玻璃陶瓷。此外,氧化锆（zirconia,ZrO_2）陶瓷生物相容性良好,牙菌斑附着少,美学效果佳,临床保留率与纯钛陶瓷相近,有较好的应用前景。与纯钛陶瓷相比,ZrO_2陶瓷周围成骨缓慢,骨结合率低,需要表面改性以提高骨结合率,其中表面粗化是ZrO_2陶瓷研究热点之一。常用口腔种植陶瓷材料及人体硬组织的物理和机械性能见表6-3。

表6-3 常用口腔种植陶瓷材料及人体硬组织的物理和机械性能

材料	弹性模量 /GPa	弯曲强度 /MPa	压缩强度 /MPa	断裂韧性 /(MPa·m$^{1/2}$)
皮质骨	7~25	50~180	89~164	2.2~12
牙釉质	76~130	80~110	261~400	0.6~1.8
单晶 Al_2O_3 陶瓷	385	210~1300	1300~3000	3.1~5.5
多晶 Al_2O_3 陶瓷	37~380	210~380	380~1000	5~6
羟基磷灰石陶瓷	35~122	100~200	510~930	0.69~1.16

Note

续表

材料	弹性模量/GPa	弯曲强度/MPa	压缩强度/MPa	断裂韧性/(MPa·m$^{1/2}$)
生物玻璃陶瓷	100～117	120～500	200～1500	2.0
氧化锆陶瓷	200	1200	＞4000	15

(二) 陶瓷涂层

种植陶瓷材料弹性模量过高,脆性大,抗疲劳强度较差,临床较少单独用作种植体制作。目前所用陶瓷人工牙根种植体,一般是将陶瓷材料与金属材料复合,既可利用生物活性陶瓷与骨结合的生物活性,又可利用金属核的强度克服单纯陶瓷人工牙根种植体脆性大、机械强度差的缺点。

可以采用烧结、喷涂、溅射等涂层方法,将生物陶瓷材料(如生物玻璃陶瓷、磷酸三钙陶瓷、羟基磷灰石陶瓷等)涂到金属核(如纯钛、钛合金等)上,制成陶瓷涂层金属人工牙根复合种植体(图6-4)。具体方法见金属种植体物理改性方法,目前金属与陶瓷之间的结合还不能完全满足临床要求,需要进一步提高。

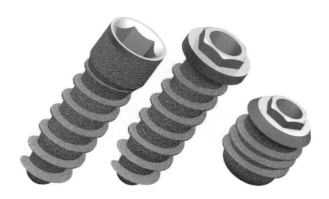

图 6-4　牙种植体(其内核为金属,外层为陶瓷涂层)

涂层的生物陶瓷材料可阻止或降低金属核离子的释放,并能改善金属种植体表面的弹性模量。生物陶瓷材料的成分结构与骨组织相似,具有良好的生物学性能,可促使种植体与骨组织产生骨性界面结合。涂层可以改变原种植体的表面形貌,在种植体表面形成相互沟通的孔隙,有利于组织向孔隙内生长,缩短骨结合时间,使骨结合更加牢固。使用该材料可以适当降低对手术精确度的要求。

陶瓷涂层技术同样可以用在高强度生物惰性陶瓷(如氧化铝、氧化锆陶瓷)种植体上,增强其生物活性。

三、目前国内外常用的口腔种植体系统

目前国际上主流的种植体系统大多来自发达国家,这与这些国家的加工制造工艺和设计水平相关。一个优秀的种植体系统,必须以严格的种植体质量控制,多样化的修复选择,完善的病例跟踪和不断发展的系统设计为基础。

目前国内知名医疗机构所用种植体系统有 Nobel Replace、Nobel Branemark、Friadent、Straumann、3i、Ankylos、Bicon、Lifecore、Endopore、Bego、Osstem、XIVE、AXION 等,国内有名的有北京的 BLB 种植体系统及四川大学的 CDIC 种植体系统。

第三节 人工骨修复材料

一、概述

人工骨材料是指能替代和恢复骨缺损、缺失的生理外形,并能重建已丧失的生理功能而采用的人工合成材料。目前临床上使用的骨缺损修复材料有移植自体骨、异体骨和人工骨修复材料三种,用自体骨或异体骨进行修复治疗,骨源、免疫和患者个人意愿等有许多难题,而人工骨修复材料是通过人工合成或生物技术制备的异质材料,因其成分清楚,工艺可控,容易实现产业化,是颌面骨修复材料的发展方向。本节主要介绍人工骨修复材料。

(一)性能要求

理想的人工骨修复材料不仅要满足口腔植入材料的基本性能要求,还应具备特有的生物学性能。

骨诱导(osteoinduction)材料能为血管的长入和新骨形成提供一个爬行带孔隙的支架,具有使宿主间充质干细胞分化为成骨细胞,进而成骨的性能。判断材料是否具有骨诱导性,一般通过材料在非骨环境中能否成骨来确定。

骨生成(osteogenesis)材料内含有骨源细胞(成骨细胞或者骨祖细胞),植入合适的环境能直接形成新骨。自体骨、组织工程骨具有此特性。

骨改建(bone remodeling)材料能够在不同的功能区域,随应力变化参与机体代谢,形态发生功能适应性改变,通常被吸收或生成新骨。

(二)种类

1. 陶瓷骨修复材料 陶瓷材料是骨缺损修复中最常用的材料,有致密实体型、多孔泡沫状、颗粒型、可塑形凝固的骨水泥等多种形态。目前骨缺损修复的陶瓷材料主要是生物活性陶瓷,生物可吸收性陶瓷在临床骨缺损修复中已有应用,并将是今后的发展方向。

2. 金属骨修复材料 骨缺损修复常用的金属材料是纯钛及钛合金。

3. 有机高分子骨修复材料 有机高分子材料分为生物降解和非生物降解两类,极少单独直接用作骨修复材料,可与其他材料复合使用。

4. 复合型骨修复材料 为满足不同形态骨缺损修复要求,复合型骨修复材料可以弥补各种材料自身的不足,使形成的新材料理想化。

1)陶瓷与有机高分子复合骨修复材料 最常见的陶瓷是 HA,有机高分子包括聚乳酸、胶原、聚酰胺。

2)含生物活性因子的骨修复材料 如胶原凝胶复合,由人骨形态发生蛋白与载体材料复合而成,应用时直接注入或填入骨缺损区。该材料具有很好的诱导成骨能力,但力学性能差,需在低温下保存及运输。

3)组织工程化骨修复材料 利用生物学和工程学原理,将具有骨生成能力的细胞与支架材料在体外或自身体内构建形成的复合型骨修复材料,是骨缺损修复材料的发展方向。

二、几种常用陶瓷类骨修复材料

(一)羟基磷灰石(hydroxyapatite,HA)陶瓷

羟基磷灰石陶瓷是一种由羟基磷灰石构成的磷酸钙基生物陶瓷。HA 的分子式为

Note

$Ca_{10}(PO_4)_6(OH)_2$，钙磷比为 1.67，广泛存在于动物的骨和牙内，是硬组织主要的无机成分。人工合成的 HA 组成及结构与人体硬组织中的 HA 极为相似，其晶体结构为以磷氧四面体为基础构成的六方晶系。

羟基磷灰石具有良好的生物相容性。当植入骨组织中时，其表面可以发生部分溶解，界面区钙磷离子浓度增加，表面有成骨细胞聚集，诱导成骨，新骨可以沿植入体表面或内部孔隙长入并向外延生长。HA 与新骨形成致密性骨键合，二者结合强度高。羟基磷灰石是非生物降解陶瓷材料，在植入体内 3～4 年仍保持原有形态。

理化性能方面，HA 的强度与其组成、结晶度和孔隙度等有关。其压缩强度和弹性模量较致密骨大，断裂韧性和抗疲劳性能则较差，在生理环境中，仅能承担一定压力。

羟基磷灰石陶瓷可用于制作人工骨，一般用于颌骨较大缺损的修复，也可制作骨充填材料用于颌骨小缺损的充填修复，例如骨囊肿术后的充填、牙槽嵴增高、拔牙窝的定位充填等。

（二）生物玻璃（bioglass）

生物玻璃是指具有与骨组织形成化学结合能力的生物活性玻璃。主要以 $Na_2O\text{-}CaO\text{-}SiO_2\text{-}P_2O_5$ 为体系，组成（质量分数）为 SiO_2 45％、P_2O_5 6％、Na_2O 25％、CaO 24％，在此基础上，还可以加入 CaF_2、B_2O_3，含有比普通玻璃更多的钙和磷。

生物玻璃与骨及软组织均可形成化学键合。与骨键合的机制是植入骨内后，在体液作用下表面发生一系列化学反应，从而形成含有钙和磷的碳酸羟基磷灰石晶体层，借此实现生物玻璃与骨形成骨结合。

生物玻璃的脆性较大，弯曲强度为 60～125 MPa，断裂韧性差为 0.54 MPa·m$^{1/2}$，弹性模量为 40～98 GPa。

口腔医学使用的生物玻璃主要是粉剂，用于非承力区的人工骨充填材料，如颌骨小缺损的充填修复。

（三）生物活性玻璃陶瓷（bioactive glass ceramics，BGC）

1. 组成 生物活性玻璃陶瓷，一般是指组成中含磷灰石微晶相，或组成中不含磷灰石微晶相但在体内与组织液反应后在其表面生成羟基磷灰石的生物玻璃陶瓷。含有 SiO_2 22％～40％，MgO 7％、CaO 33％～60％、P_2O_5 11％～44％ 及其他微量成分 0.5％～6％。晶相为磷灰石微晶和 $CaSiO_3$ 微晶，它与人体牙和骨的无机成分结构相似。

生物活性玻璃陶瓷相较生物玻璃的特点：①成分配比可调，如为提高生物活性，可调整 CaO 和 P_2O_5 的含量以及钙磷比。②结晶相可控，通过有目的的控制结晶相的类型、晶粒大小和数量，可以定向改良材料性能。③玻璃相可调整，用以改善材料物理和机械性能。

生物活性玻璃陶瓷植入体内后，会有不同程度溶解，在表面形成一层碱性的硅凝胶层，有利于与骨形成化学键性结合，促进骨修复，研究表明其与骨的结合强度要比同期羟基磷灰石与骨的结合强度高。生物活性玻璃陶瓷强度比生物玻璃强度显著提升，但韧性低、脆性大，也不能直接用于承力区。

生物活性玻璃陶瓷可以用来修复颅颌面部骨质缺损和矫治畸形以及外科整形术。颗粒型材料可用于牙槽嵴的重建、拔牙窝填塞、骨缺损修补，粉末型可用于护髓、盖髓术等。

（四）磷酸三钙（tricalcium phosphate，TCP）

钙磷比为 1.5，其理化性能以及生物学性能都和羟基磷灰石很相近。有两种晶体结构，即高温型（α-TCP）和低温型（β-TCP）。在温度为 1120～1180 ℃ 的条件下，β 相会转变为 α 相。α-TCP 的结晶度和力学强度比 β-TCP 高，但生物降解性能不如 β-TCP。α-TCP 粉末具有遇水硬化并转变成羟基磷灰石的特性。若遇磷酸水溶液或与有机溶液混合，在室温下能迅速固化。β-TCP 是一种在体内可以生物降解的陶瓷，生物相容性较好。

磷酸三钙不具有诱导成骨的能力,而是通过降解产物钙及磷酸根离子参与局部体液循环,并被周围骨组织利用,来刺激和促进骨生长。

β-TCP的应用范围与羟基磷灰石相似。α-TCP粉末具有遇水硬化并逐步转变成羟基磷灰石的特性,可用来制备齿科水门汀和医用骨水泥。

(五)羟基磷灰石与磷酸三钙双相陶瓷(HA/TCP)

羟基磷灰石与磷酸三钙双相陶瓷含HA和TCP两种成分,钙磷比在1.5~1.67之间。HA降解率很小,能维持支架材料形态结构相对稳定,并提供骨组织结合的位点。TCP,尤其是β-TCP在体内能够降解,为材料与组织界面类骨磷灰石层形成,以及新骨形成提供钙及磷酸根离子。HA/TCP是骨诱导能力最强的材料。

(六)常用陶瓷类骨缺损修复材料的物理和机械性能

几种常用陶瓷类骨缺损修复材料的物理和机械性能见表6-4。

表6-4　常用陶瓷类骨缺损修复材料及致密骨的物理和机械性能

材料	弹性模量 /GPa	弯曲强度 /GPa	压缩强度 /MPa	断裂韧性 /(MPa·m$^{1/2}$)	密度 /(g/m³)
致密骨	10~18	140~180	89~164	10~12	2.1
羟基磷灰石陶瓷	35~122	100~200	510~930	0.69~1.16	3.16
生物玻璃	40~98	69~452	507~2000	0.54	—
生物玻璃陶瓷	100~120	120~500	200~1500	2~2.5	2.6~3.8
β-TCP	89.2	154~195	759~687	1.14~1.58	3.07

三、有机高分子骨修复材料

有机高分子骨修复材料分为生物可降解与吸收高分子材料、生物不可降解高分子材料两大类。

(一)生物可降解与吸收高分子材料

生物可降解与吸收(bio-degradable and bio-absorbable)高分子材料是一类生物相容性较好的聚合物,能在生物体内经水解、酶解作用逐渐降解成低分子量化合物或单体,后被机体吸收,最终通过新陈代谢等自然途径而消失。生物可降解与吸收高分子可分为天然高分子和人工合成高分子,前者主要有甲壳素、胶原蛋白、海藻酸盐纤维素、透明质酸、天然丝等,后者主要有聚乳酸、聚羟基乙酸等。

1. 甲壳素　甲壳素在体内各种酶的作用下降解成N-乙酰氨基葡萄糖等低聚糖,甲壳素及降解产物无毒、无刺激性、无免疫原性,具有很好的组织相容性。

甲壳素的分子结构含有高活性的功能基团,具有广谱的抗菌作用,可降低机体感染的机会。甲壳素还具有选择性抑制人成纤维细胞生长,促进表皮细胞生长的生物活性。甲壳素还可作为可降解吸收骨折内固定材料用于骨折内固定。

2. 聚乳酸(polylactic acid,PLA)　聚乳酸是一种线性聚酯,可以通过乳酸直接缩聚来合成,但直接脱水缩聚所得到的聚合物分子量低,因此,在制备分子量高的聚乳酸时一般先制成丙交酯,然后再聚合,所以聚乳酸又称聚丙交酯。

聚乳酸植入人体后,可以通过水解、氧化反应逐渐降解,最终形成CO_2和H_2O而排出体外,生物安全性好。聚乳酸在体温下为玻璃态,脆性较大,力学性能仍不能满足临床使用要求。

3. 聚羟基乙酸(polyglycolic acid,PGA)　聚羟基乙酸又称聚乙醇酸、聚乙交酯,也是线性

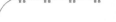

聚酯,结晶度达50%左右,玻璃化温度为36 ℃,在有机溶剂中溶解度低,加工成形较难,故常与乳酸形成共聚物使用。

聚羟基乙酸植入人体后,通过水解、氧化反应,最终形成CO_2和H_2O而排出体外。聚羟基乙酸在体温下,脆性小于聚乳酸,具有较高的力学性能,是坚韧的聚合物,体内降解速度较聚乳酸快。

其他人工合成生物可降解与吸收高分子材料还有乳酸-三亚甲基碳酸酯共聚物(PLA-PTMC)、乳酸-羟基乙酸共聚物(PLA/PGA)、聚乳酸-聚乙二醇共聚物(PLA-PEG)等。人工合成生物可降解与吸收高分子材料可用作可吸收骨折内固定材料,用以克服传统金属固定材料的一些缺点。制成薄膜可作为可降解性引导骨组织再生屏障膜,能够隔离上皮细胞,引导牙周组织再生,还可作为生物支架为组织细胞培养及块状功能组织的形成提供三维组织支架。

(二)生物不可降解高分子材料

生物不可降解(non-degradable)高分子材料是一类在体内耐腐蚀而不降解、化学性能十分稳定,并具有良好生物相容性的高分子材料。口腔临床常用的生物不可降解的引导组织再生膜主要是聚四氟乙烯薄膜。

聚四氟乙烯(polytetrafluoroethylene,PTFE)在常态下化学性能非常稳定,具有很高的生理惰性,无毒、无致癌、无致敏等副作用,又称塑料网王,商品名称为"特氟隆"(Teflon)。PTFE植入材料分子量巨大,一般为数百万,结晶度为95%,熔融温度为327~342 ℃。

临床使用的聚四氟乙烯主要是膨体聚四氟乙烯(expanded polytetrafluoroethylene,ePTFE),是由PTFE加工而成的蓬松网状结构高分子材料,具有微细纤维相互连接而形成的无数细孔(孔径20~25 μm)。其多孔结构允许周围组织细胞有限地长入其中,形成良好的组织连接,使得ePTFE植入物在体内不会移动。ePTFE富有弹性和柔韧性,可任意弯曲,容易塑形。ePTFE薄膜可作为不可降解性骨组织引导再生屏障膜用于引导骨再生术,其缺点是需要二次手术取出。

知识拓展 6-1

目标检测答案

目标检测

1. 口腔植入材料应具备哪些性能?

2. 影响植入材料与组织结合的因素有哪些?

3. 目前常用的人工牙根材料有哪些?金属牙种植体表面改性的方法有哪些?

4. 可用于颌面骨缺损修复的材料有哪些?

5. 生物惰性陶瓷、生物活性陶瓷和生物可吸收性陶瓷在性能上有何区别?

(章书森)

Note

第七章　口腔正畸材料

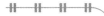

本章PPT

学习目标

　　本章主要介绍口腔正畸常用材料,通过本章的学习,掌握活动/固定矫治器常用材料的组成、种类,熟悉各类正畸矫治器的功能及临床应用,了解磁力矫治器材料的种类及在正畸中的应用。

第一节　活动矫治器常用材料

　　可摘矫治器(removable appliances)又称为活动矫治器,是一类用于纠正牙颌畸形的可以被医生和患者随意摘戴的矫治装置。功能性矫治器也是一种可摘矫治器。可摘矫治器一般由三个部分组成:固位装置、加力装置、连接装置。固位和加力装置部分多为金属材料,连接装置部分多为基托树脂。

一、活动矫治器常用的金属材料

(一) 卡环

　　卡环是活动矫治器的主要固位装置。常见的有箭头卡环、连续卡环和单臂卡环等。箭头卡环(图 7-1)常用直径为 0.8~0.9 mm 的不锈钢丝弯制。后牙连续卡环使用直径为 0.8 mm 的不锈钢丝弯制。单臂卡环常用直径为 0.8~0.9 mm 的不锈钢丝弯制。

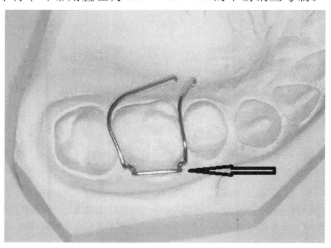

图 7-1　箭头卡环

（二）邻间钩

邻间钩是常用于第一、第二前磨牙间或前磨牙与磨牙之间的固位装置，又称颊钩（图 7-2）。常用直径为 0.8～0.9 mm 的不锈钢丝弯制。

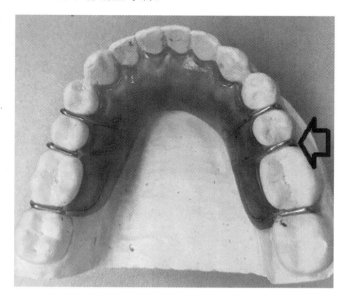

图 7-2 邻间钩

（三）唇弓

唇弓主要用于内收前牙，关闭前牙散在间隙，或减少前牙覆盖。唇弓中段位于前牙唇面中部，两端向龈方弯制对称的倒 U 形，其顶端距两侧尖牙龈缘 4～5 mm，末端越过咬合面埋入颚侧基托（图 7-3）。唇弓常用直径为 0.8 mm 的不锈钢丝弯制。

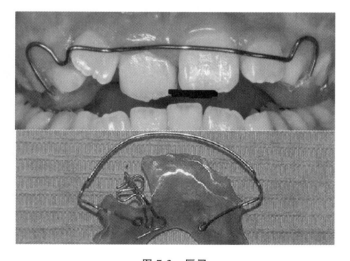

图 7-3 唇弓

（四）弹簧

弹簧是直接对错位牙施力的常用装置，由弹性不锈钢丝弯制而成。常用直径为 0.4～0.5 mm 的弹性不锈钢丝弯制。临床可根据牙齿移动方向设计出各种形式的弹簧（图 7-4）。

（五）唇挡丝

唇挡丝是为了纠正不良唇姿势、推下颌磨牙向远中或是保持早失乳牙的间隙所采用的矫

Note

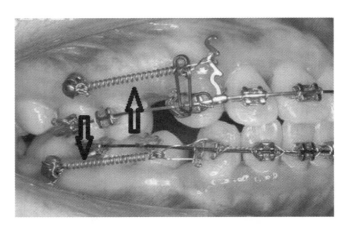

图 7-4 弹簧

治器。该矫治器采用 0.7 mm 不锈钢丝弯制,后端在下颌磨牙区域放置,前端在下颌口腔前庭区域采用钢丝弯曲或树脂充填的方式构成唇挡丝的唇挡结构(图 7-5)。

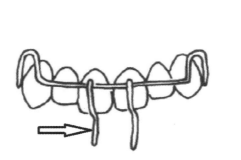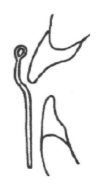

图 7-5 唇挡丝

二、活动矫治器的树脂材料

树脂材料在可摘矫治器中一般使用室温固化型基托树脂。常用于可摘矫治器的连接部分,功能矫治器的连接部分以及功能矫治器的功能部分。具体应用如下。

(一) 各类可摘矫治器和活动保持器的基托

其作用是将固位部分和作用力部分连接成一个整体,并增加支抗、增加固位、固定牙列等。一般要求厚薄均匀,为 1.5~2.0 mm(图 7-6)。

(二) 环托矫治器的环托

有固位、打开咬合等作用,厚度为 2.0~2.5 mm。

(三) 𬌗垫矫治器的𬌗垫

用在后牙𬌗面,起到解除咬合的作用,厚度根据解除咬合的程度而定,一般为 1~3 mm。

(四) 各种功能矫治器的功能部分

功能矫治器是指通过改变口腔颌面部肌肉的功能,从而促进牙颌面生长发育来达到预防或治疗牙颌畸形目的的一类矫治器,患者也可自行取戴,所用材料与活动矫治器相似。基托树脂在功能矫治器中除用于一般基托外,还用于很多功能部分,常用的有以下几种。

(1)用于矫治下颌后退或深覆𬌗的上颌斜面或平面导板;用于调节唇颊肌的压力和封闭口腔前庭的口腔前庭盾等。

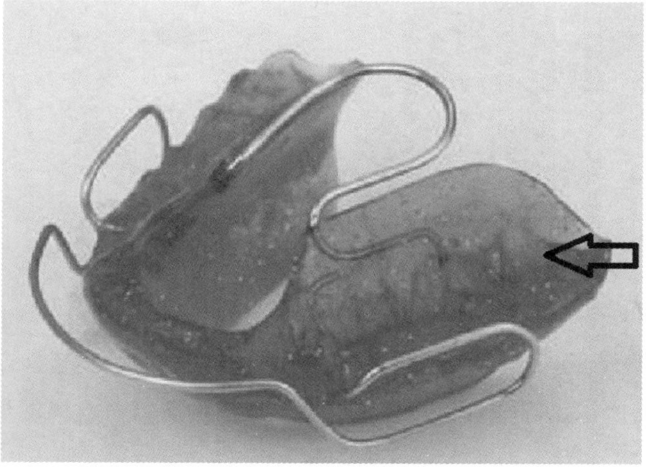

图 7-6 活动矫治器基托部分

(2) 肌激动器中用于控制下颌位置的前区基托诱导面及𬌗面部分。

(3) 生物调节器的塑料基托。

(4) 功能调节器的唇挡，颊屏和下舌托等。

第二节 固定矫治器常用材料

固定矫治器(fixed appliance)是目前应用最广泛的一类矫治器，种类很多，目前常用的有方丝弓矫治器(edgewise appliance)、直丝弓矫治器(straight wire appliance，SWA)、Begg 细丝弓矫治器等。各种固定矫治器的主要组成部分有矫治弓丝、带环、托槽、末端颊面管及矫治附件等。

一、固定矫治器常用金属材料

(一) 带环

带环(band)是指附着在磨牙上，矫治器固位所用的装置(图 7-7)。厚度一般为 0.12～0.18 mm。要求和牙齿紧密贴合，容易粘接，不对牙龈及其他组织产生刺激。早期带环是由镍-铬合金或不锈钢材料制成的带环片，通过成形、试戴、焊接而成，缺点是外观和光洁度不理想。现在多用无缝钢管制成多种不同型号的预成带环，其光洁度和外观有了很大的改进，使用也更加方便。成品预成带环分为左上、左下、右上、右下四种磨牙带环，每种有大约 20 个大小不同的型号，如 UL25 表示为左上 5 号，供临床医生根据磨牙的大小选择使用。根据解剖形态不同，预成带环又分为第一磨牙带环和第二磨牙带环，型号不通用。

(二) 托槽

托槽(bracket)也称锁槽，由镍-铬合金或不锈钢锻造而成。常用种类有方丝弓托槽、直丝弓托槽、Begg 托槽和 Tip-Edge 托槽等(图 7-8)。方丝弓托槽中部有容纳弓丝的水平槽沟，槽沟的深度和宽度有两类，一类宽 0.46 mm(0.018 英寸)，另一类宽 0.56 mm(0.022 英寸)，以配合相应规格的方形弓丝或圆形弓丝使用。托槽两端有固定弓丝所用的结扎丝沟。托槽按形态又分为单翼托槽和双翼托槽，目前多用后者。托槽可焊接在带环上后再粘接到牙冠上。但

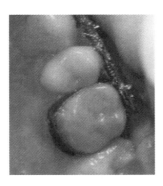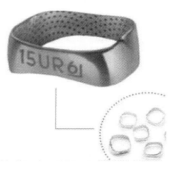

图 7-7 金属带环

现在多为直接粘合托槽,为提高粘接性,其底板加工成槽沟状或将金属网焊接在底板。目前比较好的托槽为整体锻造。

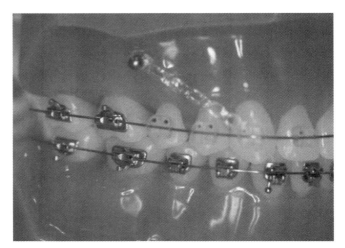

图 7-8 金属托槽及弓丝

(三) 弓丝

矫治弓丝(arch wire)(图 7-8)是固定矫治器施力的部分。

1. 理想的矫治弓丝应具备的条件

(1) 强度较高,抗破坏能力强,在口腔内不会因咀嚼力、矫治力而发生永久性变形。

(2) 刚度较低,弹性模量较小。即弓丝柔软,弹性较好。

(3) 弯制方便,容易成型。

(4) 有效限性范围大,即弓丝弯曲直至永久性变形的范围大。

(5) 生物相容性和环境稳定性好。

(6) 可焊接。

(7) 摩擦系数小。

2. 矫治弓丝的种类及性能

1) 正畸不锈钢丝

(1) 18-8 镍-铬不锈钢丝   其刚度明显大于镍-钛合金丝、β-钛合金等。其优点:能够抵抗口腔内或口腔外牵引对弓丝的变形力,有利于保持牙弓的稳定性,可根据临床需要弯制各种曲度。其缺点:移动牙齿时力值变化的幅度大,需要经常加力或换弓丝。弯制后的不锈钢丝可在 450 ℃热处理 1 分钟,释放应力,但热处理温度过高会使其性能降低。

(2) 澳丝   即澳大利亚特制不锈钢丝,由较粗的不锈钢丝经冷拉热处理至一定规格而成。

澳丝较硬但弹性较好,不会轻易变形,可产生持续而稳定的力值,不需要经常更换弓丝。缺点是比较脆,弯制时应缓慢成型以防折断,表面没有普通钢丝光滑。根据不同的用途,澳丝又分为教学用澳丝、临床用澳丝等不同类型;包装形式有筒装和卷装。

（3）麻花丝　由多股细不锈钢丝相互缠绕而成,其特点:在刚度降低的同时能保持适当的弹性,其刚度比镍-钛合金丝低,柔软而力小,但抗变形能力强。

2）镍-钛形状记忆合金丝　含镍 $54\%\sim56\%$ 的金属化合物。根据镍-钛合金丝的晶相不同分为两大类,一类晶相呈现奥氏体状态,具有超弹性,韧性高和弹性模量低,可产生柔弱的矫治力且产生的力持续恒定,但不具有形状记忆,其缺点为常温下无法弯制成型。在治疗早期用于排齐牙列效果好。另一类镍-钛合金丝在低温时呈马氏体相,弓丝容易塑形,在口腔温度下,从马氏体相向奥氏体转变,弓丝具有良好的形态记忆性能和超弹性,可恢复到它变形前的原始形态,这类弓丝又称热激活镍-钛弓丝。镍钛形状记忆合金丝不易焊接,在口腔内容易折断。镍-钛形状记忆合金丝还可作为弹簧使用。

3）钴-铬-镍合金丝　钴-铬-镍合金丝的组成为钴（40%）、铬（20%）、镍（15%）、钼（7%）、锰（2%）、铁（16%）、碳（0.15%）及少量铍。钴-铬-镍合金丝相比不锈钢丝的优越之处在于其对疲劳和扭曲的抵抗力较强,弹性持续时间也较长,而其他方面与不锈钢丝基本一致。

4）β-钛合金丝　又称为钛钼合金丝。其组成为钛（78%）、钼（11.5%）、锆（6%）、锡（4%）等。其性能优良,兼有不锈钢丝和镍钛合金丝的优点,弹性好,弹性模量低,具有良好的延展性、焊接性和耐腐蚀性能,是近年来发展起来的较理想的正畸弓丝。

（四）颊面管

颊面管（buccal tube）多焊接在带环颊面（图 7-9）,供矫治弓丝末端插入管内,以固定弓丝或控制牙齿移动。颊面管根据矫治技术不同,有圆管、方管和扁圆管等形态。由不锈钢锻造而成,常使用线切技术加工。有的颊面管采用粉末冶金技术加工,预成角度精确,比较美观,但是受较大咬合力后易破碎,需要在生产工艺上加以改进。

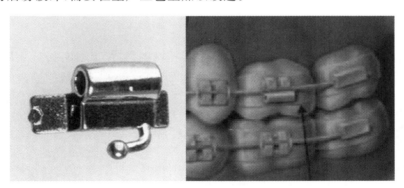

图 7-9　颊面管

（五）结扎丝

结扎丝（ligature wire）用于将矫治弓丝与托槽或其他附件相结扎,以达到固定弓丝及牵引牙齿移动的目的。常用的有直径为 0.20 mm（0.008 英寸）和 0.25 mm（0.010 英寸）的两种软质不锈钢丝（图 7-10）。

（六）其他附件

其他附件有栓钉（pin）,用于 Begg 矫治器;有牵引钩,舌侧扣,Begg 矫治器用的正轴簧,开展和关闭间隙用的扩大螺旋弹簧和压缩螺旋弹簧,口外支抗矫治器用的面具、面架和面弓等。

Note

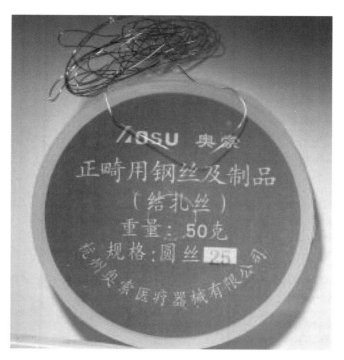

图 7-10　结扎丝

二、固定矫治器常用非金属制品

（一）塑料托槽

塑料托槽具有透明性，外观较佳，但强度尚不能满足矫治力的要求，使用一段时间后易磨耗和染色。

（二）陶瓷托槽

陶瓷托槽由高强度生物陶瓷制成，其具有金属托槽的强度，又具有接近牙齿的色泽，但价格较贵，多用于前牙，且陶瓷托槽受力后容易折断（图 7-11）。为减少托槽槽沟的摩擦力，有的槽沟还镀了一层金属。

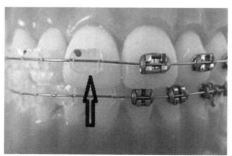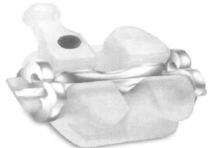

图 7-11　陶瓷托槽（箭头所指）

（三）橡皮圈（链）

橡皮圈（链）（图 7-12）根据其作用不同分为以下几种类型。

1. 牵引用橡皮圈　主要用于颌内及颌间做Ⅱ类、Ⅲ类及垂直牵引，常用的内径有 3 mm、4 mm、5 mm、6 mm、7 mm、8 mm、9 mm 和 10 mm。同一内径的橡皮圈，也有粗细之分，可产

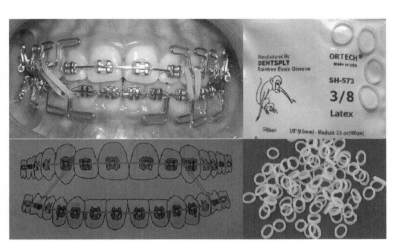

图 7-12　橡皮圈

生不同的牵引力。另有一类用于口外弓牵引的橡皮圈,其内径较大,常用的规格有 12 mm、14 mm、16 mm 和 18 mm。

2. 结扎用橡皮圈　使用结扎用橡皮圈进行结扎具有快速、高效的特点。

3. 分牙用橡皮圈　具有良好的弹性,用于分离牙齿。

4. 橡皮链　可方便地挂在托槽、舌侧钮、颊沟等附件上,用以牵引移动牙齿。根据链孔之间的距离,橡皮链有无距、短距、中距和长距等多种规格。将橡皮链拉张成不同的形状,可产生不同大小的力值。橡皮链在口腔使用时间过长会染色,影响美观。

5. 橡皮筋　有实心和空心两种类型,使用时根据所需力量大小扎进,用途同橡皮链。

第三节　磁性材料

一、磁性材料的种类

磁性材料(magnetic material)是指被磁化的合金,又称磁体(magnet)。近年来,已被临床应用于口腔修复和正畸。

(一)硬性磁合金

硬性磁合金必须置于强磁场中才能被磁化,当磁场去除后,仍保持很强的磁力而成为良好的永久磁性合金。这类合金有以下几种。

1. 钴-铂合金(Pt-Co)　由 Behrman 于 1953 年首先用于临床修复科。但因磁力小,所需体积大,磁体维持位置困难,易暴露于口腔而未能广泛使用。

2. 钐-钴合金　属于稀土元素磁性合金。第一代钐-钴合金永磁体为 $SmCo_5$,具有较高的矫顽力(矫顽力是指材料退磁所需额外磁场强度);第二代 Sm_2Co_{17} 磁力更强。这种磁体可制成长度 2 mm 或以下,适合置于根管中,用于增强覆盖义齿的固位。但这种磁体形成困难,不能铸造成复杂形态,且本身具有脆性、易破裂、生锈、加热后退磁等缺点。

3. 钕-铁-硼永磁合金(Nd-Fe-B)　第三代稀土永磁体。该磁性合金较第一代、第二代性能更优越,主要表现在:①固有矫顽力和磁能积(BH,磁能积是一种由磁场强度和矫顽力所决定的复合参数,其值越高则永磁体抗退磁性能越强,所产生的磁力也越大)比钐-钴合金更高;

②具有良好的机械性能,其硬度、压缩强度和弯曲强度高于钐-钴合金;③价格低,为钐-钴合金的一半;④组织相容性好。

(二)软性磁合金

1978年,日本学者研制出一种可磁化的,低矫顽磁性的铸造合金——钯-钴-镍(Pd-Co-Ni)合金。它具有低的矫顽力,本身不存在磁场,但具有高磁导率,当与永久性磁体作用时,即形成强的感应磁体而产生吸力。此外,钯-钴-镍合金还具有良好的铸造性能,便于铸造成各种需要的形状供临床应用。

二、磁性材料在口腔修复中的应用

1. 磁性固位体在口腔修复中的应用　由于磁性材料性能的改善,目前能满足口腔修复应用的磁性材料有钐-钴合金、钕-铁-硼永磁合金及钯-钴-镍合金等,主要用来增强义齿固位。磁性固位体具体应用:①全口覆盖义齿修复,以增强下颌义齿固位和较小上颌义齿腭侧基托;②可摘覆盖义齿,主要用于Kennedy Ⅰ、Ⅱ、Ⅳ类牙列缺损患者,以增强义齿游离端的稳定性,消除或减轻基牙承受的扭力;③全颌覆盖式种植义齿中的磁性固位附着体;④上颌骨或下颌骨双侧缺损的修复。

根据磁性固位体磁场不同分为开放性磁场和封闭性磁场两类。

(1)开放性磁场　无论是在戴义齿还是不戴义齿时,均存在外部磁场,由一对完整的永磁体及磁体组成,该永磁体一个安放于牙根内,另一个置于相应的义齿基托内,义齿戴入后未利用的一级仍形成一个开放磁场。

(2)封闭性磁场　基本消除了外部磁场对口腔周围组织的影响,它由义齿固位部分和牙根固位部分两部分组成。义齿固位部分固定在义齿基托组织面内,由一对永磁体及其上的末端板和磁轭组成;牙根固位部分由软磁合金铸造而成,固定于牙根的根面成为衔铁。当覆盖义齿戴入口腔后,牙根上的衔铁立即被磁化,两者组成一对磁性附着体,即为永磁体-可磁化的低矫顽磁性合金附着体。

2. 磁性固位体的优、缺点

(1)优点:①具有持续的固位力;②磁铁接触面可相对自由地移动,使基牙上的侧向应力减至最小;③用吸力代替卡环固位,保护基牙;④可将分段氏义齿有效地连接成整体,为颌面缺损修复开辟了广阔领域;⑤与其他附件相比,磁性固位体操作简便,易清洁,经济。

(2)缺点:磁体易生锈,若暴露于口腔中时,其表面须做妥善的防腐蚀处理。

三、磁性材料在口腔正畸中的应用

1. 应用　目前用于口腔正畸领域的磁性材料主要是永磁体钐-钴合金和钕-铁-硼永磁合金。它们体积小,可直接粘贴在牙面或附在矫治器上,单独使用或与活动、固定矫治器结合使用,可以用于一般的牙移动和关闭间隙外等。磁力正畸的真正优势在于解决常规方法难以处理的难题,如:①颌间牵引,调整上下颌的前后位置;②压低后牙;③牵引埋伏尖牙;④扩大牙弓;⑤纠正开颌畸形;⑥牵引下颌向前以治疗睡眠呼吸暂停综合征(OSAS);⑦偏颌畸形;⑧磁力保持器及各种磁力功能矫治器等。

2. 磁力正畸的优点

(1)相较于一些复杂的功能矫治器和口外牵引装置,磁力矫治器体积小,结构简单,患者易配合。

(2)磁性材料在口腔环境条件下无能量衰减,也不需要克服摩擦力,可最大限度地发挥效率。

（3）牙齿松动度小,减轻了牙根吸收和牙槽骨吸收的危险性;促进血液循环,有利于牙周组织的再生修复。

（4）对于埋伏牙基本做到无创牵引,力量控制好,不必担心粘接附件脱落,最大限度地避免了炎症、附着龈丧失、邻牙牙根吸收等并发症。

（5）方法简单,材料来源广泛。

3. 磁力正畸的缺点

（1）磁力值随磁块间距变化明显,磁块间距一般不宜超过 4 mm。

（2）磁体易腐蚀生锈,氧化后磁力下降。

（3）许多问题有待进一步研究。例如,如何更好地进行磁力的三维定向控制,如何进一步与活动或固定矫治器结合应用,如何开发新的和更适宜用于正畸的磁性材料等。

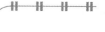 目标检测

1. 可摘矫治器中的加力装置有哪些? 由什么材料组成?

2. 矫治弓丝的种类及性能有哪些?

3. 硬性磁合金的种类有哪些?

4. 固定矫治器中常见的金属材料制成的部件有哪些?

（刘　曼）

知识拓展 7-1

目标检测答案

Note

第八章　口腔材料学实训

实训一　口腔材料见习

【目的及要求】

(1) 熟悉各类口腔材料和临床修复体的名称及主要用途。

(2) 了解常用口腔材料和临床修复体的主要组成及主要性能特点。

(3) 把具体的感性认识和抽象的理论知识联系起来,以便更好地理解课堂讲授的内容。

【实训内容】

(1) 观察、触摸口腔材料样品、临床修复体和实训器械。

(2) 阅读口腔材料样品的产品说明书。

【实训用品】

1. 口腔材料样品　印模材料、石膏、蜡、自凝塑料、热凝塑料、成品塑料牙、烤瓷粉、成品陶瓷牙、锻制合金、铸造合金、焊接合金、包埋材料、切削和研磨材料、分离剂、齿科油泥、焊媒、义齿稳定剂、金属清洁液、根管充填材料、磷酸锌、玻璃离子体、银-汞合金、光固化复合树脂、牙釉质粘接剂、带环、颊面管、托槽、橡皮圈、正畸弓丝、窝沟封闭剂和牙线等。

2. 临床修复体　玻璃离子或银-汞合金充填的离体牙、金属冠、烤瓷冠、可摘局部义齿、全口义齿、金属或烤瓷固定桥和活动矫治器等。

3. 实训器械　一次性口腔检查盘、橡皮碗、调拌刀、调杯、塑料薄膜、温度计、量筒、天平、砝码、开口注射器、玻璃板、千分尺等。

【方法与步骤】

(1) 教师讲解各类口腔材料样品的名称、包装、组成、性能与用途。

(2) 教师讲解各类临床修复体的材料组成、简单制作工艺和临床用途。

(3) 教师讲解各类实训器械的基本结构和使用方法。

(4) 同学们仔细阅读各类产品说明书并细心观察、触摸各类口腔材料样品、临床修复体和实训器械。

【实训报告及评定】

(1) 记录见习心得。

(2) 选择自己最感兴趣的一种口腔材料、临床修复体或实训器械,描述其名称、组成、用途或使用方法。

实训二 水门汀的调和

【目的及要求】

（1）掌握磷酸锌水门汀和玻璃离子水门汀的调拌方法，玻璃离子水门汀用于粘接和充填的调和比例。

（2）了解影响磷酸锌水门汀强度与黏性的因素。

【实训内容】

（1）磷酸锌水门汀的调和。

（2）玻璃离子水门汀的调和。

【实训用品】

玻璃板、纸板、不锈钢调拌刀、塑料调拌刀、磷酸锌粘固粉和液、玻璃离子粘固粉和液。

【方法与步骤】

1. 磷酸锌水门汀调和 将适量粉液置于冷却玻璃板上，并将粉剂分成数小份，平握不锈钢调拌刀，将一份粉剂加入液内调拌，调拌刀应贴玻璃板上旋转调拌，粉液调和均匀后，再逐份加入粉剂调拌至所需要的拉丝状稠度，整个调制在 1～2 分钟内完成。

2. 玻璃离子水门汀调和 将粉液置于清洁干燥的纸板或玻璃板上，选用合适的塑料调拌刀进行调和以免调和物变色。调和时，将粉剂分成等量的两份，待第一份粉剂与液剂调和均匀后，再加入第二份粉剂，调至所需要的稠度。调和时间一般为 30～60 秒。

【注意事项】

1. 磷酸锌水门汀调和注意事项

（1）玻璃板的温度以 18～24 ℃为宜。

（2）粉液调和均匀后，再加入下一份粉剂，切勿粉液未调和均匀就急于加入下一份粉剂。

（3）调和过程中尽量在玻璃板上散开，以尽快散热。

（4）磷酸锌水门汀的性能受调和方式的影响较大，并且比例要适中，才能达到最佳理想性能。粉多、液少，则凝固时间短，粘固性及强度下降。粉少、液多，则凝固时间长，流动性大，力学强度低。口腔临床操作时，通常按每 3 g 粉剂配 1 mL 液剂的比例进行调和。

2. 玻璃离子水门汀调和注意事项

（1）对于粉液剂型玻璃离子水门汀，必须确保粉液比的剂量准确无误，操作时严格按照说明书进行。不当的粉液比会降低材料的性能且易在口腔内发生分解。作为粘固材料的粉液比为（1.25～1.5）∶1，填充用粉液比通常为 3∶1（质量比）。

（2）调和完毕后立即使用，如发现调和物表面变硬应停止使用。

【思考题】

（1）影响磷酸锌水门汀强度与黏性的因素有哪些？

（2）为什么玻璃离子水门汀粉液调和后要立即使用？

【实训报告及评定】

（1）磷酸锌水门汀粉液调和比例及调和方法。

（2）玻璃离子水门汀粉液调和比例及调和方法。

（3）简要回答思考题中的问题。

Note

实训三　口腔印模材料和模型材料的调拌

【目的及要求】

（1）掌握藻酸盐印模材料的调和比例及调拌方法。

（2）掌握石膏模型材料的调和比例及调拌方法。

（3）掌握上述两类材料的固化原理及固化反应产生的变化。

【实训内容】

（1）藻酸钠和藻酸钾弹性印模材料的调拌及对二者固化反应的对比观察。

（2）熟石膏和硬质石膏的调拌及对二者固化反应的对比观察。

【实训用品】

1. 实训器械　橡皮碗、石膏调拌刀、温度计、锡箔纸、量筒、天平、砝码。

2. 实训材料　藻酸钠印模材料（糊剂）、胶结剂、藻酸钾印模粉、熟石膏粉、硬质石膏粉、水。

【方法与步骤】

1. 实训分组　每两位同学为一小组。

2. 藻酸钠和藻酸钾弹性印模材料的调拌及对二者凝固反应的对比观察

（1）用天平或量筒分别取藻酸钠糊剂 25 g、胶结剂 15 g、藻酸钾印模粉 15 g 和水 30 mL 备用。或按产品说明书中提供的比例取适量。

（2）每小组中的一位同学用一干净橡皮碗调和所称取的藻酸钠糊剂和胶结剂；另一位同学同时用另一干净橡皮碗调和所称取的藻酸钾印模粉和水。调和 1 分钟后，观察对比两种印模材料的固化时间及固化反应中在流动性、强度和颜色等方面的动态变化，并记录结果。

3. 熟石膏和硬质石膏的调拌及对二者凝固反应的对比观察

（1）用天平或量筒分别取熟石膏粉 25 g、水 12 mL、硬质石膏粉 25 g 和水 5 mL 备用。或按产品说明书中提供的比例取适量。

（2）每小组中的一位同学用一干净橡皮碗将已准备好的 25 g 熟石膏粉与 12 mL 水调拌；另一位同学同时用另一干净橡皮碗将 25 g 硬质石膏粉与 5 mL 水调拌。调和 1 分钟后，观察对比两种模型材料的固化时间及固化反应中在流动性、强度和表面温度等方面的动态变化，并记录结果。

【注意事项】

（1）调拌工具要清洁。

（2）材料调拌的粉水比例应准确。

（3）材料调拌要快而均匀，调拌时间要适当。

（4）各组调拌所用的水温度要一致。

（5）注意保护温度计，避免温度计与材料直接接触或折断。

【思考题】

（1）在印模材料固化反应中，影响其流动性、弹性及强度的因素有哪些？

（2）在石膏模型材料调拌时，熟石膏和硬质石膏的粉水比例不同，为什么？

【实训报告及评定】

（1）记录两种印模材料的固化时间及固化反应中在流动性、强度和颜色等方面的动态变化，并分析其异同。

（2）记录两种石膏模型材料的凝固时间及凝固反应中在流动性、强度和表面温度等方面的动态变化，并分析其异同。

（3）简要回答思考题中的问题。

实训四　义齿基托树脂的固化

【目的及要求】

（1）掌握义齿基托树脂的组成，临床充填型盒的最佳时期和义齿基托树脂调和后各期的变化情况。

（2）熟悉义齿基托树脂的调和方法。

【实训内容】

（1）辨认并调和义齿基托树脂。

（2）观察义齿基托树脂调和后各期的特点，选择临床充填型盒的最佳时期。

【实训用品】

1. 实训器械　调拌刀、调杯、计时器、玻璃板。

2. 实训材料　热凝牙托粉、热凝牙托水。

【方法与步骤】

1. 辨认义齿基托树脂　义齿基托树脂大体可分为加热固化型基托树脂、室温化学固化型基托树脂及光固化型基托树脂。加热固化型基托树脂又称热凝树脂，是基托材料中应用最广的材料，可用来制作绝大多数可摘局部义齿和全口义齿的基托。热凝树脂由粉剂和液剂调好后聚合形成，其颜色是根据牙龈和牙的颜色来选择的。

（1）粉剂：热凝牙托粉，主要成分是甲基丙烯酸甲酯的均聚粉或共聚粉，为颗粒极细的粉末，分三种颜色，1号色最浅，2号色中等，3号色最深。仿真血管型牙托粉中可以观察到细血管状的短纤维，以模拟牙龈的血管纹，提高义齿的美观性。

（2）液剂：热凝牙托水，主要成分是甲基丙烯酸甲酯，常温下是无色、透明、易挥发、易燃、具有特殊气味的液体，易溶于有机溶剂，微溶于水。

2. 调和牙托粉和牙托水　按2∶1（质量比）或3∶1（体积比）的比例取适量牙托粉和牙托水，将牙托水置于清洁的调杯中，再将牙托粉放入其中，直至牙托粉刚刚被牙托水完全浸湿，然后用不锈钢调拌刀调和并开始计时，调和均匀后用玻璃板封严调杯。

3. 观察调和反应各期的变化　材料调和时，牙托水逐渐渗入牙托粉内，牙托粉逐渐被牙托水所溶解，整个变化过程可分为六个时期。

（1）湿砂期：粉多液少，调和时阻力小，无黏性，触之有湿砂感。

（2）稀糊期：液多粉少，外观似糨糊状，调和时无阻力。

（3）黏丝期：有黏性，易于起丝，易粘器械，该期不宜再调拌，要密盖以防牙托水挥发，产生气泡。

（4）面团期：材料无黏性，手感呈面团样，可随意塑成任意形状。此期为充填型盒的最佳时期。

（5）橡胶期：调和物逐渐变硬，富有弹性，呈橡胶状，已不能任意塑形。

（6）坚硬期：牙托水进一步挥发，逐渐形成坚硬脆性体。

【注意事项】

调和反应变化是一系列连续的物理变化过程，以上六期只是为了便于掌握而人为划分的，并无严格的界限。各期的到达时间和持续时间,也会受调和比例、室温等因素的影响。面团期是充填型盒的最佳时期,因此,掌握面团期的变化特点十分重要。在室温 20 ℃左右,按常规调和比例,从调和开始一般在 20 分钟左右就可到达面团期,整个面团期持续时间约为 5 分钟。临床操作时必须掌握好这两个时间,以便能从容地完成充填型盒的操作。

【思考题】

热凝树脂调和后经过一系列的物理变化最终会形成坚硬脆性体,如果这时发现脆性体内存在气泡,你认为是由什么原因造成的?

【实训报告及评定】

(1)粉液调和比例及调和方法。

(2)热凝树脂调和后各期的变化。

(3)热凝树脂调和后各期的到达时间和持续时间。

(4)简要回答思考题中的问题。

(李凌枫)

Note

主要参考文献

ZHUYAOCANKAOWENXIAN

[1] 赵信义.口腔材料学[M].5 版.北京:人民卫生出版社,2012.

[2] 夏尧.材料的进步为人类带来福祉——看口腔材料的发展历史[J].新材料产业,2016,8(16):68-72.

[3] 林红.我国口腔材料性能评价标准的现况[J].口腔材料器械杂志,2014,23(2):57-61.

[4] 李刚.口腔医学史[M].西安:第四军医大学出版社,2013.

[5] 赵长生,孙树东.生物医用高分子材料[M].2 版.北京:化学工业出版社,2016.

[6] 孙皎.口腔生物材料学[M].2 版.北京:人民卫生出版社,2016.

[7] 伍爱民.口腔材料学[M].南京:江苏科学技术出版社,2014.

[8] 王荃,马惠萍.口腔材料学[M].3 版.北京:人民卫生出版社,2015.

[9] 阮建明,邹俭鹏,黄伯云.生物材料学[M].北京:科学出版社,2004.

[10] 樊明文.牙体牙髓病学[M].4 版.北京:人民卫生出版社,2012.

[11] 徐恒昌.口腔材料学[M].北京:北京大学医学出版社,2005.

[12] van Meerbeek B,Yoshihara K,Yoshida Y,et al. State of the art of self-etch adhesives [J]. Dent Mater,2011,27(1):17-28.

[13] Yu X,Liang B,Jin X,et al. Comparative in vivo study on the desentizing efficacy of dentin desensitizers and one-bottle self-etching adhesives[J]. Oper Dent,2010,35(3):279-286.

[14] 杨家瑞.口腔工艺材料学基础[M].北京:人民卫生出版社,2008.

[15] Richard van Noort.口腔材料学[M].冯海兰,徐明明译.3 版.北京:人民军医出版社,2012.

[16] 林红.口腔材料学[M].2 版.北京:北京大学医学出版社,2013.

[17] 万乾炳.全瓷修复技术[M].北京:人民卫生出版社,2009.

[18] 魏江明.口腔材料学[M].北京:中国医药科技出版社,2015.

[19] 胡德渝.口腔预防医学[M].6 版.北京:人民卫生出版社,2012.

[20] 葛立宏.儿童口腔医学[M].4 版.北京:人民卫生出版社,2016.

[21] 张志愿.口腔颌面外科学[M].7 版.北京:人民卫生出版社,2012.

[22] 赵铱民.颌面赝复学[M].北京:世界图书出版公司,2004.

[23] 胡敏,谭新颖,鄢荣曾,等.3D 打印技术在口腔颌面外科领域中的应用进展[J].中国实用口腔科杂志,2014,7(6):335-339.

[24] 白玉兴,任超超.无托槽隐形矫治技术临床应用中的相关问题[J].中国实用口腔科杂志,2009,2(1):13-16.

[25] Noble J,Hechter F J,Karaiskos N E,et al. Future practice plans of orthodontic residents in the United States[J]. Am J Orthod Dentofacial Orthop,2009,135(3):357-360.

［26］ Shalish M，Cooper-Kazaz R，Ivgi I. Adult patients' adjustability to orthodontic appliances. Part Ⅰ：a comparison between labial，lingual，and invisalign［J］. Eur J Orthod，2011，34(6)：724-730.

［27］ 刘长庚. 口腔材料学［M］. 北京：人民卫生出版社，2006.

［28］ 王晓玲. 口腔材料学［M］. 郑州：郑州大学出版社，2012.

［29］ 刘伟伟，聂卫，肖光礼. 生物医用材料生物相容性体内外评价中问题及建议［J］. 生物工程医学与临床，2019，23(2)：243-245.